西安市科学技术局科普专项支持（项目编号：24KPZT0023）

颈椎病临床荟萃

党建军　主编

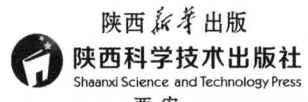

图书在版编目（CIP）数据

颈椎病临床荟萃 / 党建军主编. — 西安：陕西科学技术出版社，2024.5
ISBN 978-7-5369-8907-8

Ⅰ.①颈… Ⅱ.①党… Ⅲ.颈椎-脊椎病-医案 Ⅳ.①R681.5

中国国家版本馆 CIP 数据核字（2024）第 039733 号

颈椎病临床荟萃
JINGZHUIBING LINCHUANG HUICUI

党建军　主编

责任编辑	耿　奕
封面设计	曾　珂
出　版　者	陕西科学技术出版社
	西安市曲江新区登高路 1388 号陕西新华出版传媒产业大厦 B 座
	电话（029）81205187　传真（029）81205155　邮编 710061
	http://www.snstp.com
发　行　者	陕西科学技术出版社
	电话（029）81205180　81205178
印　　　刷	中煤地西安地图制印有限公司
规　　　格	787mm×1092mm　16 开本
印　　　张	19
字　　　数	323 千字
版　　　次	2024 年 5 月第 1 版
	2024 年 5 月第 1 次印刷
书　　　号	ISBN 978-7-5369-8907-8
定　　　价	78.00 元

版权所有　翻印必究

《颈椎病临床荟萃》编委会

主　编　党建军（陕西省中医医院）
副主编　刘　敏（陕西省中医医院）
　　　　郑　宇（陕西省中医医院）
　　　　贾承明（陕西省中医医院）
　　　　李　强（陕西省中医医院）
　　　　杨皓然（陕西中医药大学）
编　委　田　盛（陕西省中医医院）
　　　　单文祥（陕西省中医医院）
　　　　伍　均（西安大兴医院）
　　　　张博星（延安市中医医院）
　　　　崔　帅（陕西中医药大学）
　　　　蔡冬强（陕西中医药大学）
　　　　孙博韬（陕西中医药大学）
　　　　袁　泉（陕西中医药大学）
　　　　王　欢（陕西中医药大学）
　　　　徐　良（陕西中医药大学）
　　　　王　通（陕西中医药大学）
　　　　杨　虎（陕西中医药大学）
　　　　王　治（陕西中医药大学）
　　　　李懿韵（陕西中医药大学）
　　　　杨　鑫（陕西中医药大学）

序

颈椎病,乃现代社会之常见病证,罹患之人众多,且呈逐年递增之势。其因颈椎间盘退变,累及周遭组织,致使头颈、肩背、上肢等部位疼痛麻木,甚者头晕目眩、行走艰难,严重影响患者之生活质量与日常活动。

党建军主任医师从医数十载,于颈椎病之诊治领域积累了丰富经验。深知颈椎病之复杂,其症状繁杂多样,诊断与治疗皆颇具挑战。每遇颈椎病患者,皆深受病痛折磨,他心忧之,遂潜心钻研,冀能寻得更佳之诊疗方法,以解患者之苦。

今有党建军主任医师主编之《颈椎病临床荟萃》一书,集众医家之智慧与经验,堪称颈椎病诊疗领域之佳作。书中内容丰富全面,涵盖颈椎病之临床症状、诊断分型、治疗方法以及康复锻炼等各个方面,且理论与实践相结合,实用性极强。

观其临床症状篇,详细罗列颈椎病可能出现之各种症状,皆配以实际病例分析,使读者能清晰明了症状之表现及诊断要点,此于临床医生准确判断病情大有裨益,亦有助于患者自查自诊。

基础篇中,对颈椎病之概述、临床分型、药物治疗、物理疗法、诊断思路、鉴别诊断以及康复锻炼等内容阐述详尽。各型颈椎病之特点、发病机制、临床表现及治疗方法皆清晰明了,为临床治疗提供了坚实之理论依据。药物治疗部分,对各类药物之作用机制、适应证、用法用量及不良反应等介绍细致入微,医者可据此合理选药用药。物理疗法之介绍,涵盖多种方法,且强调个体化治疗之重要性,此为临床治疗之关键。

尤为可贵者,书中融入了长安朱氏骨伤流派之经验与特色,如颈椎病之长安朱氏骨伤流派分型、特色用药及党氏手法等,为颈椎病之诊疗提供了新思路与新方法。且本书之编写注重临床实践,书中众多病例皆源于真实临床经验,读者可从中汲取宝贵之诊疗经验。

我认为，此书之问世，对于颈椎病之临床诊疗意义重大。可助医者提升诊疗水平，为患者提供更好之医疗服务；亦可为医学生及相关从业者提供有益之参考，助其深入了解颈椎病之诊疗知识。

望读者诸君能珍视此书，善加利用，使颈椎病之诊疗水平得以提高，患者之病痛得以减轻。愿颈椎病患者皆能早日康复，恢复正常之生活。为健康中国，健康陕西做出奉献！

刘步明

2024 年 1 月

编写说明

本书主编党建军是一级主任医师，陕西省"三秦学者"，陕西省名中医，陕西省"三秦学者"创新团队带头人，陕西省中医药管理局重点专科学术带头人，长安朱氏骨伤流派代表性传承人及负责人，陕西省中医药大学硕士研究生导师。

党建军在中医骨伤科领域具有深厚的学术造诣和丰富的临床经验。他所从事的主要研究方向集中在颈椎病的个体化治疗和脊柱牵引状态下定点整复手法（党氏手法）的创新，首次发现并提出了"党氏压痛点"规律，并根据X线片确定了颈椎病牵引方向的个体化治疗方案。提出的"颈椎病病人枕头高度个体化选择的客观标准"进一步体现了他对患者个体差异的重视，以及在细节上追求最佳治疗效果的严谨态度。党建军自创的"脊柱牵引状态下定点整复手法（党氏手法）"已经成功应用于8万多人次的颈椎病患者，不仅为患者节约了近千万的医疗费用，而且取得了良好的社会效益。在学术地位方面，党建军担任多个学术组织的重要职务，发表了大量论文论著，获得多项国家发明专利，并主持了多项省部市级课题项目，他在国内外学术界具有崇高影响力和认可度。

颈椎病作为一种常见且复杂的疾病，在现代社会中给人们的健康带来了诸多困扰。为了更好地应对颈椎病的临床诊疗需求，提高医疗工作者对颈椎病的认识和治疗水平，同时为患者提供科学、有效的指导，我们精心编写了《颈椎病临床荟萃》一书。

在编写本书之前，我们深入调研了颈椎病在临床实践中面临的各种问题。一方面，颈椎病的发病率不断攀升，其症状表现多样，不仅涉及颈部、肩部、上肢等部位的疼痛、麻木，还可能引发头晕、眩晕、视力障碍、心慌胸闷等一系列看似不相关的症状，这给准确诊断带来了极大的挑战。许多患者因症状不典型或对疾病缺乏了解而延误了诊断和治疗时机。另一方面，尽管目前颈椎病的治疗方法众多，但在具体应用过程中，如何根据患者的个体差异选择最适宜的治疗方案，以及如何规范治疗过程中的各种操作，确保治疗效果的同时减少并发症，仍然是临床医生需要不断探索和解决的问题。

鉴于上述情况，在陕西省名中医党建军主任的带领下，组织了一批在颈椎病领域具有丰富临床经验的专家学者共同参与本书的编写工作。他们各自带来了独特的见解和专业知识，确保了本书内容的全面性、专业性和权威性。

本书共分为两篇，第一篇为临床症状篇，详细描述了颈椎病的各种临床症状，包括症状的表现、发生机制、诊断方法以及治疗措施等。通过对大量实际病例的分析，使读者能够更好地理解颈椎病的多样性和复杂性，提高临床诊断的准确性。第二篇为基础篇，系统介绍了颈椎病的基础知识，包括颈椎病的概述、临床分型、药物治疗、物理疗法、诊断思路、鉴别诊断以及康复锻炼等内容。其中，长安朱氏骨伤流派的颈椎病辨证分型、特色用药、党氏手法、颈椎病患者如何选择枕头等章节为本书的特色；药物治疗部分详细介绍了各种药物的作用机制、适应证、用法用量和不良反应等，为临床用药提供了参考依据；物理疗法部分介绍了多种常用的物理治疗方法，如牵引、按摩、针灸等，强调了个体化治疗的重要性；诊断思路和鉴别诊断部分则通过对颈椎病与其他相关疾病的鉴别分析，帮助读者提高诊断水平，避免误诊和漏诊。

本书的编写得到了众多专家学者的关心和支持，在此表示衷心的感谢。由于颈椎病的研究不断发展，本书可能存在不足之处，欢迎广大读者批评指正。希望本书能够为颈椎病的临床诊疗和研究工作提供有益的帮助，共同推动颈椎病防治水平的提高。

《颈椎病临床荟萃》编委会

2024 年 1 月

目 录

第一篇 临床症状篇

第一章 症状篇 ……………………………………………………………（3）
  第一节 颈部酸困不适 ……………………………………………（6）
  第二节 颈部疼痛 …………………………………………………（6）
  第三节 肩部疼痛 …………………………………………………（7）
  第四节 上肢疼痛 …………………………………………………（7）
  第五节 手部疼痛 …………………………………………………（8）
  第六节 头部疼痛 …………………………………………………（8）
  第七节 背部疼痛 …………………………………………………（9）
  第八节 脸部发紧 …………………………………………………（9）
  第九节 眩晕 ………………………………………………………（9）
  第十节 猝倒 ………………………………………………………（10）
  第十一节 走路偏斜 ………………………………………………（11）
  第十二节 视物不清 ………………………………………………（11）
  第十三节 耳部鸣响 ………………………………………………（11）
  第十四节 心慌胸闷 ………………………………………………（12）
  第十五节 胸部不适 ………………………………………………（12）
  第十六节 高血压 …………………………………………………（12）
  第十七节 失眠 ……………………………………………………（13）
  第十八节 肩部麻木 ………………………………………………（13）
  第十九节 肘部麻木 ………………………………………………（13）
  第二十节 手指麻木 ………………………………………………（14）
  第二十一节 二便失调（腹泻、二便不能控制） …………………（14）

第二十二节　四肢不利 …………………………………………………… (14)
　　第二十三节　手部颤动 …………………………………………………… (15)
　　第二十四节　手部发僵 …………………………………………………… (15)
　　第二十五节　踩棉花感觉 ………………………………………………… (15)
　　第二十六节　放射感 ……………………………………………………… (16)
第二章　症状组群篇 ……………………………………………………………… (17)
　　第一节　颈项部及上肢不适 ……………………………………………… (18)
　　第二节　颈背部及颈肩部疼痛 …………………………………………… (21)
　　第三节　头木视物不清 …………………………………………………… (22)
　　第四节　眩晕与头晕 ……………………………………………………… (23)
　　第五节　麻木以及上肢感觉异常 ………………………………………… (26)
　　第六节　胸部束带感及下肢行走障碍 …………………………………… (29)
　　第七节　上肢运动不利 …………………………………………………… (32)
第三章　实际病例篇 ……………………………………………………………… (40)
　　第一节　头颈项疼痛不适 ………………………………………………… (40)
　　　一、颈项部疼痛不能仰头病例 ………………………………………… (40)
　　　二、颈项部疼痛不能低头病例 ………………………………………… (41)
　　　三、颈项部疼痛中立位病例 …………………………………………… (45)
　　　四、颈椎病伴肌筋膜炎病例 …………………………………………… (46)
　　　五、颈椎病伴枕神经刺激病例 ………………………………………… (49)
　　　六、颈椎病伴面神经刺激病例 ………………………………………… (52)
　　　七、颈椎病伴棘突炎病例 ……………………………………………… (55)
　　第二节　颈肩及上肢疼痛 ………………………………………………… (59)
　　　一、颈椎病肩部疼痛病例 ……………………………………………… (59)
　　　二、颈椎病伴肘部疼痛病例 …………………………………………… (62)
　　　三、颈椎病合并肩周炎病例 …………………………………………… (65)
　　　四、颈椎病冈上肌腱炎病例 …………………………………………… (68)
　　　五、颈椎病合并类肩胛上神经卡压病例 ……………………………… (70)

  六、颈椎病合并网球肘病例 ……………………………………（74）
第三节 眩晕 ……………………………………………………………（76）
  一、眩晕不能仰头病例 …………………………………………（76）
  二、眩晕只能中立位病例 ………………………………………（78）
  三、眩晕不能左转病例 …………………………………………（80）
  四、眩晕不能右转病例 …………………………………………（82）
  五、眩晕不能仰头左转病例 ……………………………………（84）
  六、眩晕不能仰头右转病例 ……………………………………（86）
  七、眩晕不能低头左转病例 ……………………………………（88）
  八、眩晕不能低头右转病例 ……………………………………（90）
第四节 行走不利及束带样感觉 ………………………………………（92）
  一、脊髓型颈椎病不能仰头病例 ………………………………（92）
  二、脊髓型颈椎病不能低头病例 ………………………………（94）
第五节 麻木 ……………………………………………………………（96）
  一、颈椎病伴全手麻木（斜角肌综合征）病例 ………………（96）
  二、颈椎病伴正中神经压迫病例 ………………………………（98）
  三、颈椎病伴尺神经压迫病例 …………………………………（100）
  四、颈椎病伴末梢神经炎病例 …………………………………（102）
第六节 其他 ……………………………………………………………（103）
  一、颈椎病出现血压异常病例 …………………………………（103）
  二、颈椎病出现心慌病例 ………………………………………（105）

第二篇 基础篇

第一章 概述 ……………………………………………………………（111）
第二章 颈椎病的临床分型及临床表现 ………………………………（114）
 第一节 颈椎病的分型 …………………………………………………（114）
  一、颈型颈椎病 …………………………………………………（114）

二、神经根型颈椎病 …………………………………… (115)
　　三、脊髓型颈椎病 ……………………………………… (118)
　　四、椎动脉型颈椎病 …………………………………… (123)
　　五、交感神经型颈椎病 ………………………………… (126)
　　六、食管压迫型颈椎病 ………………………………… (128)
　　七、混合型颈椎病 ……………………………………… (129)
　第二节　各型颈椎病的临床体征 ………………………… (129)
　　一、颈部常见疾患的主要体征 ………………………… (129)
　　二、各型颈椎病的体征 ………………………………… (132)
第三章　长安朱氏流派的颈椎病简易分型 ………………… (136)
第四章　颈椎病的药物治疗 ………………………………… (144)
　第一节　西药治疗 ………………………………………… (144)
　　一、非甾体抗炎药（解热镇痛药）…………………… (144)
　　二、阿片类镇痛药 ……………………………………… (156)
　　三、麻醉类药 …………………………………………… (162)
　　四、肌肉松弛药 ………………………………………… (164)
　　五、活血、扩张血管药 ………………………………… (167)
　　六、改善神经组织代谢药物 …………………………… (172)
　　七、激素类药物 ………………………………………… (174)
　　八、利尿脱水药 ………………………………………… (181)
　　九、维生素类药物 ……………………………………… (187)
　　十、抗过敏类以及镇静类药 …………………………… (188)
　　十一、消肿药 …………………………………………… (192)
　　十二、骨质疏松基础用药 ……………………………… (194)
　第二节　中药辨证治疗 …………………………………… (198)
　　一、辨证治疗 …………………………………………… (198)
　　二、中成药治疗 ………………………………………… (203)
　第三节　长安朱氏骨伤流派特色用药 …………………… (210)

第四节　颈椎病的分型辨证用药经验介绍 ……………………（215）
　　　　一、椎动脉型颈椎病 ………………………………………（216）
　　　　二、脊髓型颈椎病 …………………………………………（217）
　　　　三、交感神经型颈椎病 ……………………………………（218）
　　　　四、神经根型颈椎病 ………………………………………（218）
　　　　五、颈型颈椎病 ……………………………………………（219）
第五章　物理疗法（附温热疗法） ……………………………………（221）
　　　　一、作用机理 ………………………………………………（221）
　　　　二、电疗法 …………………………………………………（221）
　　　　三、光疗法 …………………………………………………（225）
　　　　四、超声波疗法 ……………………………………………（230）
　　　　五、磁疗法 …………………………………………………（232）
　　　　六、水疗法 …………………………………………………（233）
　　　　七、温热疗法 ………………………………………………（233）
　　　　八、推拿疗法 ………………………………………………（241）
　　　　九、针灸疗法 ………………………………………………（243）
第六章　党氏手法 ………………………………………………………（251）
第七章　颈椎病的诊断思路与治疗 ……………………………………（253）
　　　　一、疼痛的诊断思路 ………………………………………（253）
　　　　二、麻木的诊断思路 ………………………………………（254）
　　　　三、眩晕的诊断思路 ………………………………………（255）
　　　　四、活动受限的诊断思路 …………………………………（258）
第八章　颈椎病临证分析要点及鉴别诊断 ……………………………（261）
第九章　颈椎病的锻炼保健操以及要求、禁忌 ………………………（268）
　　　　一、颈椎保健操 ……………………………………………（268）
　　　　二、颈椎病的康复操 ………………………………………（269）
　　　　三、颈椎病米字操 …………………………………………（270）
　　　　四、太极拳疗法 ……………………………………………（270）

五、跳绳疗法 …………………………………………（271）
　　六、哑铃体操 …………………………………………（272）
　　七、八段锦疗法 ………………………………………（273）
　　八、颈椎病锻炼操之易筋经 …………………………（274）
　　九、颈椎病锻炼操之五禽戏 …………………………（275）
　　十、老年颈椎病运动方法 ……………………………（277）
　　十一、颈椎病自我按摩五步法 ………………………（277）
　　十二、颈椎操练习注意事项 …………………………（279）
第十章　颈椎病患者如何选择枕头 ………………………（280）
　　一、枕头的选择 ………………………………………（282）
　　二、药枕 ………………………………………………（286）

第一篇　临床症状篇

第一章　症状篇

颈椎病是因为颈椎间盘退变以及由于其退变而出现的脊椎其他继发性改变，刺激或压迫邻近组织（脊髓、神经、交感神经、血管及食道等），并引起相应临床症状及体征的综合病征，因为颈椎上连头颅，下通躯干，是身体所有信息与指令的交汇通路，所以可以产生各式各样的症状，例如有颈肩疼痛，疼痛放射到头枕部或上肢，甚至重者出现双下肢痉挛，行走困难，四肢瘫痪等，还有头晕、眩晕、恶心、胸闷、吞咽困难等临床症状，在所有疾病里颈椎病引起的临床症状种类、症状的表现形式是最多的，甚至有些意想不到的症状都有可能是颈椎病引起的。患者可能出现单个症状，也可能同时出现多个症状，我们现将临床上容易出现的症状以临床病例的形式向大家介绍，同时将我们临床上常用的治疗手段及要求患者的注意事项体现在每一个病例里，这包括我们要求患者平时注意的姿势，如果需要牵引，牵引方向如何选择，以及牵引之后患者能否低头或仰头，枕头是选择高枕还是平枕或者选择颈椎枕或棒枕，以后锻炼时有何禁忌等，都会在病例里明确回答。

颈椎病在临床上大家既熟悉又陌生，熟悉的是大家都知道颈椎病这个名词，而且还都知道颈椎增生、颈椎曲度变直等异常情况，大多数人认为需要牵引时只需向上牵就行，患者平时多仰头，放风筝，打羽毛球，枕颈椎枕、圆枕头、啤酒瓶等，锻炼时做米字操，或者自己起一些名字的锻炼（实际上就是颈椎在各个方向上的运动）等，稍微专业一点的在牵引时根据患者需要牵引的不同椎体，有不同的牵引方向，锻炼时做对抗锻炼。但是如果颈椎病只了解这些知识，临床上是远远不够的。说到颈椎病陌生，因为我们这里会让您了解您所不知道的，或者是您没有深入追究的颈椎病的一些细节，包括颈椎病患者所使用的枕头每一个人要求的高低，平时应该低头还是仰头，看电视、电脑应该平视、仰视还是俯视，颈椎病患者锻炼时的禁忌等都有一些详细的要求。

临床上关于颈椎病的说法有很多误区，细想起来还真的不太合理，比如大家经常说的颈椎增生、颈椎曲度变直（甚至颈椎反曲）、颈椎病患者枕头的高度、平时应该注意的姿势以及颈椎病患者如何进行功能锻炼等。

关于颈椎增生的说法，颈椎增生是患者拍普通的 X 线片后报告中可能出现的一个描述，但是颈椎病是一个很复杂的疾病，病人是一个活体，不是固定不变的，一般临床出现症状是临时出现的，通过我们的治疗干预，部分患者的症状会立即消失，但是患者的影像学表现颈椎增生会消失吗？完全不会，患者的增生退变是一个慢性的过程，不是一天就能形成的，也不是短期会消失的，那症状与增生还有必然的关系吗？除非是脊髓型颈椎病逐渐加重的部分患者有可能与增生有关系，一般增生与症状不成比例。另外颈椎增生本身就不是一个临床诊断，只是放射科写报告时的影像学描述，与临床症状完全不相干，所以说颈椎增生不一定是颈椎病。

关于颈椎的曲度变直现象，脊柱曲度的产生是进化的结果，颈椎前屈是出生后才形成的，它是为了适应人体直立行走而产生的，目的是减缓头部的冲击力，颈椎的曲度是随着头颈部的姿势在不断地变化，当您低头时，颈椎曲度肯定消失，反之如果您仰头时，颈椎的曲度会变大，在头颈部活动到某一个姿势时肯定会有变直的时候，所以颈椎曲度变直，只是一个暂时的生理现象。曲度变直不一定是引起患者症状的原因。为什么现在颈椎曲度变直的患者很多呢？缺乏锻炼是主要的原因，缺乏户外活动，使人体的重心范围狭窄，所以颈椎的曲度会变直，变直后椎体及间隙后侧的静压力或静拉力增大，患者椎间盘出现问题的可能性增大，但不是必然的，变直是一个慢性过程，一般与急性出现的临床症状无关。临床上我们要求的是检查出引起患者临床症状的病变部位（责任椎间隙），也就是病变的间隙（对患者症状负责的椎间隙），叫责任椎间隙。它的指向很具体，与临床上说的曲度变直的模糊概念完全不同，曲度变直就是没有找到引起症状的一种推脱说法，就像家里面的电灯不亮了，只是笼统地说灯坏了，并未说具体的开关、接头或灯头的某一具体部位损坏了引起的灯不亮一样。

患者平时都知道颈椎病需要仰头，但是人是一个活动的人，各种姿势都需要做，过去让患者仰头的理由是颈椎的曲度变直，前面讲了变直的原因不成立，所以只让仰头就是片面的、不客观的。临床上患者能否仰头，应该根据患者的颈椎动力位 X 线片确定，患者有可能需要低头，或者保持中立位，或者仰头，原来一味地要求仰头等动作是不客观的，应该因人而异。简单的比喻就是患者低头拍片位置不好就不能低头，仰头拍片位置不好就不能仰头，所有的选择都有客观的依据。

关于患者的枕头，过去流传一句话叫"高枕无忧"，但是现在所有的专家都说这个观点是错误的，为什么？因为现在专家的要求都是建立在颈椎生理曲度的基础上，目的是恢复它的曲度，但是曲度是怎样形成的呢？前面已经讲过是适应人直立行走，减缓头部的冲击力而产生的，它随着头颈部的姿势而在不断地变化，颈椎是脊柱里活动度最大、最灵活的部位，那么有必要随时都保持颈椎后仰维持所谓的生理曲度这个姿势吗？关于枕头，过去是枕在头后，所以叫枕头，由于社会的发展，材料的改进，现在的枕头是枕在颈部后侧，可以叫颈枕。我们使用颈椎枕的观点是，正常人枕高枕低都可以，只要枕着没有不适感就行；但是颈椎病患者就不一定，每个人要求不一样，可能高一些也可能低一些，还有一部分既不能高也不能低，原则上还是以动力位的 X 线片作为客观的选择标准，没有片子则是以舒服为准，即枕着舒服睡起来没有不适感，就算是枕头的合适高度。

　　关于颈椎的牵引，大多数患者认为向上牵就行了，岂不知牵引的门道还是很多的，牵引就形式而言分为坐式或卧式，但是关于牵引的方向，牵引的重量，说法就很多了，为什么要进行颈椎牵引？牵引的目的是消除或缓解患者的临床症状，而不是为了所谓的颈椎曲度，是对引起患者临床症状的椎体及间隙进行牵引治疗，所以就要在患者责任椎间隙稳定的姿势下进行牵引，以维持无症状的姿势为目标。牵引的方向可以是多种多样的，单纯从牵引的方向来看，您看这家医院的颈椎病专业不专业一听便知，第一种是：只是简单地向上牵引，每个病人都是一样的，所有的椎间隙都是一种牵引方向，千篇一律，我们称之为定式牵引；第二种是：根据患者需要牵引的椎间隙牵引，每一个间隙位置相对固定，一般上位椎间隙偏向后牵引，中下位椎间隙牵引时头偏前（屈曲位），每一个椎间隙只有一个牵引方向，我们称之为椎间隙牵引；第三种是我们的牵引方法，叫责任椎间隙个体化牵引，具体方法是：先判断患者引起症状的责任椎间隙，根据患者责任椎间隙的动力位稳定的情况，判定是屈曲位、中立位或过伸位等多种牵引方向中哪一位置下椎体最为稳定，每一个间隙有多种不同的牵引方向，但是只有一种或两种是相对稳定的姿势，而达到辨证（影像学的客观征象）论治（牵引方向）的境界。

　　颈椎病的患者怎样进行功能锻炼？传统的知识是在各个方向上进行活动的锻炼方式，包括米字操等，锻炼的目的既锻炼颈部的肌肉又增加患者颈部的活动度，这种锻炼的方式完全是一个正常人的锻炼方式，不是患者的锻炼方式。可能大部分人从来就没有听说过病人的锻炼与正常人的锻炼是有明显区别的，患者的锻炼要求首先不能让患者出现症状或者症状加重，锻炼的目的是增加患者的肌肉韧带的力量，但是不一定增加活动度，容易出现症状的姿势尽量少做，在做可能出现症状的姿势时采用不增加头颈部的活动度，只做静力性抗阻力锻炼就行。

以上从颈椎病要求的多方面讲述了我们的具体要求，下面我们主要是根据患者的临床症状或者是主诉分开描述，可能患者同时有几个临床症状，每次只列一个症状进行讨论，将以门诊病例的形式写出，将患者需要做的检查，检查的结果作出具体的描述，嘱患者以后怎样注意，枕头的高低，需要牵引时如何进行牵引都会有明确的描述，希望对大家有所帮助。

临床上颈椎病的症状有各式各样的，我们将一些常见的症状单个罗列出来分别以病例的形式描述，但是临床上患者的症状是几个相互重叠在一起的综合病证，不一定是以所罗列的症状为主症的，比如颈源性高血压，临床上没有以高血压来看颈椎病的，大都是以颈椎的其他症状如头晕等症状就诊，经颈部的治疗后患者的血压降到正常，才回过头来诊断为颈源性高血压。

颈椎病常见的相关症状如下所述。

第一节　颈部酸困不适

颈部酸困不适是绝大多数颈椎病患者早期出现最多的临床症状之一，症状时轻时重，一般休息后会获得缓解，但是患者症状很容易复发，临床上反复发作的常常会是颈椎病，它是由于患者的不良姿势造成颈部肌肉的慢性劳损，或者反复不良的姿势造成肌肉韧带的松弛，出现椎体失稳，刺激关节囊或者周围的神经（以脊神经后支或颈丛神经刺激为主）而出现症状。我们临床上通过详细合理的查体及相应的影像学检查，明确地告知患者以后如何注意平时的姿势，枕头的高低，以及锻炼时的禁忌（完全不同于现在人们认知的都要仰头、枕颈椎枕以及做颈椎操），会明显地缓解患者的症状，减少症状的复发，延缓疾病的进展。

第二节　颈部疼痛

颈部疼痛也是颈椎病早期常见的一个临床症状，一般是属于颈型颈椎病的范围，临床上需要与落枕，或者颈项部的肌筋膜炎相鉴别，疾病虽然简单，但是临床治疗时仍需要拍片子排除一些疾病，并为以后的注意事项提供一个客观的依据。临床上一定要进行详细的颈部查体，看具体的压痛点在哪里。临床上我们几十年来总结出不同颈椎病变间隙的具体压痛部位，与原来的书籍上的压痛点有一些出入，所以一定要认真详细地进行颈部的查体，根据颈部不同的压痛点大体可以判断出来是颈椎病、筋膜炎还是枕神经痛等哪一个疾病引起的颈部疼痛。

第三节 肩部疼痛

一说到肩部疼痛大家的第一印象是肩周炎，但是临床上颈椎引起的肩部疼痛还是很多的，这与颈神经的支配有明确的关系，临床上肩部疼痛的鉴别不光是肩周炎，还有冈上肌腱炎（肩袖损伤）、肩峰撞击症、肱二头肌肌腱炎、滑囊炎等，但是轻微的颈椎病引起的肩部疼痛在查体时肩部是没有压痛点的，相反压痛点在颈项部，它可以有肩部的主动活动受限制，但是肩部的被动活动一定不受限制。临床上我们快速鉴别让患者信服的方法是在临床上拍颈椎的动力位平片后，只在颈部压痛点做一个党氏手法，患者肩部疼痛以及不适感会立刻减轻，就可以诊断是颈椎引起的肩部疼痛。临床上出现肩部疼痛的颈椎，病变椎间隙常常在颈3～颈4椎间隙，也就是颈4神经根的刺激或压迫引起的。肩周炎引起的肩部疼痛是患者的主动活动受限制，被动活动也一定受限制。肩关节的各个方向的活动均受限制；冈上肌腱炎（肩袖损伤）的活动受限是先抬患肢时没有疼痛，当患肢外展抬到60°时会出现疼痛，再向上抬患肢疼痛持续加重，当患肢抬过120°时疼痛消失，继续上抬，不出现疼痛；肌腱炎、滑囊炎等都会在局部有明显的压痛点。另外还应该想到是否为胸部的原因引起的局部放射疼痛。

第四节 上肢疼痛

上肢疼痛与肩部疼痛一样有可能是颈椎引起的，所不同的就是颈部病变的间隙较肩部疼痛靠下一些，引起肩部的疼痛颈椎的病变椎间隙在颈3～颈4椎间隙出来的颈4神经，到肘部的疼痛以颈椎的颈4～颈5椎间隙的颈5神经病变为主，再向下就会是颈5～颈6椎间隙的颈6神经的问题，同样它会有局部的感觉减退，但是不会有局部压痛，需要鉴别的是肘外侧的网球肘（肱骨外上髁炎）及肘内侧的肱骨内上髁炎，还有局部的软组织炎，肱二头肌肌腱炎等。具体就是需要明确疼痛是由什么疾病引起的，就比如说家里的灯不亮了，我们通过检查看是开关（颈椎）、接头（颈部斜角肌）还是灯管（局部)引起的问题,查明原因,治疗才会有明确的针对性,效果就会好。总而言之,出现疼痛,一定要查清疼痛的具体部位、性质、时间,疼痛周围及局部皮肤有无改变,以便于诊断及鉴别诊断。

第五节　手部疼痛

手部疼痛由颈椎引起的相对较少,但是从神经的绝对支配区来说,拇指的感觉是颈6神经单独支配的,中指的感觉是颈7神经单独支配的,小指的感觉是颈8神经单独支配的。如果是颈椎引起的一般不会同时出现3个神经的一起病变,所以如果出现5个手指的疼痛麻木,最多的会考虑是在颈部的臂丛神经在经过前斜角肌与中斜角肌处的压迫或者刺激,或是桡侧3个半手指的感觉减退的正中神经卡压征、尺侧1个半手指的尺神经卡压征,还有出现手套状的感觉减退的末梢神经炎(损害);还有需要排除的是类风湿性关节炎引起的掌指关节或近端指间关节肿胀疼痛;腱鞘炎引起的手指掌指关节掌侧的疼痛活动受限,甚至出现扳机指现象。临床上出现最多的是腱鞘炎引起的手指疼痛不能伸直,与类风湿关节炎部分症状较为相像,但是临床上查体时,您只要将患指的掌指关节屈曲,就可以将患者的近端的指间关节伸直(鉴别诊断的关键),另外手骨性关节炎引起的远节指间关节的肿胀,特点一般是有畸形,自觉疼痛不明显,但是压痛会很明显。

第六节　头部疼痛

颈椎病直接引起的头部疼痛相对较少,但是临床上有头痛症状的颈椎病患者很多,而且临床上查体发现一般的压痛点是在枕神经处(枕大神经、枕小神经),患者上颈部的压痛点较明显。而且经治疗后颈椎病患者的症状会大部分减轻或者消失,按我们治疗颈椎病的要求保持正确的颈椎姿势,患者头痛复发率较低。此类患者与颈椎病同时出现的原因大多是因为上颈部受凉或肌肉痉挛刺激或压迫了相邻的神经组织或相互交联的神经而出现症状,以前书上大多是让患者仰头,但是临床上发现患者仰头后绝大部分患者的临床症状加重。骨科医生遇见头部疼痛,首先要看患者的疼痛部位、疼痛性质、疼痛持续时间,有无伴发恶心、呕吐,而且还要看是一般的呕吐还是喷射性呕吐,目的是看有无颅内占位的情况,还要看与血管性头痛有无关系,临床上建议做一个头颅的 CT 检查或 MRI 检查排除一些疾病。

第七节　背部疼痛

　　与头部疼痛相似，一般直接引起的背部疼痛不作为诊断颈椎病的依据，但是临床上有一部分患者做完颈椎手术后原来背部发紧的症状消失了，这可能与脊神经后支的交联反射有关系，但是临床上见得最多的是颈椎病合并筋膜炎的症状，为什么说是两个病呢？因为颈椎病与颈背部的肌筋膜炎压痛点是有区别的，颈椎病的压痛点在颈部外后侧及肩部，颈背部的肌筋膜炎的压痛点靠后侧较中线较近的肌肉处，下部压痛点大多在肩胛骨内侧缘处，一般不超过肩胛下角，而且肌筋膜炎是以抬头疼痛为主。背部疼痛一定要查清是局部的原因还是胸部或心脏的原因，一定要排除因为心脏或胸（肺）部疾病引起的背痛，以免误诊，耽误病情，引起医患矛盾。临床上胸 2、胸 5、胸 7、胸 9 棘突的棘突炎会引起局部的压痛，肩胛骨下滑囊炎也会出现局部的压痛，另外肩胛背神经卡压会出现胸 3 棘突旁的压痛，临床上一定要做好诊断与鉴别诊断。

第八节　脸部发紧

　　脸部发紧在颈椎病临床上是一个少见的症状，但是常会碰到，一般出现这类症状不会考虑到颈椎病，有时还会伴有头部疼痛（偏头痛）的症状，这与颈神经后支与面神经的分支相互交联有关系，是因为颈部不适以后，引起上颈部的肌肉痉挛紧张，刺激了从乳突旁经过的面神经的分支，出现面神经支配区的不适感，临床上经我们对颈椎病的治疗，上颈部后局部症状会快速地缓解。但是临床上要告知病人观察，不排除早期的面瘫，必要时做局部的 CT 或 MRI 检查。

第九节　眩晕

　　颈椎病引起的眩晕是临床上最多的，同时也是临床上争议最大的一个诊断，甚至《神经内科诊疗指南》中有时将颈源性眩晕剔除在外，其实临床上遇到椎动脉型颈椎病患者多于书上所说的占比，但是患者大部分的症状只是轻症的头昏，精神差，视物不清楚（视敏感度降低）等，真正明显的眩晕、呕吐相对较少，但是这类病人在外面属于难治性疾病而反复地在各大医院来回就诊，甚至就诊后会加重。一般的颈椎病引起的头晕多半是晨起症状不明显，轻症者到中午或下午出现症状加重，中午卧床休息会减轻；重症者起床活动不久后就会加重，此类患者有部分医院甚至不建议患者进行颈椎的牵引，但是临床上只要按我们的个体化治疗方案进行治疗，不同的人予以不同的牵引方向，没有出现症状加重的现象，而且患者在经过党氏手法的治疗后，会明显地感觉眼睛（眼前）发亮。过去神经内科将一个临床上绝对少见的横突孔的压迫作为一个典型介绍，但是以后又发现不了，再无其他的解释方法，故将颈椎源性眩晕从《神经内科诊疗指南》里剔除，实际上眩晕是一个很复杂的疾病，引起它的原因是很多的，颈椎引起的只是其中的一个原因，但是本病又是发病人数最多的疾病，临床上通过我们的党氏手法的颈椎干预，症状会立竿见影地减轻，证实是颈椎引起的。与颈椎引起的眩晕伴发的还会有走路向一侧偏斜，视物不清亮。临床上还会有一种疾病会出现与头颈部姿势有关系的短暂性一过性眩晕，叫良性位置性眩晕（耳石症），它是根据不同半规管的耳石膜脱落而出现头部在一定的姿势下引起眩晕，过一会症状会消失或减轻，临床需要到耳鼻喉科进行手法复位。另外迷路水肿、前庭神经元炎以及脑干的缺血或梗死出现的较为严重的眩晕，在临床上是需要排除的。

第十节　猝倒

猝倒临床上不多见，但是经常遇到，患者常常不明原因地摔倒，首先要看患者的意识是否清楚，如果患者自己马上能起来，这类病人可能与颈椎有关系。大多是由于椎体的前后失稳、椎体的旋转等使原有的椎动脉处于代偿期的患者，由于向健侧的旋转，暂时地压迫或刺激健侧椎动脉而出现失代偿供血，出现猝倒现象，患者到医院行专科检查常常找不出病因。所以临床上给颈椎病（特别是椎动脉型颈椎病）患者提供合理的姿势（能不能仰头或低头、能否左转或右转、枕头是高还是低或平）建议，使患者不出现症状要比治疗更有用。如果患者猝倒后出现意识障碍，那就要进行全方位的检查，不但要查心脏，更应该查的是头颅，以免引起不必要的纠纷。

第十一节 走路偏斜

走路偏斜的原因很多，有一些患者可以感觉到，还有一部分是被人发现而告知的，它的出现有肌肉的原因、神经的原因，还会是下肢局部的原因。颈椎病引起走路偏斜一般患者是想不到的，主要的原因是患者某一侧椎动脉有问题，引起代偿侧的椎动脉供血不足，出现失代偿现象，影响到大脑后部小脑以及脊髓的供血，出现走路不自觉地向一侧偏斜，部分患者感觉到时可以自行纠正，也有部分患者只有别人才可以看到。

第十二节 视物不清

视物不清虽然很常见，但是很少有人想到会是颈椎引起的，临床上我们在患者拍过颈椎的动力位 X 线片后，简单做一下党氏手法，我们会根据患者颈部压痛点的缓解情况询问患者，是否存在眼前发亮的现象，绝大部分患者会感到很神奇。但是临床上怎样测定是一个难题。视物不清出现的原因是椎动脉颈椎病引起患者一侧的椎动脉供血不良，患者大脑后侧视觉支配区的供血减少，间接影响到视觉，会有视物不清亮的感觉，因为是持续性的，患者不会想到与颈椎有关系，只有在患者做完颈椎的治疗后，患者有眼前发亮的感觉，才会意识到与颈椎有关。

第十三节 耳部鸣响

耳部鸣响在临床上很多见，但是原因是多因素的，最多的是所谓的神经性耳鸣，但是应该由耳鼻喉科的专业医生进行诊断。椎动脉或基底动脉供血不足会引起患者的耳部鸣响，椎动脉引起的血管性耳聋一般是椎动脉的第四段也就是最上段有问题，而颈椎病引起的血管症状大多是由于椎动脉的第二段（一般是颈 6 横突孔到寰椎弓处）引起的，它是由于椎动脉的压迫或者刺激（包括交感神经的刺激）引起的椎动脉供血不足，最后出现耳部鸣响，结果均是供血不足。

第十四节　心慌胸闷

一般来讲出现心慌胸闷的症状首先会想到心脏有没有问题，首先会做一个心电图，有问题可以进行治疗，但是常见的情况是心电图没有问题，甚至做冠脉的造影都找不出来原因。还有心电图有一些小的问题，长期治疗心脏症状没有缓解，偶然地治疗颈椎，发现胸部不适的症状会立马减轻，继续治疗颈椎病症状再不会出现。我们门诊上经常碰到患者因颈椎病就诊，经查体以及拍动力位 X 线片后根据患者的片子询问病人，有没有找不到原因的心慌胸闷或者是胸闷不适感，大部分患者会很惊奇地问"您怎么会知道？"其实这都与神经分支的交联分布情况有密切的关系。

第十五节　胸部不适

胸部不适的发病与心慌、胸闷一样，先要排除心脏的问题以及肺脏或纵隔的原因，需要心内科以及呼吸内科排除专科疾病。胸部不适在左右两侧均会出现，不像心脏引起的以左侧为主，而且多是从上向下的放射，与心慌胸闷一样属于颈源性类冠心病的一种，都与神经分支的交联分布情况有密切的关系。

第十六节　高血压

高血压是临床上常见的疾病，它可以是一次性出现或者是生理性现象，持续的血压升高，就是病态了，属于高血压病，但是高血压只是一种表现，它是指血液对血管壁的侧压力，引起的原因太多了，而且很复杂。临床上与颈椎病相关的高血压，一般属于代偿性的高血压，为什么呢？因为椎动脉供应大脑后部、小脑与脑干的血液，头部的供血占全身供血的 1/6，因为椎动脉的痉挛、压迫等原因引起大脑后部小脑等处供血不足，血管会代偿性地提高血压来缓解头部供血不足，这就是颈源性的高血压的原因。怎样才能缓解这一现象呢？颈椎病引起的高血压原因大多是患者原来一侧椎动脉本身就有问题，靠另一侧的代偿，当颈椎的姿势不好时，代偿的一侧受到压迫或刺激，出现失代偿的现象，机体通过自身的调节就会出现代偿性血压的升高，来增加椎动脉向脑部的供血量，当治疗颈椎病或注意姿势后，颈部代偿侧不受刺激或压迫，血压自然会降到正常。

第十七节　失眠

失眠的患者是很多的，而且失眠有轻有重，一般来说与颈椎病的关系不是很大，少数与颈椎病有关系的是因为颈椎供血障碍而引起，患者原来睡眠就不好，颈椎病只是加重了原有的症状。更有少数的患者是因为疼痛不适引起的暂时性的睡眠障碍，还有不少患者因为对疾病的担心与顾虑，导致出现焦虑，进而形成了患者症状与失眠的恶性循环过程。患者失眠改善，临床症状自然就会减轻；临床症状缓解，失眠的症状也会减轻。

第十八节　肩部麻木

肩部麻木与前面说的肩部疼痛相近似，都是由于颈部神经引起的症状，区别在于疼痛是神经刺激引起的症状，麻木则与神经的压迫有明显的关系。麻木的病情应该是较疼痛相对重一些，肩部的麻木一般的颈椎病变责任椎间隙是以颈3、颈4间隙发出的颈4神经根的压迫为主，查体可能有肩部的感觉减退。临床上肩部麻木的鉴别诊断就不需要与肩周炎鉴别，因为肩周炎是以疼痛为主，主被动的活动受限是其特征。

第十九节　肘部麻木

肘部麻木与肩部麻木一样可能是颈椎引起的，所不同的是肘部病变的间隙较肩部引起的麻木责任椎间隙靠下一些，肩部麻木颈椎的病变椎间隙在颈3~颈4椎间隙发出的颈4神经根，到肘部的麻木一般是颈4~颈5椎间隙发出的颈5神经压迫病变为主，再向下就会是颈5~颈6间隙发出的颈6神经的问题，同样它会有局部的感觉减退，但是不会有局部压痛。需要鉴别的是肘外侧的网球肘（肱骨外上髁炎）及肘内侧的肱骨内上髁炎等以疼痛为主，而神经压迫是以感觉减退为主。

第二十节　手指麻木

手部疼痛是由颈椎引起的相对较少，但是手指麻木是由颈椎引起的并不少见，从神经的绝对支配区来说，拇指的感觉是颈 6 神经根单独支配的，中指的感觉是颈 7 神经根单独支配的，小指的感觉是颈 8 神经根单独支配的。一般单独出现的以上 3 个手指的麻木有可能分别是以上 3 个神经根的压迫所引起，颈椎引起的一般不会同时出现上述 3 个神经的一起病变，所以如果出现 5 个手指的疼痛麻木，首先要考虑是不是由于颈部的臂丛神经经过斜角肌间隙处的压迫或者刺激而引发。如果是患手桡侧 3 个半手指的感觉减退考虑最多的是正中神经在腕管处的卡压，尺侧 1 个半手指的感觉减退考虑的是尺神经位于肘、尺神经沟处的卡压，还有出现手套状的感觉减退考虑的是末梢神经炎（损害）；另外还有需要排除的是类风湿性关节炎引起的掌指关节或近端指间关节肿胀疼痛，腱鞘炎引起的手指掌指关节掌侧的疼痛活动受限，甚至出现扳机指现象。

第二十一节　二便失调（腹泻、二便不能控制）

二便失调（腹泻、二便不能控制）一般在颈椎病患者中很少出现，但是个别患者会出现头晕、腹部不适想大便的感觉，这与患者的椎动脉供血不足影响到脊髓的供血有关系，但是这些症状持续的时间不会很长，一般是一过性的，反倒是部分患者出现脊髓的压迫症状后可以出现便秘的情况，个别的也会出现大小便不能控制的现象，这可能与脊髓的压迫有关系。

第二十二节　四肢不利

四肢不利在脊髓型颈椎病患者中是相对多见的情况，根据压迫的部位不同（椎间盘、后纵韧带或黄韧带），可以出现运动障碍或者感觉障碍一个为先，另一个在后，另外根据压迫的偏中央或偏旁的不同，可以出现上肢的症状或下肢的症状。有一种检查叫脊髓病手，就是通过手的快速活动判定有无脊髓的压迫。一般只有在出现四肢不利的情况下，临床查体时会在手部或在下肢出现病理反射。

第二十三节　手部颤动

手部颤动在临床上较多见，常见的原因是帕金森病（震颤麻痹）引起的，另外还会有小脑的问题或风湿舞蹈症等均可出现手部颤动。作为颈椎引起的手部震颤临床上是少见的，其机理与椎动脉的供血有相关性，而且临床上常见的是患者出现头晕，检查椎动脉发现一侧明显有问题，此类患者就容易出现休息不好，一侧的上肢出现发颤的现象，但是这类发颤的特点是频率高、幅度小，甚至只有患者的自诉症状，查体无阳性发现。临床上有一部分的手部颤动的患者，当时是以颈部不适来医院就诊的，我们查体并拍片后给患者颈部做一次党氏手法，患者在颈部症状缓解的同时，感觉到原来的手部颤动症状减轻，而后告诉我们原来有震颤发抖，不知道看什么科室。

第二十四节　手部发僵

手部发僵不利的现象很常见，当您在冬天出现饥寒交迫时，那您的手伸出户外10min以后的感觉是不会忘记的。脊髓型颈椎病早期的常见症状就是手部发僵不灵活，还会出现下肢的症状，查体上下肢会有病理反射，都是脊髓的压迫引起传导束的问题，使上部的指令不能很好地向下传达。

第二十五节　踩棉花感觉

踩棉花感觉是脊髓型颈椎病最典型的症状，因为脊髓的压迫，主要是脊髓背侧的传导束的压迫，从下向上传导的各种感觉，就不是那么的精准，才会出现感觉像踩棉花的现象。实际上还有一种症状就是下肢的踝阵挛现象，不懂医学的人还以为是正常的，曾经有患者夏天在凉席上稍微伸直腿就会出现阵挛，而其他没有异常。临床上我们发现这一类的患者大多数都是颈椎病时间长，而且患者对盲目的治疗、锻炼依从性较好，一般是患者经常仰头使椎管的前后管径缩小，黄韧带折叠向前压迫脊髓后侧而出现症状。

第二十六节　放射感

　　脊髓型颈椎病的部分患者出现踩棉花的感觉好理解，但是有一部分轻型的患者，会出现一段时间内患者仰头后躯干部或下肢有一过性放电样感觉，头部回正到中立位后立马消失，这种现象与踩棉花感觉的区别可能就如同神经干的压迫与刺激出现的麻木与疼痛一样，是脊髓背侧传导束的长期压迫出现踩棉花感觉，表现为暂时一过性无菌性炎症刺激出现向下放射的感觉。

第二章　症状组群篇

　　所有疾病都会有一定的临床表现，临床表现是多种多样的，要从繁杂的临床症状中找出与某一种疾病相关的几个症状就是症状组群，就要从每一种疾病的发生原因以及侵犯部位、致病机理、病程演变规律等多个方面了解，而每一种疾病在不同的病变阶段以及不同的分型可能都会有自己的特征性的症状组群，根据这些症状组群就会大概率地想到某一种或几种疾病。通常来说，突发的多个临床症状一般都考虑是一种疾病引起的，但是临床上我们往往可能同时诊断有几种疾病，有很多是同一种致病因素影响到不同的区域所引起，就会有不同的临床诊断，怎样区别这类疾病呢？关键是细心，通过详细的望、闻、问、切以及现代科技手段的检查，先查出临床上有的每一种病证，再根据疾病的致病规律找出有可能出现的临床症状，以及相互有关系的症状组群。每一种疾病可能有很多不同的症状组群，比如我们专门讨论的颈椎病，它本身就是一个很大、很含糊的诊断，它的定义是由于颈椎间盘的退变以及由于其退变而出现的脊椎其他继发性改变，刺激或压迫邻近组织（如脊髓、神经、交感神经、血管及食道等），并引起相应临床症状及体征的综合病证，因为颈椎处于上连头颅下络躯干肢体的关键部位，在所有疾病里因颈椎病而引起的临床种类、症状及表现最多，因为脊髓、神经、交感神经、血管及食道等是各不相关的组织器官，出现的症状各不相同。有经验的临床医生一般着眼于每一种疾病的关键症状点进行初步的诊断，怀疑哪一种疾病哪一个部位的压迫或刺激，再与具体的影像学征象相结合找出相应的症状组群是不是某一种疾病引起的，或者是明确对患者症状负责任的病变责任椎间隙，还需要做什么鉴别诊断？所以对于临床症状组群的了解显得十分重要。下面我们将对与颈椎病有关系的关键临床组群进行分析、鉴别，希望通过我们的介绍能对颈椎病有一个全面的认识，能快速地对已有的临床症状做一个清晰的梳理，找出一个合理的诊断。

第一节　颈项部及上肢不适

临床上提起颈项部以及上肢不适就会想到颈椎病，但具体是否为颈椎病引起的还不一定。首先确定颈项部的症状与上肢的症状是不是同时出现的，如果是同时出现的两者有无相关性，是同一种致病机理引起的症状还是一种疾病引起的颈项部及上肢症状，有无其他的并发症状以及相关症状，每一个症状还要明确是临床查体症状还是自诉感觉症状，颈部的症状与上肢的症状有无绝对的相关性（这点是临床上最容易忽视的细节，是诊断疾病的关键点所在），这里牵扯到一个基础知识的应用问题。下面介绍一下颈项部不适以及上肢不适的具体查体情况，以及可能引起的疾病种类，诊断与鉴别诊断。

首先是查体，头颈部的活动度前屈45°，后伸45°，左右侧偏各45°，左右旋转60°~80°。如果活动度明显少于此值就可能有问题，有一些活动受限是骨性的，比如强直性脊柱炎、类风湿性关节炎等，有些是关节引起的，比如寰枢椎半脱位、颈椎病，还有一些是肌肉韧带筋膜引起的，比如项背部肌筋膜炎、落枕等。

头颈部的常规压痛点有很多，在上面有枕大神经与枕小神经的压痛，分别位于头后枕骨粗隆旁以及耳后乳突旁。关于骨骼以及肌肉的压痛点有很多，骨骼的压痛点有棘突的压痛、棘突间的压痛、横突处的压痛、椎体小关节后外侧的压痛、乳突处的压痛等，肌肉的压痛点有起止点的压痛、肌腹的压痛、筋膜的压痛等，具体的压痛点与上肢不适有没有关系，还需要详细地检查上肢具体的疼痛不适在哪里，压痛点是局部的问题还是其他部位放射到此处，压痛点与颈神经分布有无具体的关系，等等。这里就要简单地介绍一下颈神经的情况，颈神经分为8对，第1~7对颈神经在相应颈椎椎弓上方的椎间孔出椎管，第8对颈神经在颈7椎体与胸1椎体之间的椎间孔出椎管。它们各有大体的支配区域，从感觉来说颈1神经没有感觉支，寰枢椎间隙出来的颈2神经感觉支的绝对支配区在枕骨粗隆，颈2~颈3椎间隙发出的颈3神经根在锁骨上窝是单支神经支配，颈3~颈4椎间隙发出的颈4神经根的感觉支配区在肩锁关节的外侧，颈4~颈5椎间隙发出的颈5神经根在肘关节外侧是单支管理，颈5~颈6椎间隙发出的颈6神经根对于拇指的感觉是单神经支配，颈6~颈7椎间隙发出的颈7神经根对于中指是绝对支配区，另外颈7~胸1椎间隙发出的颈8神经根对小指的感觉属于绝对支配区，所以具体哪一个椎间隙如果有问题，怀疑是否有神经根的压迫就要看有无感觉减退的现象。

颈椎后侧棘突的触诊很明确，特别是宽大的颈2枢椎的棘突，与颈7隆椎棘突的大椎体表标记都很明显，另外下颌骨的颏隆突下缘在双目平视时其后方对着颈3～颈4椎间盘平面，甲状软骨上缘平第4颈椎上缘，位于喉结下方的环状软骨弓两侧平第6颈椎横突。了解这些对于查体时大体颈椎的位置就好确定，下来就是临床颈椎压痛点的查体，从颈椎病角度讲，过去都以棘突、横突、棘突间及肌肉为观察点，临床上我们通过几十年的观察，发现颈椎病的压痛点最多的是在颈椎两个椎体的小关节关节囊周围，肌肉部分的压痛一般是在肩胛提肌与斜方肌的部分，具体的压痛点根据颈椎不同的发病部位，从上到下在肌肉的压痛点也是从脊柱侧向肩峰侧逐渐过渡。另外如果压痛点在棘突旁，头颈夹肌部分并且有时伴有项背部放射痛就需考虑颈项部筋膜炎的可能，这种症状常常突然发生，有可能仰头平卧时头颈部不能向上抬起，需要侧身扶床才能坐起，向患侧转头困难，扩胸后症状稍缓解，这是由于受凉后肌肉筋膜的无菌性炎症引起的，一般治疗需要1周时间。

另外在颈部还有一个明显的压痛部位，就是前斜角肌与中斜角肌中间臂丛神经从那里经过，压迫或刺激经过的臂丛神经会出现相应的临床症状。因为臂丛神经就如同一个电缆，不同方向的压迫均会出现压迫症状，就是有可能从肩部向下到肘部、手、肢体尺侧以及腋窝处，关键是看在前斜角肌一侧压迫引起的症状，还是在中斜角肌一侧压迫引起的症状，或者是第一肋骨一侧对臂丛神经的压迫情况，关键是当您按压斜角肌间隙时原来的症状会诱发出来或者较前加重，或上抬患肢令斜角肌松弛时患者上肢的症状会有减轻，就说明是斜角肌间隙引起的症状。

引起上肢不适的情况也是很多的，包括肩部的问题、上臂的原因、肘关节的问题，前臂方面引起的还有手腕部的问题等，还需要查清楚是局部的病变还是颈椎或神经放射引起的问题，是骨头引起的还是关节囊的原因引起的，是肌肉及肌腱的问题还是韧带滑囊方面的原因。例如肩关节的不适症状，首先是先看局部有无皮肤颜色的异常，有无皮疹及水疱的出现，有无方肩畸形，肌肉有无萎缩，患者自己抬肩时的活动度怎样，活动时有无疼痛，触摸时温度有无异常，有没有被动活动受限，有无被动活动时出现疼痛弧，有无肩峰撞击症，肩锁关节处有无台阶以及压痛，压痛点在喙突、肱二头肌肌腱短头处还是三角肌止点及滑囊处，或者后侧腋神经出口、四边孔处，上臂旋转时有无疼痛，还要查肩峰外侧有无感觉减退，肩部三角肌以及二头肌的肌力如何，等等。

如果是颈椎病引起的肩部不适，可能是颈3～颈4椎间隙有问题，压迫或刺激颈4神经根而出现肩部的疼痛不适，有肩峰外侧局部皮肤感觉减退，肩部的主被动活动以及肩部外观均无明显异常，压痛点均与颈椎病无关系。

如果出现三角肌的萎缩，肩部活动受限制，后侧腋神经处压痛或四边孔处压痛，就要考虑腋神经卡压的四边孔综合征。

如果是肩关节的主被动活动均受限制，疼痛在2年以内（大部分是1年左右），并且以夜间疼痛为主（翻身时可以疼醒），白天不活动时疼痛不明显，就可能是肩周炎，注意肩周炎是一种自限性疾病，自愈周期通常为2年。

如果患者有肩部外伤史，肩部外展在60°以内时无疼痛，60°～120°时出现疼痛，继续上举超过120°后疼痛缓解，在主被动活动时可有弹响感，或者外展上举患肢时前60°正常，超过后出现耸肩抬臂，就考虑肩袖损伤（断裂）。

另外肩部还有肱二头肌（长、短头）肌腱炎、肩峰撞击症、三角肌下滑囊炎等疾病，它们均有各自的压痛点以及特殊的表现。

上肢不适最多的就是肱骨外上髁炎、肱骨内上髁炎、尺神经沟处迟发性尺神经炎、肘关节退行性骨关节炎、桡神经腱弓处卡压征，以及腕部周围的腕管综合征、腕尺管综合征、桡骨茎突狭窄性腱鞘炎以及掌指关节处的狭窄性腱鞘炎等多种疾病。

从颈椎病角度讲，如果颈4～颈5椎间隙有问题，有可能出现颈5神经根的压迫或刺激症状，会出现肘关节的肘横纹外侧处的感觉减退以及肘部屈肘关节肌力的减退；同样，颈5～颈6椎间隙有问题影响到颈6神经，它的绝对支配区在拇指，运动是管伸腕肌（桡侧腕长以及腕短伸肌）的运动，如果颈6神经影像有压迫但临床上没有支配区的感觉运动减退，就说明压迫不是很重。同理，颈6～颈7椎间隙有问题会出现颈7神经根的症状，表现为伸肘肌（肱三头肌）肌力的问题以及中指的感觉异常；同样，颈7～胸1椎间隙有问题出现的颈8神经根症状会有中指屈指肌（固有屈指肌）肌力的问题以及小指的感觉减退。

关于颈椎神经与症状关系的问题有一个比喻，就如您家里面开关与灯的关系，进门后的电源开关可能同时有3个，分别管了3个日光灯，每一个开关只管1个灯，按常理说开关（按键）坏了，灯就不亮了，这样是没有问题的，如果反过来说灯不亮了就是开关坏了，这样反推就不一定成立了。如果开关真的坏了没有电流通过灯肯定不亮，还有可能是开关坏了但是电源是通着的，灯还是有可能亮的，反过来说灯不亮不能直接说是开关有问题，虽说通常是开关引起的，但是还有可能是电线的原因、接头的问题、继电器的问题或者是灯管的问题，另外还有可能是您户外的原因，如发电厂、变电站以及变压器等原因均可以导致灯的不亮。临床上经常遇到的如同开关与灯的道理一样，看着开关是有问题，灯也确实是不亮了，详细检查发现是第一个开关有问题，但是不亮的灯是第二个，第一个开关本身就不管第二个灯，这种灯与开关就没有直接的对应关系，这样就不能诊断为某一疾病了。

第二节　颈背部及颈肩部疼痛

　　颈背部与颈肩部疼痛临床上经常会见到，而且经常会被诊断为颈椎病或落枕，但是临床上并不是这回事。首先是查体，颈椎的压痛点与肩部的压痛点前面已经明确说过了，背部的压痛点虽然不多，但也是有区别以及原因的，背部的正中间压痛点经常在胸2、胸3、胸5、胸7以及胸9棘突处，另外有可能在胸3棘突侧面有压痛；肩胛骨内上方经常可以触到条索状结节并有压痛，肩胛骨内侧缘经常可以有明显的压痛点，肩胛骨冈下窝处常常会有明确的压痛点，另外肩胛骨内下角处也会有压痛，将肩胛骨外展后在肩胛骨前侧可能也有明显的压痛点。

　　首先说颈椎病，颈椎病引起的背部、肩部疼痛常是上位颈椎病变引起肩部的疼痛，肩胛骨内侧缘发紧等有可能与颈4、颈5有关系，但是颈椎病的压痛主要是在肩胛提肌与斜方肌处，而且与病变椎间隙有明显的相关性，临床上有不少患者以前有背部发紧的感觉，但是颈椎行手术治疗后上述症状消失，这与背部部分神经与颈神经的支配有关系。

　　临床上出现背部疼痛最多的是背部肌筋膜炎，压痛是从颈部棘突旁肌肉部分开始向下经过肩胛骨脊柱缘内侧一直到肩胛骨内侧角的胸7棘突平面，这组症状常与落枕、颈椎病等相混淆，常感到颈部的活动受限同时伴有背部的发紧感，严重时仰卧平躺姿势患者出现抬头困难，同时伴有颈部的旋转困难，但是患者被动扩胸后，颈部的活动度会增加。这类患者的症状是突然出现的，经常是早晨起床时还相对正常，突然间出现背部发紧、颈部活动受限，患者还没有明显感觉到局部受凉。实际上背部肌筋膜炎都是由于项背部受凉引起的急性症状，轻症仅表现为背部发紧，头颈部向一侧旋转稍受限制，重时颈背部疼痛明显，仰卧平枕时头不能抬起离开枕头，需要翻身侧卧后手撑床才能起来，同时项背部温度感觉减退，病程常在7d到10d左右，通过局部中药湿热敷以及中频离子导入会加速缓解，本病容易受凉后再发。

　　还有一部分背部疼痛的患者经拍胸椎的平片甚至做胸部的CT检查，均未发现明显异常，我们临床上查体经常发现患者胸2、胸5、胸7、胸9体椎棘突有一个或几个明确的压痛点，其余无异常，这类常常是叫棘突炎，通过局部的中药湿热敷，贴一些膏药就会缓解。还有患者活动肩胛骨时感觉有弹响，此类患者常常会在肩胛骨的内上角触到异常的弹响声，此类常是因为局部的异常活动出现异常的滑囊并有无菌性炎症引起的。另外还有肩胛骨内下部位出现疼痛，查体可在肩胛骨内下角旁或者肩胛骨内下角前有压痛并触到异常结节，这常是肩胛骨旁滑囊炎以及肩胛骨前滑囊炎。

还有部分患者有背部疼痛向上臂前臂放射的症状，此类患者背部的压痛点常常在冈下窝以及肩胛骨内上角的内侧，早期可以同时有颈部的不适、上臂的疼痛，但是主要以肩背部的疼痛为主，夜晚加重，而且患肢上举抱头后症状可以稍缓解。当背部症状稍缓解后上臂及前臂的症状变为最重的，压痛点位于上臂桡神经沟处以及前臂桡神经腱弓处，再过一段时间疼痛缓解时就会有患肢的桡侧手指有贴皮（变厚）样感觉，痛觉是完全正常，此类疾病自然周期较长，门诊常有病史已经半年多在各医院间反复就诊未愈的。我们将这类症状的疾病暂时叫类肩胛上神经卡压征，因以前有肩胛上神经卡压征疾病的诊断，而且描述的症状又很类似，但是它描述的症状里没有前臂以及手部的症状，并且查肌电图有肩部的肌肉萎缩，与我们观察的症状又不完全相符，所以暂且叫成类肩胛上神经卡压征，具体还有待深化研究。

第三节　头木视物不清

头木视物不清这组症状可以说是一组症状，也可以说是亚健康状态时的一些症状，为什么在这里单独提出来说呢？是因为在颈椎病的症状里它很少被提及，因为它太普遍了，还不被人重视，不被人理解。本身"木"这个词就很少使用，经常是与"麻"一起称呼的。"麻"一般是指感觉不灵，或丧失感觉，"木"是指反应迟钝，常常麻木一起使用，实际上麻比木要稍微重一些，也就是木是麻之渐，麻是木之甚。这里说的视物不清也是一个含糊的概念，它既不是眼科疾病引起的视力减退、视力障碍，也不是通常说的视物模糊，通常说的视物不清是眼前昏暗如同阴雨天，视物不如阳光充足的情况下清楚，昏暗感觉。

临床上引起头木的原因有很多，其实临床上说得最多的是高血压引起的头部麻木不适；有头部皮神经（枕大、枕小神经）刺激引起的头部麻木不适；还有颈椎病椎动脉供血不良或者是交感神经刺激后出现的头部不适，自己感觉反应迟钝的头木感觉；另外还有因为休息不好、睡眠不足引起的头部昏沉反应慢，思维迟缓等自述头部麻木的症状；由于各种原因出现的贫血也会有头部昏沉的感觉。

视物不清这个症状一般在骨科特别是颈椎病就诊方面较少被提及，一般不会有以视物不清为主诉就诊的，只是我们在给颈椎病的患者做党氏手法治疗后患者即刻感觉到眼前清晰明亮了很多，感觉视力也好像清晰提高了，患者这才想起以前确实是有视物不清的感觉，但是不知是怎么回事。其实这与椎动脉的供血有明显的关系，当椎动脉型颈椎病或交感神经型颈椎病刺激或压迫椎动脉，引起椎动脉的痉挛时，出现大脑后1/3与小脑脑干部位的供血不足，特别是后侧视区的血供减少，可能出现相当于反应迟钝的视物不清，通过手法改善了椎动脉的血供或者是改变了颈动脉与椎动脉的血管分布情况，提高了视区的血供而出现视物清晰。但是临床上一定要注意，出现视物不清首先需要请眼科会诊排除眼科疾病引起的视物不清，以免引起漏诊以及误诊引起不必要的纠纷。

颈椎病出现头木、视物不清症状时常常伴随着头晕、心慌胸闷、耳鸣耳聋甚至有手足发麻，这主要与颈椎椎体失稳有关，或者椎动脉的发育以及交感神经的刺激有明显关系。颈椎椎体失稳或者椎体旋转成角，可能刺激或压迫了位于椎动脉孔的椎动脉，使得椎动脉痉挛而减少了椎动脉的血供；或者是原来两侧的椎动脉供血有明显的区别，有优势侧供血，当颈部姿势不良，向优势侧旋转时会出现优势侧椎动脉的压迫，进而出现失代偿的情况，导致供血不良而出现症状。

第四节　眩晕与头晕

眩晕在临床上是很常见的一个症状，临床上有很多种疾病都可以引起眩晕，现在说得最多的病因是属于耳鼻喉科的良性位置性眩晕耳鼻喉科的梅尼埃病，骨科的颈源性眩晕（椎动脉型与交感神经型颈椎病），骨科的寰枢椎半脱位，神经内科的中枢性头晕如小脑、脑干的出血、梗死、肿瘤等，以及前庭神经元炎等疾病。

眩晕与头晕是有区别的，眩晕主要是发作性的疾病，客观上并不存在，而主观上却又坚信自身或外物按一定方向旋转、翻滚的一种感觉，眩晕是没有自身运动时的旋转感或摆动感等运动幻觉。眩晕的受损靶器官应该是运动中平衡功能的内耳迷路，眩晕的发病主要是由半规管壶腹嵴至大脑皮质的神经系统不同部位所引起，分别通过前庭－眼球反射、半规管的温度和转体等多种临床和实验室方法来检查，并可协助病灶的定位和诊断。头晕主要是以在行立坐卧等运动或视物时出现的自身摇晃不稳的一种感觉，指非幻觉性的空间位置感受障碍，但不包括现实感丧失和思维迟钝、混乱等障碍。头晕的受损靶器官分别是本体觉、视觉、耳石觉等相关器官，头晕的发病主要是由本体觉、视觉或耳石觉的单一或组合病变所引起，分别通过本体觉、视觉、耳石觉的临床检查，以及感觉神经传导速度、视觉生理仪、耳石平衡仪、四柱秋千仪和升降仪等多种实验室检测方法进行检查，可协助病灶侧和病灶位置的确定。头晕和眩晕的区别在于头晕时视物转或不转，若头晕时睁开眼睛看周围环境时感觉外界景物旋转、在动、在倾斜，称为眩晕，或闭眼会感觉自身在转、在动、在倾斜，也称为眩晕。眩晕的病因为位置的幻觉或错觉，由内耳前庭疾病或脑干的前庭神经核病变导致，引发此类器质性损伤的疾病都可出现眩晕。而头晕为视物不转，仅发生昏沉、欲倒等头脑不清醒的感觉。引发头晕的原因较多，可为大脑的器质性疾病或功能失调性疾病，也可为全身疾病导致。如高血压、血压突降、失血、贫血、长期失眠、焦虑、抑郁及各种代谢中毒性脑病，由颅外器质性疾病导致的头晕更为常见。

良性发作性位置性眩晕（BPPV）是一种常见的内耳机械性疾患，占所有眩晕症的20%左右，也是约半数耳源性眩晕症的原因。此病虽然为耳科疾病，但常在神经科首诊，且多误诊为椎基底动脉供血不足、颈源性眩晕而延误了治疗。临床表现有5个特征：①潜伏期：头位变化后1~4s后才出现眩晕；②旋转性：眩晕具有明显的旋转感，患者视物旋转或闭目有自身旋转感；③短暂性：眩晕不到1min自行停止；④转换性：头回到原来位置可再次诱发眩晕；⑤疲劳性：多次头位变化后，眩晕症状逐渐减轻。BPPV的治疗以管石复位治疗为主。多数研究者的经验是转动角度大、速度快、引发出眼震则效果好。初次治疗无效者，可反复多做，效果亦好。传统的管石复位治疗要求患者在治疗后2d内不能躺下，以避免耳石碎片流回半规管。但近来也有报道在治疗后患者躺下也有与传统方法相同的疗效。采用特殊的转椅缓慢转动可以避免治疗时发生眩晕。

颈椎病引起的眩晕分2种，即椎动脉型颈椎病与交感神经型颈椎病，两者的共同特点都是椎动脉供血不足引起的头晕，不同的是引起椎动脉供血不足的原因不同。椎动脉型颈椎病是由于椎动脉通过椎动脉孔到寰椎拐弯处的第二段受压迫或刺激等原因引起的供血不足，交感神经型颈椎病是由于交感神经刺激后引起椎动脉的痉挛继而出现供血不足，临床上有时鉴别相对困难，不同的是交感神经型除头晕外还有霍纳氏综合征的表现，见于交感神经损害的同侧，可有瞳孔缩小、眼睑下垂、眼球内陷、同侧面部少或无汗等症状，还有一种是椎动脉供血不足影响到脊髓的血供从而导致霍纳氏综合征。

寰枢椎半脱位是临床上经常被认为是引起患者头晕的原因之一，因为一些患者的头晕找不到原因，经常就将椎动脉的第三段寰枢椎拐弯处作为发病的主要原因，简单拍一个张口位的 X 线片显示寰枢齿状突两侧的间隙不等宽，就诊断为寰枢椎半脱位，而且临床治疗颈椎症状还能改善一部分症状，就更加地认定这个诊断了。其实这个诊断大部分是不成立的，因为出现头晕症状的绝大部分是成年人，并非是有咽喉炎的儿童，而且一般没有明确的外伤史，头颈部的旋转活动没有受限制，寰枢椎半脱位成人诊断的最基本的前提都不具备，仅将不标准的张口位 X 线片作为诊断依据是不合理的。其实诊断寰枢椎半脱位的金标准是寰枢椎的 CT 平扫，再加上二维三维重建可以直观地看到具体的情况，不像张口位经常因为拍片时稍微不标准，就会得出间隙不对称的结果，一个标准的张口位片包含的有鼻中隔、门齿中缝、齿状突、枢椎的侧块以及两侧牙齿与侧块的关系，这里鼻中隔、门齿中缝与齿状突在一个垂线上，才算拍了一个标准的张口位。另外寰枢椎半脱位的治疗一般采用颈椎病的手法，手法有效只能说明患者头晕的症状是颈椎病引起的，不是寰枢椎半脱位引起的。

迷路水肿 - 耳性眩晕综合征即梅尼埃病，又称 Ménière 综合征、耳病性眩晕、迷路病、膜迷路积水等，1861 年由法国医师 Ménière 最早记载了一侧性耳鸣 - 耳聋 - 眩晕三联征，并提出"内耳性眩晕说"，为非炎症性内耳性眩晕症。临床表现为反复发作的旋转性眩晕、波动性听力下降、耳鸣和耳闷胀感。本病多发生于 30~50 岁的青中年人。梅尼埃病为内耳膜积水、内淋巴液分泌多或正常吸收功能障碍以及变态反应引起自主神经失调，内耳毛细血管渗透力增加，产生内耳水肿所致。2002 年将由已知原因引起的膜迷路积水产生的前庭症状疾患称为梅尼埃综合征，梅尼埃病被认为是一种特发性膜迷路积水。

患者的眩晕多为突然发作的旋转性眩晕。患者常感周围物体绕自身沿一定的方向旋转，闭目时症状可减轻。常伴恶心、呕吐、面色苍白、出冷汗、血压下降等自主神经反射症状。头部的任何运动都可以使眩晕加重。患者意识始终清楚，个别患者即使突然摔倒，也保持着清醒状态。眩晕持续时间多为数十分钟或数小时，最长者不超过 24h。发作后可转入间歇期，症状消失，间歇期长短因人而异，数日到数年不等。眩晕可反复发作，同一患者每次发作的持续时间和严重程度不尽相同，不同患者之间亦不相同。且眩晕发作次数越多，每次发作持续时间越长，间歇期越短。

前庭神经元炎是由于前庭神经受损而导致的突发性眩晕疾病，属于一种末梢神经炎，该病常继发于病毒性感染，少数与细菌感染有关。病变发生在前庭神经节或前庭通路的向心部分。病前2周左右多有上呼吸道病毒感染史。眩晕与自发性眼球震颤是其主要临床表现。重症者可伴有恶心、呕吐，但无耳鸣、耳聋，眩晕持续时间较短。前庭神经元炎常在几天内逐渐缓解，一般2周内多可完全恢复；少数病人可短期残留不同程度的头昏、头晕和不稳感，持续数日或数月，活动时症状加重。

临床表现为反复发作旋转性眩晕或为平衡障碍及不稳感，无听觉及中枢神经系病变征象。眩晕不如单次发作那样强烈。此种慢性型的发作是因为前庭神经仅部分萎缩，或是神经功能的生理性障碍所致。

第五节　麻木以及上肢感觉异常

麻木是指失去感觉或者感觉迟钝。上肢感觉异常是由于各种原因（头部、颈椎、颈部以及上肢局部）引起分布到上肢的神经受压迫或刺激而出现的感觉减退、丧失或异常。引起上肢感觉异常的部位及原因有很多，包括因头部的出血或梗死引起的上肢感觉运动异常，颈椎病颈神经引起的上肢感觉运动异常，斜角肌间隙压迫或刺激臂丛神经引起的上肢感觉障碍，腋神经、桡神经、正中神经以及尺神经上肢部位的压迫或刺激引起的上肢局部症状。

颈椎病引起的上肢感觉异常主要与颈神经的分布有关，颈4神经对应的是肩峰外侧的感觉，颈5神经的绝对支配区是肘关节皮肤横纹外侧的感觉，颈6神经主要管拇指的感觉，颈7神经的绝对支配区是中指的感觉，颈8神经的绝对支配区是小指的感觉，而且颈神经在颈部发出的规律是颈1神经在寰椎与颅骨间发出，寰枢椎间隙发出的是颈2神经，依次向下，颈7～胸1椎间隙发出的是颈8神经根。

1. 胸廓出口综合征（斜角肌综合征）

胸廓出口综合征是指锁骨下动、静脉和臂丛神经在胸廓上口受压迫而产生的一系列症状。病因包括：①压迫神经和（或）血管的原因有异常骨质，如颈肋过长、第7颈椎横突过长、第1肋骨或锁骨两叉畸形、外生骨疣、外伤引致的锁骨或第1肋骨骨折、肱骨头脱位等。②斜角肌痉挛、纤维化，肩带下垂和上肢过度外展均可引起胸廓出口变狭窄，产生锁骨下血管及臂丛神经受压迫症状。③上肢正常动作如上臂外展、肩部向后下垂、颈部伸展、面部转向对侧以及深吸气等也可使肋锁间隙缩小，神经和血管受压迫的程度加重。临床表现：因神经、血管或两者是否受压及其程度不同而表现各异。神经源性症状主要由压迫臂丛神经引起，较血管受压的症状常见。绝大多数患者的主要症状是疼痛和麻木感。运动无力、小鱼际肌及掌间肌萎缩约占10%，症状表现在尺侧神经支配的前臂和手的内侧、第5手指和第4手指的侧面。疼痛发生在颈肩部，也可累及前臂和手部。疼痛和麻木可因过度用力，伴上肢外展和颈部过伸体位时出现或加重。体格检查无异常。部分患者前臂和手内侧感觉异常和麻木，小鱼际肌和掌间肌萎缩，或出现第4、第5手指挛缩。胸廓出口综合征的上臂型，臂丛的颈4、颈5神经受压迫，疼痛发生在三角肌和上臂的侧面。疼痛的症状应排除由于颈椎椎间盘脱出产生的症状。累及臂丛的颈7、颈8，引起正中神经在食指和中指的症状。颈肋可以产生颈5、颈6、颈7、颈8、胸1受压的各种不同程度的症状。

部分患者疼痛不典型，累及前胸部和肩周区域，出现假性心绞痛的症状。这些患者的冠状动脉造影正常，当尺神经传导速度低于48m/s时，提示诊断为胸廓出口综合征。而肩部、上肢、手部的症状可以提供诊断胸廓出口综合征的线索，另外按压斜角肌间隙处可以复制出患者的症状是此病诊断的前提。此类患者骑车时以及患肢在下方时症状会加重。

2. 腋神经损伤

腋神经是臂丛后束的分支，含颈5～颈6神经前支的纤维，自臂丛后束发起后，与旋肱后动脉伴行向后外穿过四边孔，绕肱骨外髁颈行于三角肌深面。沿途分支布于三角肌、小圆肌和臂外侧皮肤。腋神经主干损伤后的主要表现为：臂不能外展；臂旋外力减弱；肩部及臂外侧区上1/3部皮肤感觉障碍；腋神经损伤时间长的时候，由于三角肌萎缩，肩部骨突耸出，肩部失去圆隆形外观。

3. 四边孔综合征

四边孔综合征的主要症状也是压迫腋神经，常常发生于肩关节后方，是腋神经穿过四边孔产生的症状，包括局部的软组织血管神经束对于腋神经的压迫，或者以往有过封闭注射治疗，对腋神经有损害情况下出现的一个神经压迫的综合征，常常表现为三角肌的力量减弱，有时会有上臂外侧的感觉减退。

4. 桡神经损伤

桡神经损伤较常见。原因如下：①由于桡神经在上臂贴近肱骨，在前臂也较靠近桡骨，因而骨折可导致桡神经同时受伤。在骨折愈合过程中也常被埋于骨痂中。②牵拉或压迫而使其受伤，例如上肢外展过久或头枕上臂入睡等。③枪弹伤或切割伤，在战时或角斗时直接致伤。④手术损伤，例如桡骨头切除术或肱骨手术时致伤。⑤骨痂生长过多或桡骨头脱臼也可压迫桡神经。

临床表现：①运动上臂桡神经损伤时，各伸肌群广泛瘫痪，肱三头肌、肱桡肌、桡侧腕长短伸肌、旋后肌、伸指总肌、尺侧腕伸肌及食指、小指固有伸肌均瘫痪。故出现腕下垂，拇指及各手指下垂，不能伸掌指关节，前臂有旋前畸形，不能旋后，拇指内收畸形。检查肱三头肌及伸腕肌时，均应在反地心引力方向进行。拇指失去外展作用，不能稳定掌指关节，拇指功能严重障碍。因尺侧腕伸肌与桡侧伸腕长短肌瘫痪，腕部向两侧活动困难。前臂背侧肌肉萎缩明显。在前臂背侧桡神经伤多为骨间背神经损伤，肢体感觉及肱三头肌、肘后肌不受影响，桡侧腕长伸肌良好，其他伸肌均瘫痪。②感觉桡神经损伤后，手背桡侧半、桡侧两个半指、上臂及前臂后部感觉障碍。

诊断：①有外伤史。②肘以上完全性损伤者，不能伸腕、伸拇、伸指及外展拇，呈垂腕畸形。手背虎口处感觉障碍。③肘以下完全性损伤者，感觉无影响，不能伸拇、外展拇及伸指，无垂腕畸形。④肌电图检查有助于诊断。

正中神经：正中神经是在腋部由臂丛外侧束与内侧束共同形成的一条神经。在臂部沿肱二头肌内行走，降至肘窝后，穿旋前圆肌二头之间行于前臂正中指浅、深屈肌之间达腕管，穿掌腱膜深面至手掌，分成数支指掌侧总神经。每一指掌侧总神经又分为两支指掌侧固有神经沿手指两侧行至指尖。正中神经支配前臂屈侧的大部分肌肉，以及手内桡侧半的大部分肌肉和手掌桡侧皮肤感觉。正中神经损伤较多见。少数病例与尺神经同时受伤。感觉支分布于手掌桡侧半皮肤，拇指、食指、中指和无名指桡侧半掌面皮肤，并覆盖在相应手指的掌指关节掌面皮肤，以及食指、中指和无名指桡侧中、末节指骨背面的皮肤。正中神经在臂部损伤时可累及全部分支，表现为前臂不能旋前，屈腕无力，拇、食指不能屈曲，拇指不能对掌，鱼际肌萎缩，手掌平坦，称为"猿手"。感觉障碍以拇指、食指和中指的末节为明显。亦可见明显的血管收缩和营养障碍。

尺神经：发于臂丛内侧束，含有第7、8颈神经和第1胸神经的纤维。尺神经（颈7~胸1）在腕部，尺神经于腕骨的外侧穿屈肌支持带的浅面和掌腱膜的深面进入手掌。神经在前臂的肌支支配尺侧腕屈肌（向尺侧屈腕），第3、4指深屈肌（第4、5手指末节指骨屈曲），掌短肌（手尺侧近端的皮肤肌肉）、小指展肌（小指外展）、小指对掌肌（小指对掌）、小指屈肌（小指屈曲），第3、4蚓状肌（第4、5指掌指关节屈曲及近端指间关节伸直），骨间肌（掌指关节屈曲及近端指间关节伸直）、拇收肌（拇指掌部内收）及拇短屈肌深侧头（拇指第1指节屈曲）。尺神经发出的感觉支有：①掌皮支，分布于小鱼际肌表面的皮肤；②背皮支，分布于手背尺侧和小指、无名指尺侧半背面的皮肤；③终末浅皮支，分布于手掌尺侧面远端皮肤和小指、无名指尺侧掌面的皮肤。尺神经在臂部损伤时，主要表现为屈腕能力减弱，屈4、

5指的远节指骨不能屈曲及拇指内收力弱,小鱼际肌及骨间肌明显萎缩,各指不能互相靠拢,各掌指关节过伸,第4、5指的指间关节弯曲,称为"爪形手",其感觉障碍则以手内侧缘为主。尺神经损伤后小指及环指尺侧感觉消失,夹纸试验及Froment征阳性,它是检查拇内收肌瘫痪的方法。

第六节 胸部束带感及下肢行走障碍

束带感通常被形容为像有一条束带或紧绷的带子缠绕在某个部位,是脊髓功能障碍后产生的一种异常,常出现胸腔憋闷的症状。好发于颈椎病,尤其是患有脊髓型颈椎病,或有明确的脊髓压迫。其发病原因是病人的颈部椎体后缘出现了增生、肥大,或者出现后纵韧带骨化对脊髓产生了压迫,出现束带感,并且走路时伴有脚踩棉花的感觉,出现四肢无力等症状,大部分患者还会引出病理反射,如髌阵挛、踝痉挛等。

下肢行走障碍是由于各种原因引起的下肢活动受限,可能与局部结构性(骨与关节)、神经支配(头、颈、胸上神经元,神经根、神经干等周围神经)、局部肌肉韧带等相关,常见疾病有:①脊柱类疾病,如:脊神经根炎、脊柱肿瘤、腰椎的椎间盘病变(腰椎间盘突出、腰椎椎管狭窄、腰椎滑脱等)等。②脑部疾病,如:脑出血、脑梗死、脑部肿瘤等。③神经系统类疾病,如:大肌瘫痪等。④下肢神经卡压,如:梨状肌综合征、腓总神经损伤等。⑤下肢关节局部问题,如髋(股骨头坏死、髋臼发育不良、骨性关节炎及滑膜炎等)、膝(膝滑膜炎、膝骨关节炎、内外翻畸形等)及踝关节(创伤性关节炎、大骨节病等)等局部的问题。具体的病因,可根据患者实际症状,接受更为详细的检查,再接受对症治疗。

1. 脊神经根炎

脊神经根炎为各种原因所致脊神经根的炎性或变性病变的总称。以颈胸段及腰骶段最为多见,称颈胸神经根炎或腰骶神经根炎。①起病可急可缓,常有感染、中毒、营养代谢障碍、脊椎疾病、椎旁肌肉外伤及炎症、横突外伤等病史。②在受损神经根后根支配范围内有放射性麻木、疼痛,如胸神经根炎引起肋间神经痛,颈胸神经根炎有肩颈部至上肢尺侧或(和)桡侧疼痛,腰骶神经根炎表现为腰骶部至下肢内侧或(和)外侧及足部疼痛等。常因受凉、咳嗽、排便等诱发或使症状加重。③在受累神经根前根分布区域内,呈现不同程度的下运动神经元性瘫痪:肌力减退、肌肉萎缩、腱反射减退或消失等。如颈胸神经根炎症状多发生于肩胛区和上肢;腰骶神经根炎症状则见于下肢，骶神经根损害较重时常有失张力性膀胱和性功能障碍。本病查体可见受损神经根后根支配范围内有放射性疼痛；受累神经根前根分布区域内，呈现不同程度的下运动神经元性瘫痪。

2. 脊柱肿瘤

脊柱肿瘤是指发生于脊柱的原发性及继发性肿瘤。青少年脊柱肿瘤多为良性，中青年患恶性脊柱肿瘤的可能性较大。良性肿瘤多累及后方结构压迫脊髓及神经，生长较慢，恶性肿瘤生长较快，多累及椎体。临床可出现夜间颈背部疼痛、脊柱侧弯畸形、下肢肌力下降、感觉减退、尿便障碍甚至截瘫表现。脊柱肿瘤主要的治疗方法是手术切除及放疗，良性病变者经手术可治愈，恶性肿瘤术后需加行放疗，对于转移性肿瘤需行化疗及原发灶治疗。脊柱肿瘤可有如下表现：颈背部疼痛，多为夜间痛，可呈放射痛。疼痛是脊柱肿瘤最常见、最主要的症状。可有下肢肌力下降、感觉障碍、尿便功能异常等。伴随症状根据典型的症状、临床表现和脊柱CT及磁共振成像诊断本病。脊柱CT及磁共振成像检查显示肿瘤位置及与周围组织关系，增强磁共振成像有助于肿瘤性质判断，SPE–CT有助于原发灶确定。如果出现颈背部疼痛尤其夜间痛，下肢乏力，感觉障碍等，应及时到医院就诊。

3. 腰椎的椎间盘病变

腰椎的椎间盘病变（腰椎间盘突出、腰椎椎管狭窄、腰椎滑脱等）是一类疾病的统称，其主要症状是由于椎间盘的脱出、黄韧带肥厚、腰椎骨质增生、小关节的退变增生、侧隐窝的狭窄，以及椎间盘的纤维环退变松弛向椎管挤压神经，导致腰椎的峡部裂后的真性滑脱或者韧带松弛后的假性滑脱，刺激或压迫了腰椎的神经或硬膜后出现以神经刺激或压迫下肢症状为主的表现，并且还会伴有腰部不适的症状，具体出现的症状与刺激或压迫的神经所支配区域有明显的关系。感觉障碍因受累脊神经根的部位不同而出现该神经支配区感觉异常，阳性率达80%以上。早期多表现为皮肤感觉过敏，渐而出现麻木、刺痛及感觉减退。因受累神经根以单节单侧为多，故感觉障碍范围较小。但如果马尾神经受累（中央型及中央旁型者），则感觉障碍范围较广泛。腰5神经根受累时，踝及趾背伸力下降；骶1神经根受累时，趾及足跖屈力下降。反射改变亦为本病易发生的典型体征之一。腰4神经根受累时，可出现膝跳反射障碍，早期表现为活跃，之后迅速变为反射减退；腰5神经根受损时对反射多无影响；骶1神经根受累时则可出现跟腱反射障碍。反射改变对受累神经的定位意义较大。对典型病例的诊断，结合病史、查体和影像学检查，一般多无困难，尤其是在CT与磁共振技术广泛应用的今天。如仅有CT、MRI表现而无临床症状，不应诊断本病。

4. 脑部疾病

脑部疾病指颅内组织器官（脑膜血管、大脑、小脑、脑干、颅神经等）的炎症、血管病、肿瘤、变性、畸形、遗传病、免疫性疾病、营养代谢性疾病、中毒、外伤、寄生虫病等的总称。病情各异，甚则危及生命。常表现为意识、感觉、运动等障碍或自主神经功能障碍。亦可有发热、头痛、呕吐等症状及精神异常症状。脑部疾病引起下肢功能障碍主要是由于脑部的炎症、出血、缺血以及占位压迫了支配下肢的区域或传导束而出现下肢运动异常的症状，并且还伴有脑部炎症、出血、缺血以及占位压迫引起的其他症状，如：①头痛。颅内压增高时其脑膜、重要的血管神经受牵拉引起头痛。发病初期不典型，加重时可逐渐呈持续性，甚至难以忍受。②呕吐。是脑干移位和牵拉或肿瘤直接刺激延髓的呕吐中枢，呕吐呈喷射性，不伴有其他消化道症状，常在头痛剧烈时出现，呕吐后头痛稍缓解。儿童因肿瘤常发生在后颅凹，早期即可出现呕吐，易被误诊为消化道疾病。③视乳头水肿。颅内压增高，眼静脉回流受阻，视乳头边界欠清、静脉充血、渗出或出血。早期视力正常，中晚期因继发性视神经萎缩而视力逐渐减退。④癫痫发作。是占位性病变刺激皮层产生的异常放电。成年人的癫痫发作往往是占位性病变引起。⑤复视、耳鸣、精神异常。⑥脑疝。是颅内压增高的晚期并发症。常表现为突发口眼歪斜、口角流涎、说话不清、吐字困难、吞咽困难、一侧肢体乏力或活动不灵活，走路不稳等症状，这是由于脑血管病供血不足，运动神经功能障碍所引起。面、舌、唇或肢体麻木，也可表现眼前发蒙或一时视物不清，耳鸣或听力改变。这是由于脑血管供血不足而影响到脑部感觉功能的原因。意识障碍，表现精神萎靡不振、乏困或整日昏昏沉沉。性格反常，沉默寡言，表情淡漠，行动迟缓或多语易躁，有些患者也会出现短暂的意识丧失，这也和脑缺血有关。全身疲乏无力，汗多，低热，胸闷，心悸或突出呃逆、呕吐等，这是自主神经功能障碍的主要表现。

5. 梨状肌综合征

梨状肌综合征是引起急慢性坐骨神经痛的常见疾病。一般认为，腓总神经高位分支，自梨状肌肌束间穿出或坐骨神经从梨状肌肌腹中穿出。当梨状肌受到损伤，发生充血、水肿、痉挛、粘连和挛缩时，该肌间隙或肌上、下孔变狭窄，挤压其间穿出的神经、血管，而出现的一系列临床症状和体征称为梨状肌损伤综合征。疼痛是本病的主要表现，以臀部为主，可向下肢放射，严重时行走困难或行走一段距离后疼痛剧烈，需休息片刻后才能继续行走。患者可感觉疼痛位置较深，主要放射至同侧下肢的后侧或后外侧，有些患者还会伴有小腿外侧麻木、会阴部不适等症状。严重时臀部呈现"刀割样"或

"灼烧样"疼痛，双腿屈曲困难，双膝跪卧，夜间睡眠困难。大小便、咳嗽、打喷嚏时因腹压增加而使患侧肢体的窜痛感加重。梨状肌紧张试验是检查梨状肌损伤的一种方法，具体步骤如下：患者仰卧位于检查床上，将患肢伸直，做内收内旋动作，如坐骨神经有放射性疼痛，再迅速将患肢外展外旋，疼痛随即缓解，即为梨状肌紧张试验阳性。这是梨状肌综合征的常用检查方法。梨状肌综合征的诊断还需要一些检查的支持：患侧臀部压痛明显，尤以梨状肌部位为甚，可伴萎缩，触诊可触及弥漫性钝厚、成条索状或梨状肌束局部变硬等。

6. 腓总神经损伤

腓总神经损伤是临床常见的神经系统病变，多由外伤、卡压、医源性、铅中毒或某些自身疾病引起。临床表现为：足下垂，走路跨阈步态；踝关节不能背伸、外翻，足趾不能背伸；小腿外侧和足背皮肤感觉减退或消失；胫前或小腿外侧肌肉萎缩。腓总神经损伤的治疗方法主要是药物和手术治疗，祛除病因，恢复神经支配肌肉活动的功能。腓总神经损伤后会引起疼痛、活动障碍、焦虑及各种并发症。一般情况下，及时、规范治疗，神经功能可完全恢复的可能性较大，预后良好；轴索性损害恢复时间长，且常不完全恢复，预后较差。

下肢关节局部问题引起下肢的功能障碍是一种常见原因，如髋（股骨头坏死、髋臼发育不良、骨性关节炎及滑膜炎等）、膝（膝滑膜炎、膝骨关节炎、内外翻畸形等）及踝关节（创伤性关节炎、大骨节病等）等局部的问题都可以出现下肢的功能障碍，这里就不赘述了。

第七节 上肢运动不利

肢体运动不利分为上肢运动不利和下肢运动不利，与胸部束带感及下肢行走障碍都是以脑或脊髓的压迫为主的症状，运动不利与肢体运动功能障碍相似，是指某处或连带性的肢体不受思维控制地运动或受思维控制但不能完全按照思维控制去行动，例如：中风病人的肢体不能受意识支配，有感觉，但没支配意识；又如帕金森病人，肢体不受思维意识控制而出现自然摆动，思维控制运动时，又不能自主性运动。还有部分患者是肢体活动时出现发僵感不听使唤的现象，比如早期运动神经元病以及脊髓型颈椎病或其他脊髓压迫后出现的脊髓病都可出现肢体的活动不利；另外风湿、类风湿关节炎也会出现晨起后肢体发僵的感觉，骨性关节炎、脊柱炎也会出现活动初期的僵硬不适感觉。上一节讲的下肢运动功能障碍的各种原因，有神经支配（头、颈、胸上神经元，神经根、神经干等周围神经）的因素、局部肌肉韧带的原因等，都可以出现上肢运动不利，主要包括有：①脊柱类疾病，如：脊神经根炎、脊柱肿瘤、颈椎的椎间盘病变等。②脑部疾病，如：脑出血、脑梗死、脑部肿瘤等。③神经系统类疾病，如：上肢的肌肉瘫痪等。④上肢的神经卡压，如：前斜角肌综合征，腋神经、桡神经损伤，腕管综合征，肘尺管综合征等。⑤上肢关节（肩、肘、腕）局部的问题，以及各种外伤骨折脱位。常见疾病如：肩周炎、冈上肌腱炎（肩袖损伤）、肱二头肌肌腱炎、肱骨外上髁炎（网球肘）、肱骨内上髁炎（棒球肘）、桡骨茎突狭窄性腱鞘炎、下尺桡关节分离等疾病。⑥风湿免疫类疾病，如：风湿性关节炎、类风湿关节炎等。

大部分疾病前一节里都做了介绍，下面就简单地介绍一下上肢的神经卡压及以后的疾病。

1. 前斜角肌综合征

前斜角肌综合征是指由于前、中斜角肌肥厚痉挛或是因为解剖学变异，使斜角肌间隙变小，卡压通过的神经、动脉而出现的症候群。

前斜角肌位于颈椎外侧的深部，起于颈椎3～6横突的前结节，止于第一肋骨内缘斜角肌结节。中斜角肌在3个斜角肌中最大、最长，起于下第6颈椎横突的后结节，止于第一肋骨的上缘，在斜角肌结节与锁骨下沟之间。在前、中斜角肌之间有一个三角间隙，间隙的底部是第一肋骨，臂丛与锁骨下动脉自此三角间隙通过。前斜角肌症状群常发生于中年人，女性多于男性，右侧多于左侧，病人一般呈现下垂肩与肩胛带的肌肉不发达的表现。其症状则因受压的组织而有所不同。

（1）锁骨下动脉受压常表现的疼痛为缺血性跳痛，起病骤然，伴有酸痛与不适。以麻木及麻刺感明显，疼痛的部位没有明确的界限。颈椎的活动可使疼痛加重，颈部伸直时使斜角肌间隙变小因而加重疼痛，颈部屈曲使斜角肌间隙加大，疼痛可得以缓解。牵引患肢使肩胛下降则可使症状加重。

（2）臂丛神经受压发生于长期的病变，臂丛的下干受压，为锐性疼痛并向前臂内侧以及4、5手指放射。

（3）锁骨下动脉与臂丛神经同时受压与颈肋的症状相同。

病人常用手支撑头部，使之向患侧倾斜，借此缓解前斜角肌的张力。在锁骨上窝可扪及前斜角肌紧张、压痛。压迫肌肉引出重压痛与放射痛，颈部伸直加重疼痛。有时手部出现过敏与寒凉的表现，也可出现运动障碍及反射消失。局部注射麻醉药可以解除前斜角肌的痉挛使症状缓解。

腋神经是臂丛后束的分支，含第5～6颈神经前支的纤维，自臂丛后束发起后，与旋肱后动脉伴行向后外穿过四边孔，绕肱骨外髁颈行于三角肌深面。沿途分支布于三角肌、小圆肌和臂外侧皮肤。由腋神经受损引起的神经功能障碍，腋神经主干损伤后的主要表现为：臂不能外展；臂旋外力减弱；肩部及臂外侧区上1/3部皮肤感觉障碍；腋神经损伤时间过长，导致三角肌萎缩，肩部骨突耸出，肩部失去圆隆的外观。

腋神经（颈5～颈6）是臂丛后束短而粗的终支之一。腋神经位于腋动脉的后方，桡神经的外侧，当其下行至肩胛下肌下缘时，即与旋肱后动脉伴行穿过四边间隙，绕行于肱骨外科颈内后方和后外方，进入三角肌下间隙，分为前、后两支而终。

分支：①前支，在三角肌深面发肌支，支配三角肌前部；皮支，分布于三角肌下部的皮肤。②后支，发支支配小圆肌和三角肌后部；皮支，自三角肌的后缘下部穿出深筋膜，名为臂外侧上皮神经，分布于三角肌后下部及肱三头肌长头区的皮肤。腋神经损伤时三角肌萎缩，臂不能向外平举（展），臂外侧皮肤感觉障碍。

腋神经分支按形态可分为4型。Ⅰ型：前支总干、小圆肌支与后支总干共同发于腋神经主干，这种类型比例最大；Ⅱ型：三角肌后部肌支、小圆肌支、臂外侧上皮神经均发于腋神经后支；Ⅲ型：三角肌后部肌支、小圆肌支、臂外侧上皮神经共同发于腋神经主干；Ⅳ型：小圆肌支发于腋神经主干。

桡神经发自臂丛后束，含有第5～8颈神经纤维，第1胸神经的纤维也参与其中，是臂丛中较大的分支。初在肱动脉背侧下行，后伴肱深动脉入桡神经沟，沿沟绕肱骨中段背侧旋向外下方，于肱骨外上髁上方，肱骨中、下1/3交界处穿经外侧肌间隔，至肱桡肌和肱肌之间，在此处分为浅、深二终支。桡神经本干沿途发出的分支有：皮支，在腋窝处发出臂后皮神经，分布于臂后侧皮肤；在桡神经沟内发出前臂后皮神经，分布于前臂背面皮肤。肌支，支配肱三头肌、肱桡肌和桡侧腕长伸肌。

肱骨中段或中、下1/3交界处骨折时，易合并桡神经损伤。损伤后，主要运动障碍是前臂伸肌瘫痪，出现抬起前臂时呈"垂腕"姿态。其感觉障碍是以第1、2掌骨间隙背面"虎口区"的皮肤最为明显。

临床表现：①运动。上臂桡神经损伤时，各伸肌属广泛瘫痪，肱三头肌、肱桡肌、桡侧腕长短伸肌、旋后肌、伸指总肌、尺侧腕伸肌及食指、小指固有伸肌均瘫痪，故出现腕下垂，拇指及各手指下垂，不能伸掌指关节，前臂有旋前畸形，不能旋后，拇指内收畸形。检查肱三头肌及伸腕肌时，均应在反地心引力方向进行。拇指失去外展作用，不能稳定掌指关节，拇指功能严重障碍。因尺侧腕伸肌与桡侧伸腕长短肌瘫痪，腕部向两侧活动困难。前臂背侧肌肉萎缩明显。前臂背侧桡神经多为骨间背神经损伤，感觉及肱三头肌、肘后肌不受影响，桡侧腕长伸肌良好，其他伸肌均瘫痪。②感觉。桡神经损伤后，手背桡侧半、桡侧两个半指、上臂及前臂后部感觉障碍。桡神经损伤后，主要引起以下并发表现：前臂不能旋后，手指不能伸直，拇指不能外展。

2. 腕管综合征

腕管综合征（carpal tunnel syndrome）是最常见的周围神经卡压性疾患，也是手外科医生最常进行手术治疗的疾患。腕管综合征的病理基础是正中神经在腕部的腕管内受卡压。其发病率在美国约为 0.4%，我国尚无明确统计。

Paget 医生于 1854 年最早描述了 2 名桡骨远端骨折患者出现了正中神经卡压的临床表现。1913 年，法国学者 Marie 和 Foix 医生首次报道了低位正中神经卡压症状患者的神经病理检查结果，并提出如果早期诊断并切开腕横韧带，或许可以避免出现神经的病变。1933 年，Learmouth 报道了手术切开屈肌支持带治疗腕管神经卡压的病例。1953 年，Kremer 首次在公开出版物中使用了"腕管综合征"来命名这一疾患，并一直被沿用至今。

腕管综合征在女性中的发病率较男性更高，但原因尚不清楚。常见症状包括正中神经支配区（拇指、食指、中指和环指桡侧半）感觉异常和（或）麻木。夜间手指麻木大多是腕管综合征的首发症状，许多患者均有夜间手指麻醒的经历，手指麻木的不适可通过改变上肢的姿势或甩手而得到一定程度的缓解。患者在白天从事某些活动也会引起手指麻木的加重，如做针线活，驾车，长时间手持电话或长时间手持书本阅读。部分患者早期只感到中指或中环指指尖麻木不适，而到后期才感觉拇指、食指、中指和环指桡侧半均出现麻木不适。某些患者也会有前臂甚至整个上肢的麻木或感觉异常。随着病情加重，患者可出现明确的手指感觉减退或散失，拇短展肌和拇对掌肌萎缩或力弱。患者可出现大鱼际桡侧肌肉萎缩，拇指不灵活，与其他手指对捏的力量下降甚至不能完成对捏动作。

3. 肘尺管综合征

因肘部创伤性关节炎而出现尺神经受压，在尺侧腕屈肌两头之间有一增厚的纤维带，压迫尺神经，称之为肘管综合征。在肱骨内上髁与尺骨鹰嘴之间有一弧形窄而深的骨沟，有深筋膜横架于上，形成一骨性纤维鞘管，即尺神经沟，也称肘尺管。管内为尺神经及尺侧上副动、静脉。肘关节骨折时肘外翻畸形，尺神经受牵拉或骨折复位不良，肘管内骨质不平，尺神经受到磨损；肘管内的血管瘤、腱鞘囊肿等占位病变；骨性关节炎，类风湿关节炎，全身性疾患如糖尿病、麻风病等都可以产生或并发肘管综合征。症状早期，患者常感到小指指腹麻木、不适，比如有时写字、用筷子动作不灵活。症状加重时，尺侧腕屈肌及环指、小指指深屈肌力弱，手内在肌萎缩，出现轻度爪形指畸形。Froment 征阳性。

4. 肩周炎

肩周炎又称肩关节周围炎，俗称凝肩、五十肩。以肩部逐渐产生疼痛，夜间为甚，逐渐加重，肩关节活动功能受限而且日益加重，达到某种程度后逐渐缓解，直至最后完全复原为主要表现的肩关节囊及其周围韧带、肌腱和滑囊的慢性特异性炎症。属于一种自限性疾病，自然病程一般不超过 2 年。肩周炎是以肩关节疼痛和活动不便为主要症状的常见病证。本病的好发年龄在 50 岁左右，女性发病率略高于男性，多见于体力劳动者。如得不到有效的治疗，有可能严重影响肩关节的功能活动。肩关节可有广泛压痛，并向颈部及肘部放射，还可出现不同程度的三角肌的萎缩。临床表现主要有：肩部疼痛、肩关节活动受限、怕冷、压痛、肌肉痉挛与萎缩等。

5. 冈上肌腱炎（肩袖损伤）

冈上肌腱炎又称冈上肌综合征、外展综合征。是指劳损和轻微外伤或受寒后逐渐引起的肌腱退行性改变，属无菌性炎症，以疼痛、功能障碍为主要临床表现的疾患。好发于中青年及以上体力劳动者，如家庭主妇、运动员等。单纯冈上肌腱炎发病缓慢，肩部外侧渐进性疼痛，上臂外展 60°～120°（疼痛弧）时肩部疼痛剧烈。冈上肌腱钙化时，X 线片可见局部有钙化影。

冈上肌被斜方肌和三角肌覆盖，其肌腱与冈下肌、肩胛下肌、小圆肌共同组成肩袖。冈上肌起于肩胛骨冈上窝，肌腱在喙肩韧带及肩峰下滑液囊下，肩关节囊之上通过，止于肱骨大结节。其形状如马蹄形，其作用为固定肱骨于肩胛盂中，并与三角肌协同动作使上肢外展，由于活动频繁，又是肩部肌肉收缩力量的交汇点，故易损伤。

冈上肌由肩胛上神经支配，肩胛切迹处一易受损伤的嵌压点，为人体局部解剖的一个薄弱点，冈上肌肌纤维细长且跨度大，运动中易受损。

肩袖是覆盖于肩关节前、上、后方的肩胛下肌、冈上肌、冈下肌、小圆肌等肌腱组织的总称。位于肩峰和三角肌下方，与关节囊紧密相连。肩袖的功能是上臂外展过程中使肱骨头向关节盂方向拉近，维持肱骨头与关节盂的正常支点运动。肩袖损伤将减弱甚至丧失这一功能，严重影响上肢外展功能。本病常发生在需要肩关节极度外展的反复运动中（如棒球、自由泳、仰泳、蝶泳、举重、球拍运动）。

常见的病因是：①创伤。是年轻人肩袖损伤的主要原因，当跌倒时手外展着地或手持重物，肩关节突然外展上举或扭伤而引起。②血供不足。引起肩袖组织退行性改变。当肱骨内旋或外旋中立位时，肩袖的这个危险区最易受到肱骨头的压迫、挤压血管而使该区相对缺血，使肌腱发生退行性改变。临床上肩袖完全断裂大多发生在这一区域。③肩部慢性撞击损伤。中老年患者其肩袖组织因长期遭受肩峰下撞击、磨损而发生退变。本病常发生在需要肩关节极度外展的反复运动中（如棒球、自由泳、仰泳、蝶泳、举重、球拍运动）。当上肢前伸时，肱骨头向前撞击肩峰与喙肩韧带，引起冈上肌肌腱损伤。慢性刺激可引起肩峰下滑囊炎、无菌性炎症和肌腱侵袭。急性的暴力损伤可以导致旋转带断裂。

本病多见于40岁以上患者，特别是重体力劳动者。伤前肩部无症状，伤后肩部有一过性疼痛，隔日疼痛加剧，持续4～7d。患者不能自动使用患肩，当上臂伸直肩关节内旋、外展时，大结节与肩峰间压痛明显。肩袖完全断裂时，因丧失其对肱骨头的稳定作用，将严重影响肩关节外展功能。肩袖部分撕裂时，患者仍能外展上臂，但有60°～120°的疼痛弧。

肱二头肌长头肌腱起于肩胛骨盂上结节，在肱骨结节间沟与横韧带形成的骨纤维管道中通过。当肩关节后伸、内收、内旋时，该肌腱滑向上方；而当肩关节前屈、外展、外旋时则滑向下方。当上肢在外展位屈肘时，肱二头肌长头肌腱容易磨损，长期的摩擦或过度活动可引起腱鞘充血、水肿、增厚，造成腱鞘滑膜层急性水肿或慢性损伤性炎症，从而导致肱二头肌长头肌腱在腱鞘内的滑动功能发生障碍，从而出现临床症状，称为肱二头肌长头肌腱炎或腱鞘炎。本病好发于40岁以上的中年人，多因外伤或劳损后急性发病，是肩痛的常见原因之一。

（1）肩关节前部疼痛，可向上臂前外侧放射，夜间加剧，肩部活动后加重，休息后好转。急性期不能取患侧卧位，穿、脱衣服困难。

（2）早期肩活动尚无明显受限，但外展、后伸及旋转时疼痛。逐渐加重，肩关节活动受限，患手不能触及对侧肩胛下角。

（3）肱骨结节间沟处压痛明显。

（4）肱二头肌抗阻力试验（Yergason征）阳性：在抗阻力情况下，屈肘及前臂旋后时，肱二头肌长头肌腱周围出现剧烈疼痛。

（5）合并有肩周炎或其他疾患者，疼痛范围广，可见肩关节僵硬及肌萎缩。

6. 肱骨外上髁炎（网球肘）

肱骨外上髁炎又称"肱桡关节滑囊炎""网球肘"。是前臂伸腕肌群的起点部反复受到牵拉刺激而引起的一种慢性损伤性疾病。桡侧伸腕长肌、短肌，指总伸肌，尺侧伸腕肌及肱桡肌均起于肱骨外上髁处，此肌群的过度牵拉如跌扑挫伤，强力转肘，腕部反复用力过猛、过久或较长时间提携，抛掷重物等，均会引起肱骨外上髁部发炎性病变。主要是桡侧伸腕肌在外上髁附着处受到牵拉性损伤，使关节僵滞、疼痛、功能障碍。本病好发于木工，石匠，泥瓦工，钳工、网球、乒乓球运动员和家庭妇女。起病缓慢，初起病时在劳累后偶感肘外侧疼痛，日久加重，如提物、扭毛巾甚至扫地、拧衣服均感疼痛乏力，并有酸胀感，有时疼痛可放射到前臂伸侧、桡侧、腕部以及上臂和肩部。有部分患者夜间疼痛加剧。检查局部压痛，多以伸肌总腱附着处及肱桡关节处为甚，抗阻力痛，或半握拳、屈肘、腕关节尺偏、前臂旋前位伸肘痛。

7. 肱骨内上髁炎

肱骨内上髁炎又称高尔夫球肘、棒球肘。肱骨内上髁是前臂屈肌及旋前圆肌肌腱附着处。经常用力屈肘屈腕及前臂旋前时，尺侧屈腕肌处于紧张收缩状态，从而易使其肌腱的附着点发生急性扭伤或慢性劳损。做投掷动作，或跌仆时手掌撑地，肘关节伸直而前臂过度外翻，可使前臂屈肌及旋前圆肌腱附着点部分撕裂。慢性劳损者多发生在腕、肘关节用力反复屈伸及前臂旋转活动，造成肌腱、韧带长期磨损，损伤后肌腱附着点出血可形成血肿，局部损伤性炎症，肿胀挤压尺神经肌支引起疼痛；若治疗不及时或不当，则血肿机化造成局部组织粘连，在屈腕或前臂旋前时可因肌腱的牵拉而产生疼痛，尤在主动屈腕、前臂旋前时疼痛明显，有时可沿尺侧向下放射，屈腕无力。肱骨内上髁明显压痛，同时尺侧屈腕肌及指浅屈肌有广泛压痛，抗阻力屈腕试验阳性，着凉时及夜间疼痛加剧。诊断要点：本病与肱骨外上髁炎相似，主要表现为内上髁处局限性疼痛和压痛，局部肿胀多不明显，检查时如前臂外旋、腕关节背伸、肘关节伸直时可引起局部疼痛加剧。

8. 桡骨茎突狭窄性腱鞘炎

桡骨茎突狭窄性腱鞘炎是由于拇指或腕部活动频繁，肌腱与腱鞘局部出现渗出、水肿和纤维化，造成肌腱在腱鞘内的滑动受阻而引起的临床症状。临床表现有：①桡骨茎突处隆起、疼痛，可向前臂及拇指放射痛，活动腕及拇指时疼痛加重，不能提重物。②桡骨茎突处明显压痛，有时可触及硬结节。腕和拇指活动稍受限。③握拳尺偏试验（Finkelstein 征）阳性。本病多见于中年以上，女多于男（约 6∶1），好发于家庭妇女和手工操作者（如纺织工人、木工和抄写员等），哺乳期及更年期妇女更易患本病。起病缓慢。本病经非手术治疗，多能获满意效果。个别反复发作或非手术疗法无效者，可行手术切开狭窄的腱鞘，疗效良好。

9. 下尺桡关节分离

下尺桡关节的主要功能是稳定桡骨在尺骨远端的旋转。其稳定性由下尺桡掌侧韧带、下尺桡背侧韧带及三角纤维软骨盘维持。当有直接或间接暴力致下尺桡掌、背侧韧带断裂或伴有三角纤维软骨断裂时，可使尺骨突向背侧或掌侧脱位。下尺桡关节脱位除可与 Colles 骨折、Smith 骨折及 Galazzi 骨折伴发外，亦有不少病例为单发者。下尺桡关节脱位对临床经验不足的医生常易漏诊。临床表现：以下尺桡关节背侧脱位最为多见，可见前臂旋前时尺骨小头向背侧突出，旋后时自动复位，局部肿胀并有压痛。被动活动下尺桡关节，可感知较正常侧松弛，并伴疼痛，有时出现弹响。

第三章 实际病例篇

第一节 头颈项疼痛不适

一、颈项部疼痛不能仰头病例

姓名：程某；性别：女；年龄：37岁；就诊时间：2020-12-17。

主诉：颈部疼痛1周。

现病史：患者于1周前因宿醉后出现颈部疼痛，左侧旋转轻度受限，痛点固定不移，按摩后疼痛稍缓解，无明显放射痛。

既往史：承认高血压病史，否认糖尿病、心脏病，否认手术史、输血史。

过敏史：否认过敏史。

望闻问切：神志清，面色善，纳可，寐安，二便调；舌淡红苔薄白，脉弦。

专科检查：颈椎前屈：45°；后伸：45°；左侧屈：45°；右侧屈：35°；左旋：50°；右旋：80°。脊柱无明显侧弯，颈椎棘突压痛（-），左侧颈3小关节后外侧压痛（+），左侧颈4小关节后外侧压痛（++），左侧斜方肌及肩胛提肌中端捏痛（+++），左侧斜方肌及肩胛提肌中端肌肉痉挛，椎间孔挤压试验（-），向左旋颈试验（+），臂丛牵拉试验（-），压顶试验（-），上肢力量正常，病理反射未引出。

辅助检查（颈椎动力位X线片，见图1-3-1-1）：

颈椎侧位示：颈椎生理曲度变直，颈椎椎间隙未见明显狭窄；部分椎小关节骨质增生硬化；项韧带钙化。

颈椎过伸位示：颈3和颈4、颈4和颈5椎体后缘连线欠光整，呈台阶样改变。

颈椎过屈位示：椎体后缘连线僵硬变直。

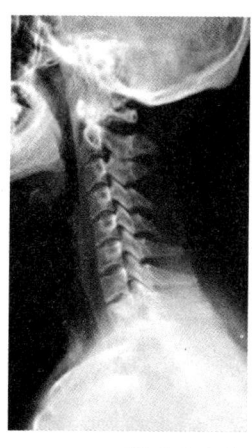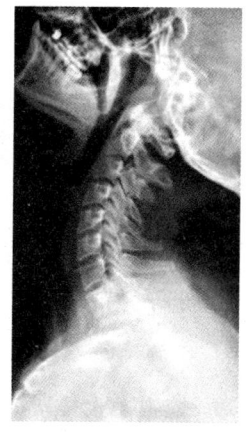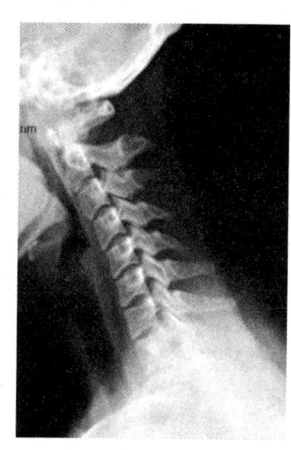

图 1-3-1-1　颈椎侧位、过伸位、过屈位 X 线片

西医诊断：颈椎病。

中医诊断：痹证（气滞血瘀证）。

处理意见：

（1）注意：使用微高枕头，避免仰头动作，避免长时间固定姿势，不建议使用圆枕或颈枕。

（2）舒筋通络颗粒：13g×9 袋，2 盒，口服，3 次/d，1 袋/次。

（3）热敷药（自产制剂）：325g×2 包，湿热敷（颈椎左侧局部），1 包/次，2 次/d，30min/次。

（4）党氏手法定点整复治疗。

按语：此患者为年轻女性，但其颈椎 X 线片示已出现椎体与项韧带钙化，项韧带的钙化多伴有相对应节段颈椎的退变，由于椎体的相对不稳刺激后方的项韧带，作为一个支点经过反复不断的刺激及炎症的产生，使局部钙盐异常沉积而出现项韧带的钙化，钙化出现局部的应力增加，就可以增加前面椎体的稳定性；结合其颈椎动力位 X 线片可发现颈 3、颈 4 椎体在过伸位时失稳状态最为明显，因此患者在治疗期间应避免仰头活动；党氏手法就是在牵引状态下定点整复失稳椎体，而且要求患者应取中立位或微屈位，从而缓解周围肌肉、肌腱因代偿而长时间处于紧张的状态。用热敷药（自产制剂）对颈部周围的肌肉韧带进行局部的湿热敷，不但是有热的作用还有药的作用。本例患者明确告知不要仰头、不要枕颈椎枕，锻炼时需颈部仰头做抗阻力锻炼。

二、颈项部疼痛不能低头病例

病案 1

姓名：周某；性别：女；年龄：20 岁；就诊时间：2020 - 12 - 14。

主诉：颈部疼痛6个月，加重1周。

现病史：患者于6个月前无明显诱因出现颈部疼痛，无明显活动受限，未给予重视，自行购买膏药（具体不详）贴敷于患处；1周前因长时间使用手机后出现疼痛加重，颈项部活动正常，未见下肢踩棉花感症状，未见上肢疼痛症状。

既往史：既往体健，否认高血压病史，否认糖尿病史，否认脑梗死病史，否认冠心病史；2年前因烫伤，右手食指指间关节可见一处0.5cm×0.3cm烫伤瘢痕，否认其他外伤史；否认手术史，否认输血史，无肝炎、结核等传染疾病史；预防接种史不详。

过敏史：否认药物、食物及其他物质过敏史。

望闻问切：神志清，面色善，纳尚可，寐安，二便调；舌红苔薄白，脉浮紧。

专科检查：颈椎前屈：45°；后伸：45°；左侧屈：45°；右侧屈：45°；左旋：80°；右旋：80°。颈椎棘突压痛（-），脊柱无明显侧弯，右侧颈4小关节后外侧压痛（++），右侧颈5小关节后外侧压痛（+++），右侧斜方肌及肩胛提肌中部捏痛（++），右侧斜方肌及肩胛提肌中部可触及筋结，椎间孔挤压试验（-），臂丛牵拉试验（-），压顶试验（-），病理反射未引出。

辅助检查（颈椎动力位X线片，见图1-3-1-2）：

颈椎侧位示：颈椎生理曲度变直，部分反曲；诸椎体骨质结构完整，椎间隙未变窄。

颈椎过伸位示：椎体后缘连线僵硬变直。

颈椎过屈位示：颈3和颈4椎体后缘连线欠光整。椎体周围软组织未见明显异常。

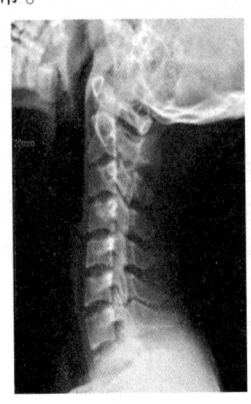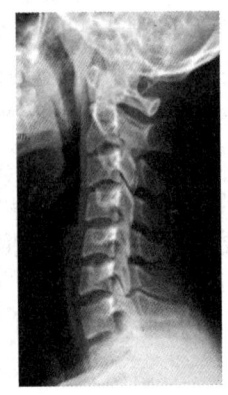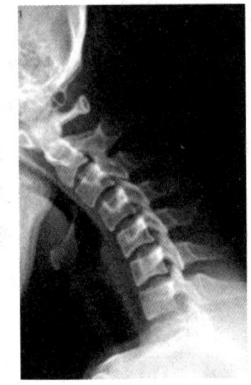

图1-3-1-2　颈椎侧位、过伸位、过屈位X线片

西医诊断：颈型颈椎病。

中医诊断：痹证（气滞血瘀证）。

处理意见：

(1) 注意：保暖，避免低头动作，枕头以平枕、圆枕及颈椎枕为宜，避免高枕。

(2) 定痛膏穴位贴敷：1次/d，12~24h/次，以右侧肩部为主。

(3) 盐酸乙哌立松片：50mg×10片，1盒，口服，2次/d，50mg/次。

(4) 党氏手法定点整复治疗。

按语：此患者虽然年轻，但是为文案工作者，颈部肌肉力量不足，加之长期低头伏案工作，加重颈部肌肉负荷，促使肌肉及肌腱约束力量下降，造成颈3、颈4椎体节段失稳，从而出现症状加重。党氏手法定点整复治疗通过对责任椎间隙牵引下定点整复，以缓解肌肉紧张；再配合生活姿势的纠正，加强颈部肌肉锻炼，以达到避免症状的复发。本例患者完全适合现在社会流行的颈椎病的枕头要求，但是锻炼时一定要注意低头时做抗阻力锻炼，因为患者年轻，一般经过1~2次的党氏手法治疗症状会立即缓解，加上平时的注意以及锻炼，一般复发较少。

病案2

姓名：赵某；性别：女；年龄：31岁；就诊时间：2020-12-21。

主诉：颈部疼痛1月，加重1d。

现病史：患者于1月前无明显诱因出现颈部疼痛，疼痛尚可忍受，未给予治疗，1d前因加班劳累后疼痛加重，无上肢放射痛。

既往史：否认高血压、糖尿病、心脏病，否认手术、输血史。

过敏史：承认磺胺类药物过敏。

望闻问切：神志清，面色差，纳差，寐尚可，二便调；舌红苔薄白，脉浮紧。

专科检查：颈椎前屈：45°；后伸：45°；左侧屈：45°；右侧屈：45°；左旋：80°；右旋：80°。颈椎棘突压痛（-），脊柱无明显侧弯，右侧颈2小关节后外侧压痛（+++），右侧颈3小关节后外侧压痛（++），右侧斜方肌及肩胛提肌中部捏痛（+++），椎间孔挤压试验（-），臂丛牵拉试验（-），压顶试验（-），病理反射未引出。

辅助检查（颈椎动力位X线片，见图1-3-1-3）：

颈椎侧位示：颈椎生理前突消失变直，颈椎椎间隙无变窄，部分椎体缘唇样变；项韧带钙化。

颈椎过伸位示：椎体后缘连线欠光整。

颈椎过屈位示：颈2～颈4椎体后缘连线不光整，呈台阶样改变。

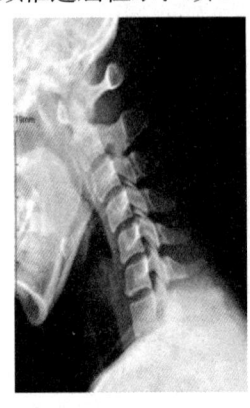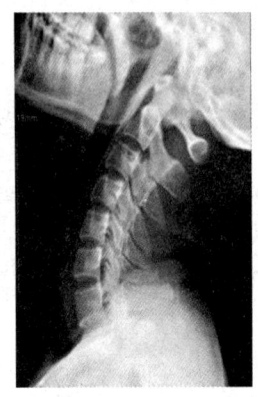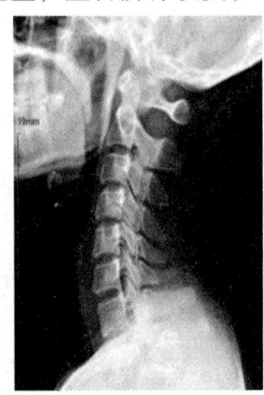

图1-3-1-3　颈椎侧位、过伸位、过屈位X线片

西医诊断：颈型颈椎病。

中医诊断：痹证（寒凝血瘀证）。

处理意见：

（1）注意：注意睡姿，保暖，避免低头动作。不能用高枕，可以用平枕或用颈椎枕。

（2）热敷药（自产制剂）：325g×2包，湿热敷（颈椎右侧局部），1包/次，2次/d，30min/次。

（3）定痛膏穴位贴敷：1次/d，12～24h/次，以右侧肩部为主。

（4）盐酸乙哌立松片：50mg×20片，1盒。

（5）党氏手法定点整复治疗。

（6）中频微波治疗：1次/d。

二诊（2020-12-28）：患者症状在上次治疗后缓解，但回家后受凉又加重，对治疗并不满意，查体可见：右侧颈2小关节后外侧压痛（++），右侧颈3小关节后外侧压痛（++），右侧斜方肌及肩胛提肌中部捏痛（++），右肩胛骨内侧缘处肌肉压痛。考虑到有颈椎病外还有受凉后的背部肌筋膜炎的症状，继续给予党氏手法定点整复治疗，药物治疗暂不更改，热敷部位增加右侧肩胛骨内侧缘，嘱患者加强颈部肌肉锻炼，注意局部保暖。

三诊（2021-01-06）：患者症状大幅度缓解，无明显不适，嘱：继续肌肉锻炼，不适随诊。

按语：此患者病程略长，以多个节段椎体失稳，造成颈部肌肉紧张，从而诱发症状，结合X线片可发现患者颈椎在处于屈曲位时颈2、颈3椎体失稳，可确定责任椎间隙为颈2～颈3、颈3～颈4，在中立位给予党氏手法定点整复治疗，以恢复责任椎间隙的相对稳定，从而缓解局部肌肉紧张。加上受凉后出现肌筋膜炎的症状，所以症状缓解的时间较长。

三、颈项部疼痛中立位病例

姓名：李某；性别：女；年龄：43岁；就诊时间：2020-12-07。

主诉：颈部疼痛1周。

现病史：患者于1周前无明显诱因出现颈部疼痛，自行热敷后疼痛缓解，无心慌、胸闷症状，颈部活动尚可，无上肢放射疼痛，病理反射未引出。

既往史：既往体健，否认高血压病史，否认糖尿病史，否认脑梗死史，否认冠心病史，否认外伤史，否认手术史，否认输血史，无肝炎、结核等传染疾病史，预防接种史不详。

过敏史：否认药物、食物及其他物质过敏史。

望闻问切：神志清，面色善，纳尚可，寐安，二便调；舌红苔薄白，脉浮紧。

专科检查：颈椎前屈：45°；后伸：45°；左侧屈：45°；右侧屈：45°；左旋：80°；右旋：70°。颈椎棘突压痛（-），脊柱轻度侧弯，右侧颈3小关节后外侧压痛（++），右侧颈5小关节后外侧压痛（+），右侧斜方肌及肩胛提肌中部捏痛（++），椎间孔挤压试验（-），臂丛牵拉试验（-），压顶试验（-），病理反射未引出。

辅助检查（颈椎动力位X线片，见图1-3-1-4）：

颈椎侧位示：颈椎生理曲度变直，颈5、颈6椎体缘轻度骨质增生，颈椎椎间隙未见明显狭窄；部分椎小关节骨质增生硬化，间隙模糊；周围软组织未见异常征象。

颈椎过伸位示：颈3、颈4椎体后缘连线欠光整。

颈椎过屈位示：颈5、颈6椎体后缘连线僵硬变直。

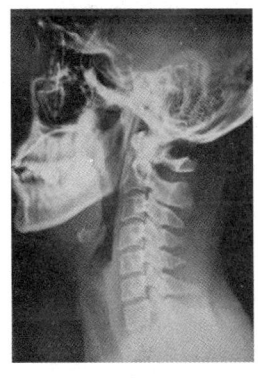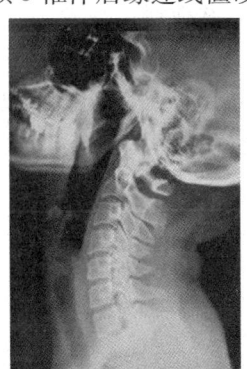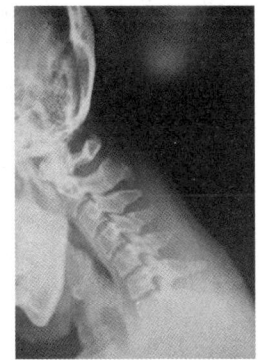

图1-3-1-4 颈椎侧位、过伸位、过屈位X线片

西医诊断：颈型颈椎病。

中医诊断：痹证（风寒湿痹证）。

处理意见：

（1）注意：保暖，避免长时间低头、仰头活动。用平枕，不能用颈椎枕及高枕。

（2）热敷药（自产制剂）：325g×2 包，湿热敷（颈椎右侧局部），1 包/次，2 次/d，30min/次。

（3）定痛膏穴位贴敷：1 次/d，12~24h/次，以右侧肩部为主。

（4）祛风止痛胶囊：0.3g×24 粒，2 盒，口服，3 次/d，1.8g（6 粒）/次。

（5）于中立位行党氏手法定点整复治疗。

二诊（2020-12-15）：症状大部分消失，查体：右侧颈 3 小关节后外侧压痛（+），右侧颈 5 小关节后外侧压痛（-），右侧斜方肌及肩胛提肌中部捏痛（+）；给予定痛膏穴位贴敷，1 次/d，12~24h/次，以右侧肩部为主，嘱咐注意生活姿势，加强颈部肌肉锻炼。

按语：此患者为两节段椎体失稳，通过动力位 X 线片可见处于过屈位时颈 5、颈 6 椎体轻度失稳，处于过伸位时颈 3、颈 4 椎体失稳明显，中立位时相对是最好，所以在于中立位对颈 3~颈 4、颈 5~颈 6 责任椎间隙行党氏手法定点整复治疗以缓解当下症状，再嘱患者未来一段时间内尽量注意保持中立位，避免长时间、大幅度的低头仰头活动，避免症状的复发，锻炼时也需要抗阻力的中立位锻炼。

四、颈椎病伴肌筋膜炎病例

病案 1

姓名：王某；性别：女；年龄：37 岁；就诊时间：2020-03-09。

主诉：颈背部疼痛 2 周。

现病史：患者于 2 周前因淋雨后出现颈背部疼痛，症状时轻时重，遇热痛减，无明显上肢放射症状，颈部活动轻度受限。

既往史：既往体健，否认高血压病史，否认糖尿病史，否认脑梗死史，否认冠心病史，否认外伤史，否认手术史，否认输血史，无肝炎、结核等传染疾病史，预防接种史不详。

过敏史：否认药物、食物及其他物质过敏史。

望闻问切：神志清，面色善，纳尚可，寐安，二便调；舌红苔薄白，脉浮紧。

专科检查：颈椎前屈：15°；后伸：45°；左侧屈：45°；右侧屈：45°；左旋：80°；右旋：70°。双侧颈椎棘突旁开压痛（+），双侧肩胛骨内侧缘压痛（++），脊柱无明显侧弯，右侧颈 4 小关节后外侧压痛（+），右侧斜方肌及肩胛提肌中部捏痛（++），右侧斜方肌及肩胛提肌中部可触及条索样肌肉结节，椎间孔挤压试验（-），臂丛牵拉试验（-），压顶试验（-），病理反射未引出。

辅助检查（颈椎动力位 X 线片，见图 1-3-1-5）：

颈椎侧位示：颈椎轻度反曲，椎间隙未见明显狭窄。

颈椎过伸位示：椎体后缘连线僵硬并轻度成角。

颈椎过屈位示：椎体后缘连线欠光整，颈 4、颈 5 椎体后缘双边征；周围软组织未见异常征象。

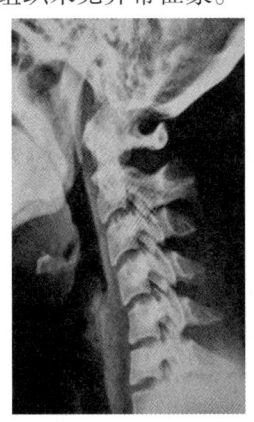 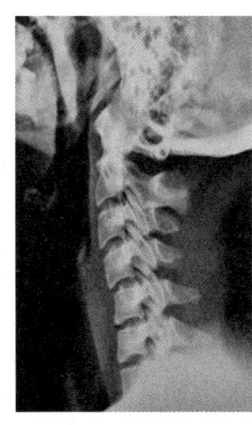 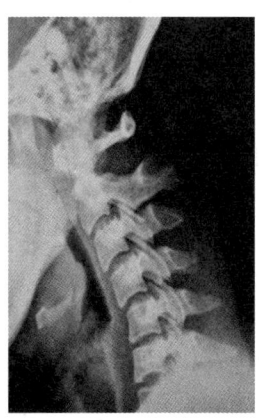

图 1-3-1-5 颈椎侧位、过伸位、过屈位 X 线片

西医诊断：①颈椎病；②肌筋膜炎。

中医诊断：痹证（风寒湿痹证）。

处理意见：

（1）注意：保暖，扩胸锻炼，避免低头活动。

（2）定痛膏穴位贴：1 次/d，12～24h/次。

（3）颈背部中频中药电离子导入治疗：1 次/d。

（4）祛风止痛胶囊：0.3g×54 粒，2 盒，口服，3 次/d，1.2g（4 粒）/次。

（5）党氏手法定点整复治疗 1 次。

二诊（2020-03-16）：患者症状大部分缓解，但背部疼痛仍部分存在，给予中药中频及电离子导入继续对症治疗 2 次。

按语：患者因受凉后出现颈部疼痛伴活动受限，经查体颈部的压痛点右侧颈 4～颈 5 小关节处以及斜方肌及肩胛提肌中部压痛是属于颈椎病引起的，而颈部棘突旁肌肉以及肩胛骨内侧缘压痛应该与肌筋膜炎有关系，颈椎的动力位 X 线片可发现颈 4 椎体失稳，确定责任椎间隙位于颈 4～颈 5，给予党氏手法定点整复治疗颈椎 1 次后颈部的症状缓解大半，尽量不让患者低头，嘱患者扩胸保暖，配合活血止痛与中频治疗缓解背部肌肉紧张，常规治疗 1 周后会痊愈。

病案 2

姓名：马某；性别：男；年龄：32 岁；就诊时间：2020-08-20。

主诉：间断性颈背部疼痛 2 年，加重 1 月。

现病史：患者 2 年前于游泳后出现颈背部疼痛，疼痛时轻时重，自行购买膏药（具体不详）贴敷后症状稍缓解；1 月前无明显诱因晨起颈背部疼痛加重，疼痛固定不移，颈椎活动受限，自行热敷无明显缓解。

既往史：既往体健，否认高血压病史，否认糖尿病史，否认脑梗死史，否认冠心病史，否认外伤史，否认手术史，否认输血史，无肝炎、结核等传染疾病史，预防接种史不详。

过敏史：否认药物、食物及其他物质过敏史。

望闻问切：神志清，面色善，纳尚可，寐安，二便调；舌淡红苔薄白，脉弦。

专科检查：颈椎前屈：10°；后伸：10°；左侧屈：35°；右侧屈：45°；左旋：60°；右旋：60°。右侧颈椎棘突旁开压痛（++），右侧肩胛骨内侧缘压痛（++），脊柱无明显侧弯，左侧颈 4 小关节后外侧压痛（+），左侧斜方肌及肩胛提肌中部捏痛（+），椎间孔挤压试验（-），臂丛牵拉试验（-），压顶试验（-），病理反射未引出。

辅助检查（颈椎动力位 X 线片，见图 1-3-1-6）：

颈椎侧位示：颈椎生理曲度尚存，椎间隙未见明显狭窄。

颈椎过伸位示：椎体后缘连线尚光整。

颈椎过屈位示：椎体后缘连线僵硬变直，周围软组织未见异常征象。

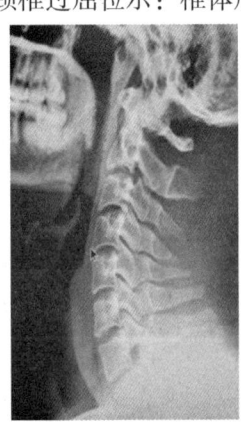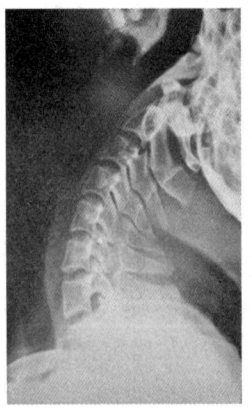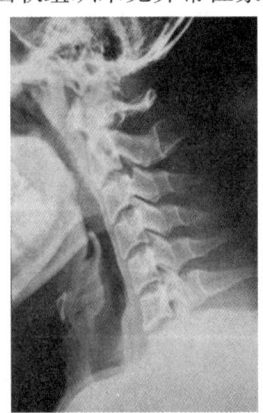

图 1-3-1-6　颈椎侧位、过伸位、过屈位 X 线片

西医诊断：①颈型颈椎病；②肌筋膜炎。

中医诊断：痹证（风寒湿痹证）。

处理意见：

(1) 注意：保暖，扩胸锻炼，避免长时间仰头姿势。
(2) 热敷药（自产制剂）：325g×2 包，湿热敷（颈部及背部），1 包/次，2 次/d，30min/次。
(3) 定痛膏穴位贴敷：1 次/d，12~24h/次（压痛点）。
(4) 党氏手法定点整复治疗。
(5) 祛风止痛胶囊：0.3g×24 粒，2 盒，口服，3 次/d，1.8g（6 粒）/次。
(6) 盐酸乙哌立松片：50mg×10 片，1 盒，口服，2 次/d，50mg/次。
(7) 中药中频电离子治疗：1 次/d。
(8) 针灸治疗：1 次/d（夹脊、肩外俞、天宗、大椎）。

按语：此患者因受凉后出现颈部疼痛伴颈部轻度活动受限，疾病反复发作，查体发现颈部的压痛点在左侧颈 4 小关节后外侧压痛（＋），左侧斜方肌及肩胛提肌中部捏痛，右侧颈椎棘突旁压痛，右侧肩胛骨内侧缘压痛明显，颈部的活动受限并非主要是颈椎病变引起，而是因为颈背部受凉后肌肉紧张，引起颈部活动不便。因为患者颈部病变属于早期，故通过党氏手法患者颈部的临床症状会立竿见影地缓解，但是背部的症状仍存在，中药电离子导入后注意头颈部的姿势，颈部疼痛会很快缓解。

五、颈椎病伴枕神经刺激病例

病案 1

姓名：李某；性别：女；年龄：36 岁；就诊时间：2020-02-27。

主诉：颈肩部不适伴头痛 2d。

现病史：患者于 2d 前无明显诱因出现颈肩部不适伴头痛，头痛可放射至太阳穴周围，症状时轻时重，无恶心、呕吐症状。

既往史：既往体健，否认高血压病史，否认糖尿病史，否认脑梗死史，否认冠心病史，否认外伤史，否认手术史，否认输血史，无肝炎、结核等传染疾病史，预防接种史不详。

过敏史：否认药物、食物及其他物质过敏史。

望闻问切：神志清，面色善，纳可，寐安，二便调；舌红苔薄白，脉浮紧。

专科查体：颈椎前屈：45°；后伸：45°；左侧屈：45°；右侧屈：45°；左旋：80°；右旋：80°。颈椎棘突压痛（－），脊柱轻度侧弯，右侧颈 4 小关节后外侧压痛（＋＋），右侧斜方肌及肩胛提肌中部捏痛（＋＋），椎间孔挤压试验（－），臂丛牵拉试验（－），压顶试验（－），病理反射未引出，双侧枕小神经处压痛（＋）。

辅助检查（颈椎动力位 X 线片，见图 1-3-1-7）：

颈椎侧位示：颈椎曲度轻度反曲；诸椎体骨质结构完整，椎间隙未见变窄。

颈椎过伸位示：颈 4～颈 5 椎体后缘连线欠光整，呈台阶样改变。

颈椎过屈位示：颈 3～颈 4 椎体后缘连线僵硬并轻度成角，椎体周围软组织未见明显异常。

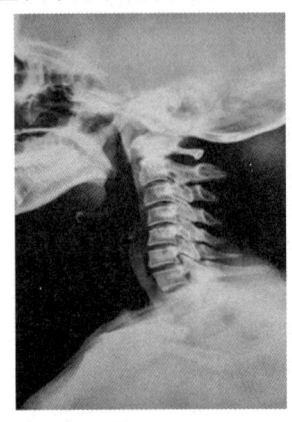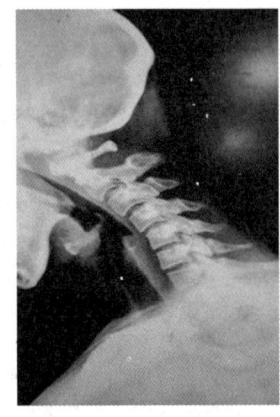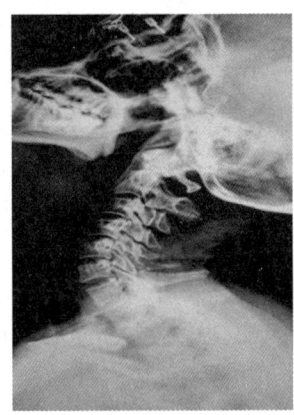

图 1-3-1-7　颈椎侧位、过伸位、过屈位 X 线片

西医诊断：①颈型颈椎病；②枕大神经痛。

中医诊断：痹证（行痹）。

处理意见：

(1) 注意：避免长时间低头、仰头姿势。

(2) 热敷药（自产制剂）：325g×2 包，湿热敷（颈椎右侧局部），1 包/次，2 次/d，30min/次。

(3) 定痛膏穴位贴：4 次，1 次/d，12～24h/次（肩部阿是穴）。

(4) 党氏手法定点整复治疗。

(5) 针灸治疗：1 次/d（风池、太阳、头维、夹脊、大椎、肩外俞）。

按语：本例患者在诊断为颈椎病的同时诊断为枕神经痛，从颈椎的动力位 X 线片看，仰头后颈 4、颈 5 椎体后缘有明显台阶，中立位颈 4、颈 5 椎体后缘有台阶较过伸位明显减轻以及过屈位 X 线片颈 3、颈 4 椎体后缘连线稍微成角，结合患者颈部的压痛点，患者的责任椎间隙应该在颈 4、颈 5 间隙。可能刺激到颈 5 神经根，就会出现颈 4、颈 5 小关节处局部的压痛以及靠近脊柱侧的肩胛提肌压痛，所以从颈椎病角度讲患者是不应该仰头的，不适合用颈椎枕。同时患者还有枕小神经处的压痛，以前枕神经痛的患者一般建议仰头，但是我们发现很多枕神经痛的患者仰头后会出现症状加重的现象，相反低头时会减轻，因此枕神经痛的患者我们不建议仰头，颈椎病以及枕神经痛都不建议仰头，特别是患者做功能锻炼时尽量不仰头，做仰头姿势时要抗阻力锻炼。

病案 2

姓名：何某；性别：男；年龄：30 岁；就诊时间：2020-02-27。

主诉：头颈部疼痛 1 周，加重 1d。

现病史：患者于 1 周前无明显诱因出现颈部疼痛，夜间症状加重，疼痛向上牵扯到头项，颈部活动正常，无恶心、呕吐症状。1d 前自行使用颈椎枕后症状加重，颈部活动轻度受限。

既往史：既往体健，否认高血压病史，否认糖尿病史，否认脑梗死史，否认冠心病史，否认外伤史，否认手术史，否认输血史，无肝炎、结核等传染疾病史，预防接种史不详。

过敏史：否认药物、食物及其他物质过敏史。

望闻问切：神志清，面色善，纳可，寐差，二便调；舌淡红苔薄白，脉浮紧。

专科检查：颈椎前屈 50°，后伸 35°，左侧屈 45°，右侧屈 45°，左旋 80°，右旋 80°。颈椎棘突压痛（-），脊柱轻度侧弯，左侧第 2 颈椎小关节后外侧压痛（+），左侧斜方肌及肩胛提肌靠近脊柱端捏痛（++），椎间孔挤压试验（-），臂丛牵拉试验（-），压顶试验（-），病理反射未引出，双侧枕小神经处压痛（+）。

辅助检查（颈椎动力位 X 线片，见图 1-3-1-8）：

颈椎侧位示：颈椎生理曲度变直；诸椎体骨质结构完整，椎间隙未见变窄。

颈椎过伸位示：颈 3 椎体及以下椎体后缘双边征。

颈椎过屈位示：椎体后缘连线尚自然，椎体周围软组织未见明显异常。

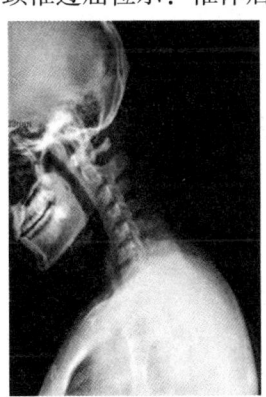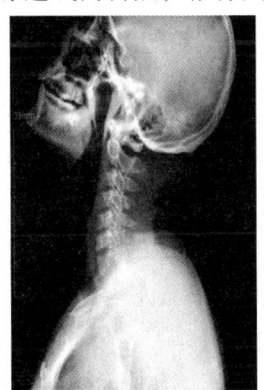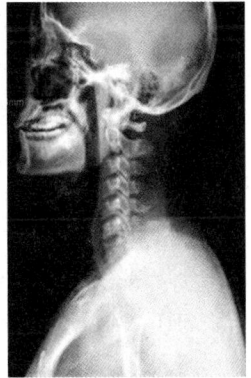

图 1-3-1-8　颈椎侧位、过伸位、过屈位 X 线片

西医诊断：①颈椎病；②枕大神经痛。

中医诊断：痹证（行痹）。

处理意见：

（1）注意：避免仰头活动，尽量避免仰头姿势，平枕（不高不低）或微高枕，不用颈椎枕。

（2）热敷药（自产制剂）：325g×2 包，湿热敷（颈椎右侧局部），1 包/次，2 次/d，30min/次。

（3）中立位行党氏手法定点整复治疗。

（4）针灸治疗：1 次/d（风池、太阳、头维、夹脊、大椎、肩外俞、印堂、外关）。

（5）甲钴胺片：0.5mg×10 片，1 盒，口服，3 次/d，0.5mg（1 片）/次。

按语：本例患者在诊断为颈椎病的同时诊断为枕神经痛，从颈椎的动力位 X 线片看，仰头后从颈 3 椎体起向下有双边征，中立位以及过屈位 X 线片椎体后缘连线尚整齐，结合患者颈部的压痛点，患者的责任椎间隙应该在颈 2、颈 3 间隙，可能刺激到颈 3 神经根，就会出现颈 2、颈 3 小关节处局部的压痛以及靠近脊柱侧的肩胛提肌捏痛，所以从颈椎病角度讲患者是不应该仰头的，不适合用颈椎枕。同时患者还有枕小神经处的压痛，以前枕神经痛的患者一般建议仰头，但是我们发现很多枕神经痛的患者仰头后会出现症状加重的现象，相反低头时会减轻，因此枕神经痛的患者我们不建议仰头，颈椎病以及枕神经痛都不建议仰头，特别是患者做功能锻炼时尽量不仰头，做仰头姿势时要抗阻力锻炼。

六、颈椎病伴面神经刺激病例

病案 1

姓名：李某；性别：女；年龄：31 岁；就诊时间：2020 - 03 - 02。

主诉：颈部疼痛伴右面部麻木 2d。

现病史：患者于 2d 前因外出受风后出现颈部疼痛伴右面部麻木，疼痛固定不移，无明显放射痛，外院查头颅 MRI 示：未见明显异常。

既往史：既往体健，否认高血压病史，否认糖尿病史，否认脑梗死史，否认冠心病史，否认外伤史，否认手术史，否认输血史，无肝炎、结核等传染疾病史，预防接种史不详。

过敏史：否认药物、食物及其他物质过敏史。

望闻问切：神志清，面色善，纳差，寐安，二便调；舌淡苔薄白，脉浮紧。

专科查体：颈椎前屈：45°；后伸：45°；左侧屈：45°；右侧屈：45°；左旋：80°；右旋：80°。颈椎棘突压痛（-），脊柱轻度侧弯，右侧颈 3 小关节后外侧压痛（++），右侧斜方肌及肩胛提肌上部捏痛（+），椎间孔挤压试验（-），臂丛牵拉试验（-），压顶试验（-），鼓气试验（-），双侧口角至眼角距离等长,额纹可见,右侧耳后乳突压痛(++)。

辅助检查(颈椎动力位 X 线片,见图 1-3-1-9):

颈椎侧位示:颈椎变直,颈 4、颈 5 椎体后缘连线呈台阶样改变,颈 5~颈 6 椎间隙略变窄。

颈椎过伸位示:颈 3、颈 4、颈 5 椎体后缘连线呈台阶样改变。

颈椎过屈位示:椎体后缘连线僵硬并轻度成角;项韧带钙化,余周围软组织未见异常征象。

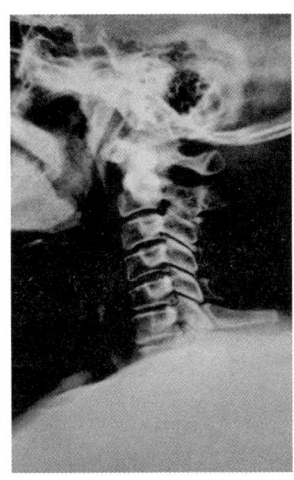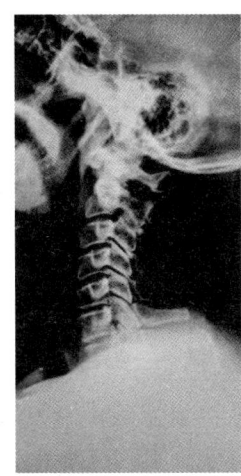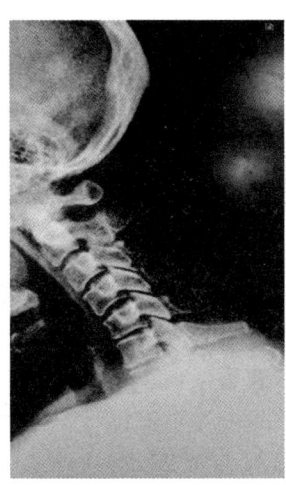

图 1-3-1-9 颈椎侧位、过伸位、过屈位 X 线片

西医诊断:①颈椎病;②面神经刺激征。

中医诊断:痹证(风寒湿痹证)。

处理意见:

(1)注意:保暖,避免仰头活动,不能用颈椎枕。

(2)热敷药(自产制剂):325g×2 包,湿热敷(颈椎右侧以及右侧耳后乳突局部),1 包/次,2 次/d,30min/次。

(3)定痛膏穴位贴敷:4 次,1 次/d,12~24h/次(肩部阿是穴)。

(4)党氏手法定点整复治疗。

(5)盐酸乙哌立松片:50mg×10 片,1 盒,口服,2 次/d,50mg/次。

(6)甲钴胺片:0.5mg×10 片,1 盒,口服,3 次/d,1 片/次。

(7)针灸治疗:1 次/d(夹脊、外关、迎香、肩外俞、大椎、地仓、阿是穴)。

按语:本例患者既有颈部的症状又有颜面部麻木不适的症状,从颈椎病的角度来说一般不会出现颜面部的不适,但临床上这种现象常会遇到,面部不适一般是面神经刺激引起的,颈椎的压痛点在颈 3、颈 4 右侧的椎间隙,两者相距较远，但是症状是一起出现的，应该有相关性。从查体的结果来看，面神经从耳后乳突旁经过，头颈处的肌肉韧带以及筋膜众多，颈部姿势不良时，局部及周围的肌肉韧带痉挛影响到了旁边的面神经，另外颈后的神经相互之间有部分交联，可能相互影响。临床上通过我们的脊柱牵引状态下定点整复手法（党氏手法）治疗后患者的症状会明显减轻，再加上用我们的自产制剂热敷药对头颈部后侧湿热敷，辅以西药盐酸乙哌立松，既可以有消炎止痛作用又有松弛肌肉的作用。另外我们要求患者少低头、不仰头，症状会快速地缓解。本例虽然中立位与过伸位颈4、颈5椎体均有台阶样改变，但两者区别不大，而且压痛点不在颈4、颈5处，所以患者的责任椎间隙在颈3、颈4间隙，治疗应针对责任椎间隙。

病案2

姓名：冯某；性别：女；年龄：38岁；就诊时间：2020-03-02。

主诉：颈部疼痛伴面部麻木1周。

现病史：患者于1周前无明显诱因出现颈部疼痛伴面部麻木，麻木从耳后逐渐延伸至面部，无流涎症状，颈部活动正常，为求彻底缓解症状，特于今日来我院就诊。

既往史：既往体健，否认高血压病史，否认糖尿病史，否认脑梗死史，否认冠心病史，否认外伤史，承认胆结石术后，否认输血史，无肝炎、结核等传染疾病史，预防接种史不详。

过敏史：否认药物、食物及其他物质过敏史。

望闻问切：神志清，面色善，纳可，寐安，二便调；舌淡红苔薄白，脉浮紧。

专科查体：颈椎前屈：45°；后伸：45°；左侧屈：45°；右侧屈：45°；左旋：80°；右旋：80°。颈椎棘突压痛（-），脊柱轻度侧弯，右侧颈4小关节后外侧压痛（++），右侧斜方肌及肩胛提肌中部捏痛（++），椎间孔挤压试验（-），臂丛牵拉试验（-），压顶试验（-），鼓气试验（-），双侧口角至眼角距离等长，额纹可见，右侧耳后乳突后侧压痛以及胸锁乳突肌上段后侧压痛明显（+++）。

辅助检查（颈椎动力位X线片，见图1-3-1-10）：

颈椎侧位示：颈椎生理性前突消失变小，诸椎间隙未见明显变窄。

颈椎过伸位示：颈4、颈5椎体后缘连线呈台阶样改变。

颈椎过屈位示：颈3、颈4椎体后缘连线僵硬并轻度成角，周围软组织未见异常征象。

西医诊断：①颈椎病；②面神经刺激征。

中医诊断：痹证（风寒湿痹证）。

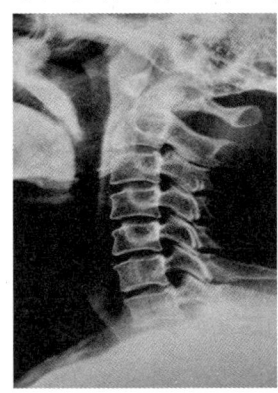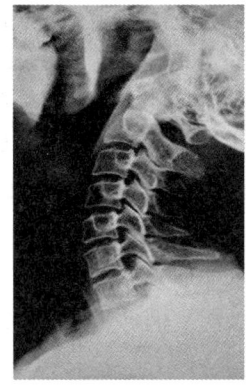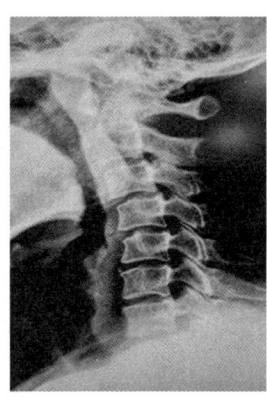

图1-3-1-10　颈椎侧位、过伸位、过屈位X线片

处理意见：

（1）注意：注意姿势，避免仰头活动，亦不能过于低头，不用颈椎枕。

（2）热敷药（自产制剂）：325g×2包，湿热敷（颈椎右侧以及右侧耳后乳突局部），1包/次，2次/d，30min/次。

（3）定痛膏穴位贴敷：4次，1次/d，12~24h/次（肩部阿是穴）。

（4）盐酸乙哌立松片：50mg×10片，1盒，口服，2次/d，50mg（1片）/次。

（5）甲钴胺片：0.5mg×10片，1盒，口服，3次/d，1片/次。

（6）党氏手法定点整复治疗：2次，隔日1次。

按语：本例患者既有颈部的症状又有颜面部麻木不适的症状，从颈椎病的角度来说一般不会出现颜面部的不适，但临床上这种现象常会遇到，面部不适一般是面神经刺激引起的，颈椎的压痛点在颈4、颈5右侧的椎间隙，两者相距较远，但是症状是一起出现的，应该有相关性。从查体的结果来看，面神经从耳后乳突旁经过，头颈处的肌肉韧带以及筋膜众多，颈部姿势不良时局部及周围的肌肉韧带痉挛影响到了旁边的面神经，另外颈后的神经相互之间有部分交联，有可能相互影响。临床上通过我们的脊柱牵引状态下定点整复手法（党氏手法）治疗后患者的症状会明显地减轻，再加上用我们的自产制剂热敷药对头颈部后侧湿热敷，用松弛肌肉的西药盐酸乙哌立松，既可以有消炎止痛作用又有松弛肌肉的作用。另外我们要求患者少低头、不仰头，症状会快速缓解。

七、颈椎病伴棘突炎病例

病案1

姓名：胡某；性别：男；年龄：65岁；就诊时间：2020-12-17。

主诉：颈部疼痛1月，加重3d。

现病史：患者于1月前无明显诱因出现颈部疼痛，症状时轻时重，无心慌、胸闷症状，颈部活动正常，未给予重视；3d前晨起症状突然加重，疼痛由颈部放射至背部，怕冷畏寒，遇热疼痛减轻，无心慌、胸闷症状。

既往史：既往体健，否认高血压病史，否认糖尿病史，否认脑梗死史，否认冠心病史，否认外伤史，否认手术史，否认输血史，无肝炎、结核等传染疾病史，预防接种史不详。

过敏史：否认药物、食物及其他物质过敏史。

望闻问切：神志清，面色差，纳尚可，寐差，二便调；舌淡苔薄白，脉浮紧。

专科查体：颈椎前屈：45°；后伸：45°；左侧屈：45°；右侧屈：45°；左旋：80°；右旋：80°。颈椎棘突压痛（－），脊柱轻度侧弯，右侧颈3小关节后外侧压痛（＋＋），右侧斜方肌及肩胛提肌近脊柱侧捏痛（＋＋），椎间孔挤压试验（－），臂丛牵拉试验（－），压顶试验（－），第5、第7胸椎棘突压痛（＋＋），肩胛骨内侧缘压痛（－）。

辅助检查（颈椎侧位、动力位X线片，见图1-3-1-11）：

颈椎侧位示：颈椎生理曲度变直，颈3、颈4椎体后缘台阶样改变，颈4～颈5及颈5～颈6椎间隙相对变窄，对应椎体缘唇样骨质增生；部分椎小关节骨质增生硬化，间隙模糊；项韧带钙化。

颈椎过伸位示：颈3、颈4、颈5椎体后缘连线欠光整，呈台阶样改变，较中立位加重，其余与中立位相同。

颈椎过屈位示：椎体后缘连线尚可。

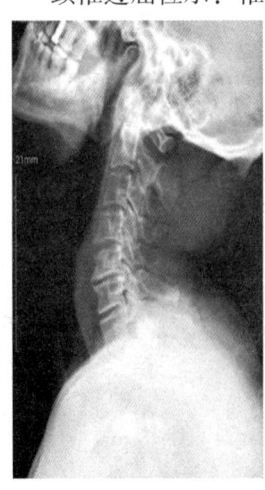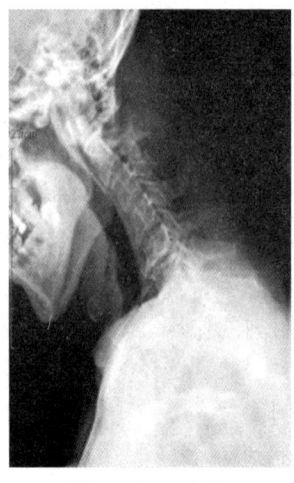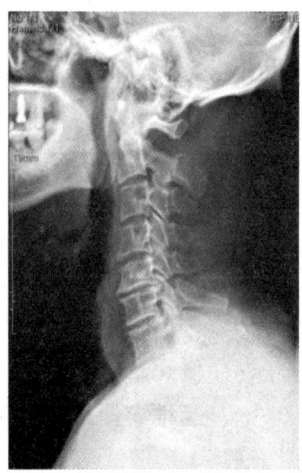

图1-3-1-11　颈椎侧位、过伸位、过屈位X线片

西医诊断：①颈椎病；②棘突炎。

中医诊断：痹证（风寒湿痹证）。

处理意见：

(1) 注意：保暖，扩胸锻炼，避免长时间仰头姿势。

(2) 热敷药（自产制剂）：325g×2 包，湿热敷（颈椎右侧局部），1 包/次，1 次/d，30min/次。

(3) 定痛膏穴位贴敷：4 次，1 次/d，6～12h/次（阿是穴）。

(4) 党氏手法定点整复治疗。

(5) 不适随诊。

按语：本例患者年龄较大、病程较长，所以 X 线片上显示退变明显，不但有椎间隙狭窄，还有唇样增生，在过伸侧位 X 线片上可以明显地看到颈3、颈4、颈5 椎体后缘有明显的台阶样改变，而且椎间隙狭窄，椎体边缘增生，3 个椎间隙都有问题。但是从查体的角度来说，压痛点位于颈3、颈4 椎间隙右侧的小关节后外侧，颈4、颈5 及颈5、颈6 椎体旁及小关节是没有压痛点的，结合颈椎的动力位片，过伸位与过屈位椎体后缘的稳定性区别还是很大的，患者的责任椎间隙在颈3、颈4 间隙，症状也是在肩部，所以治疗就要围绕颈3、颈4 间隙治疗，做党氏手法定点整复治疗，局部中药湿热敷以及自制定痛膏穴位贴敷治疗，症状会很快消失。但是单纯从片子角度看，治疗前后片子显示不会有很快的变化，所以说椎体的增生退变只有引起症状的可能，不是必然的原因。另外棘突炎常常会在第 5、7、9 胸椎的棘突有明显的压痛，一般扩胸、保暖、用膏药及中药湿热敷就可以了。

病案 2

姓名：韩某；性别：女；年龄：45 岁；就诊时间：2020-03-05。

主诉：颈肩背部疼痛 1 月。

现病史：患者于 1 月前无明显诱因出现颈肩背部疼痛，于外院行颈椎 MRI 示：颈椎生理曲度变直，序列尚可，各椎体前缘略变尖。各颈椎间盘不同程度 T2WI 信号减低。颈4～颈7 椎间盘向边缘轻度膨出，其后硬膜囊稍受压变平，脊髓形态、信号未见异常，椎管未见明显狭窄，黄韧带无明显肥厚，椎旁软组织未见明显异常。给予口服药物治疗（具体不详），症状缓解不明显；现症：颈背部疼痛，无明显上肢反射痛，颈椎活动正常。

既往史：既往体健，否认高血压病史，否认糖尿病史，否认脑梗死史，否认冠心病史，否认外伤史，否认手术史，否认输血史，无肝炎、结核等传染疾病史，预防接种史不详。

过敏史：否认药物、食物及其他物质过敏史。

望闻问切：神志清，面色差，纳尚可，寐可，二便调；舌红苔薄白，脉弦。

专科查体：颈椎前屈：45°；后伸：45°；左侧屈：45°；右侧屈：45°；左旋：70°；右旋：70°。颈椎棘突压痛（-），脊柱无明显侧弯，左侧颈4小关节后外侧压痛（+），左侧斜方肌及肩胛提肌中部捏痛（++），椎间孔挤压试验（-），臂丛牵拉试验（-），压顶试验（-），第7胸椎棘突压痛（++），肩胛骨内侧缘压痛（-）。

辅助检查（颈椎动力位X线片，见图1-3-1-12）：

颈椎侧位示：颈椎生理前突消失变直，颈椎椎间隙未见狭窄，椎体形态如常。

颈椎过伸位示：颈4、颈5椎体后缘有台阶样改变。

颈椎过屈位示：椎体后缘连线光整。

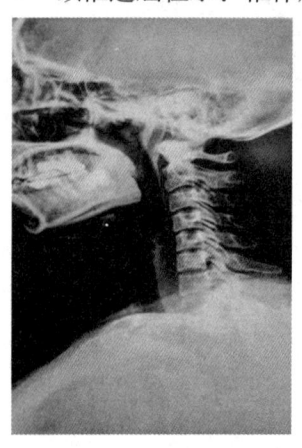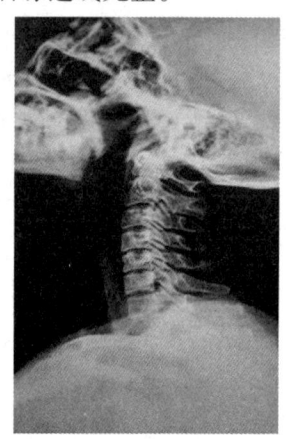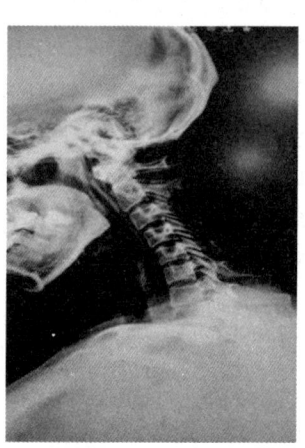

图1-3-1-12　颈椎侧位、过伸位、过屈位X线片

西医诊断：①颈椎病；②棘突炎。

中医诊断：痹证（气滞血瘀证）。

处理意见：

(1) 注意：扩胸锻炼，避免仰头活动，不用颈椎枕。

(2) 定痛膏穴位贴敷：4次，1次/d，12~24h/次（阿是穴）。

(3) 党氏手法定点整复治疗：2次，隔日1次。

(4) 中频脉冲治疗：4次，1次/d。

(5) 盐酸乙哌立松片：50mg×10片，1盒，口服，3次/d，50mg（1片）/次。

按语：患者颈肩部疼痛，经查体压痛点位于左侧颈4小关节后外侧，以及左侧斜方肌及肩胛提肌中部，诊断为颈椎病，但是仍有第7胸椎棘突压痛明显，而且疼痛固定，考虑是棘突炎引起的。颈椎的责任椎间隙在颈4、颈

5，而且是仰头症状加重，X线片中立位患者的颈椎曲度变直，与出现的症状没有关系，曲度变直只能说明患者颈椎以及椎间隙的后缘压力增大，但不代表与症状有关系，患者出现的症状与椎体间的不稳定有明显的关系，通过脊柱牵引状态下整复手法后，使患者失稳定的椎体趋于稳定，患者的症状会立即消失。另外如患者的背部疼痛经查体压痛点在胸7棘突，治疗应采用局部的中频治疗、自制的定痛膏局部贴敷治疗，并嘱患者注意颈部保暖，并扩胸锻炼。

第二节 颈肩及上肢疼痛

一、颈椎病肩部疼痛病例

病案1

姓名：马某；性别：女；年龄：56岁；就诊时间：2020-03-09。

主诉：右肩部疼痛8d。

现病史：患者于8d前无明显诱因出现右肩部疼痛，痛处固定不移，自行给予热敷、膏药未见明显改善。

既往史：承认高血压病史，否认糖尿病史，否认脑梗死史，否认冠心病史，否认外伤史，否认手术史，否认输血史，无肝炎、结核等传染疾病史，预防接种史不详。

过敏史：否认药物、食物及其他物质过敏史。

望闻问切：神志清，面色善，纳可，寐安，二便调；舌淡红苔薄白，脉弦。

专科检查：颈椎前屈：40°；后伸：45°；左侧屈：45°；右侧屈：45°；左旋：70°；右旋：70°。右肩主被动活动正常，无明显压痛点；颈椎棘突旁开压痛（-），脊柱无明显侧弯，右侧颈2、颈3小关节后外侧压痛（++），右侧颈3、颈4小关节后外侧压痛（++），右侧斜方肌及肩胛提肌靠近脊柱侧捏痛（++），椎间孔挤压试验（-），臂丛牵拉试验（-），压顶试验（-），病理反射未引出。

辅助检查（颈椎动力位X线片，见图1-3-2-1）：

颈椎侧位示：颈椎生理曲度变直，颈2棘突肥大；颈椎椎体骨质密度减低，颈3~颈7椎体缘可见骨质增生改变，颈2~颈3椎间隙变窄退变。

颈椎过屈位示：颈椎退变明显。

颈椎过伸位示：颈3、颈4及颈4、颈5椎体后缘呈台阶样改变，颈5水平项韧带点状钙化。

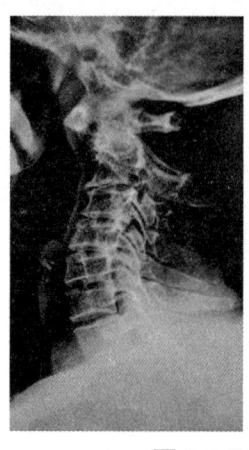 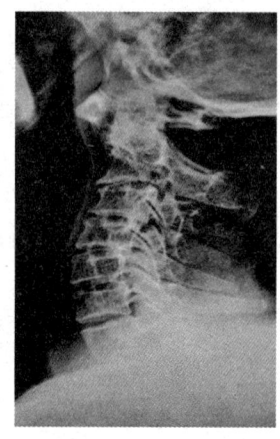 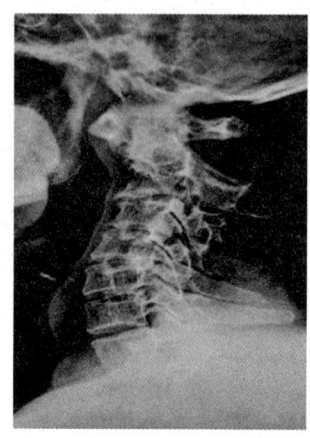

图 1-3-2-1　颈椎侧位、过伸位、过屈位 X 线片

西医诊断：颈椎病。

中医诊断：痹证（气滞血瘀证）。

处理意见：

（1）注意：注意姿势，避免长时间仰头。

（2）热敷药（自产制剂）：325g×2 包，湿热敷（颈椎右侧），1 包/次，1 次/d，30min/次。

（3）定痛膏穴位贴敷：6 次，1 次/d，12~24h/次（阿是穴）。

（4）展筋丹：34g×2 瓶，口服，3 次/d，4g/次。

（5）党氏手法定点整复治疗：3 次，隔日 1 次。

（6）中立位颈椎牵引：1 次/d，牵引重量 3kg，20min/次。

按语：从此患者颈椎的 X 线片推断，患者病程明显比主诉说的 8d 长很多，短期内不会有 X 线的明显改变，但是患者的 X 线片不但曲度明显异常，颈 2、颈 3 椎体还有退变间隙狭窄，这种 X 线片相对较少见，查体时颈部的压痛点在颈 2、颈 3 及颈 3、颈 4 右侧的小关节后外侧，以及肩胛提肌斜方肌的靠近脊柱侧，按照神经的绝对支配区应该是颈肩部疼痛，根据动力位 X 线片关于椎体不稳定间隙与压痛综合判断患者的责任椎间隙在颈 2、颈 3 及颈 3、颈 4 间隙，治疗重点也应该是这两个间隙，除用党氏手法治疗外，可以中立位颈椎牵引，另嘱患者尽量少仰头，患者的症状会很快缓解。

病案 2

姓名：张某；性别：男；年龄：32 岁；就诊时间：2020-03-09。

主诉：颈肩部疼痛 2 周。

现病史：患者于 2 周前无明显诱因出现颈肩部疼痛，疼痛从颈部放射至左肩，左肩关节活动正常，自行购买膏药外敷未见明显效果，遂于今日来我院门诊寻求治疗。

既往史：既往体健，否认高血压病史，否认糖尿病史，否认脑梗死史，否认冠心病史，否认外伤史，否认手术史，否认输血史，无肝炎、结核等传染疾病史，预防接种史不详。

过敏史：否认药物、食物及其他物质过敏史。

望闻问切：神志清，面色善，纳可，寐安，二便调；舌淡红苔薄白，脉浮。

专科检查：颈椎前屈：45°；后伸：45°；左侧屈：45°；右侧屈：45°；左旋：70°；右旋：70°。左肩主被动活动正常，无明显压痛点；颈椎棘突旁开压痛（-），脊柱无明显侧弯，左侧颈2、颈3及颈3、颈4小关节后外侧压痛（++），左侧斜方肌及肩胛提肌上部捏痛（++），椎间孔挤压试验（-），臂丛牵拉试验（-），压顶试验（-），病理反射未引出。

辅助检查（颈椎动力位X线片，见图1-3-2-2）：

颈椎侧位示：颈椎生理曲度尚存，椎间隙未见明显狭窄。

颈椎过伸位示：颈3、颈4椎体后缘连线欠光整。

颈椎过屈位示：颈2、颈3椎体后缘连线欠光整，周围软组织未见异常征象。

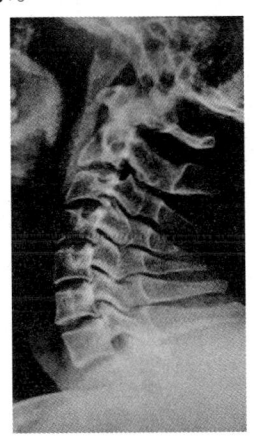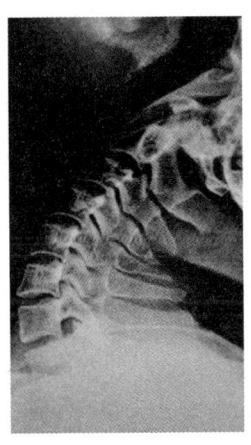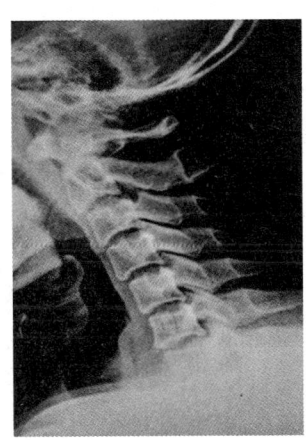

图1-3-2-2　颈椎侧位、过伸位、过屈位X线片

西医诊断：颈椎病。

中医诊断：痹证（气滞血瘀证）。

处理意见：

（1）注意：注意姿势，避免长时间低头、仰头活动，平枕。

（2）热敷药（自产制剂）：325g×2包，湿热敷（颈椎左侧），1包/次，1次/d，30min/次。

（3）定痛膏穴位贴敷：6次，1次/d，12~24h/次（阿是穴）。

（4）党氏手法定点整复治疗：2次，隔日1次。
（5）中立位颈椎牵引：1次/d，牵引重量4kg，20min/次。
（6）针灸治疗：1次/d。

按语：颈椎病如果出现颈肩部的症状，以往传统认为是颈型颈椎病，是属于相对较轻的一种，但是通过我们的长期观察认为它的分型是有局限的，按照我们对颈椎病的分型是属于神经根症状型里颈丛神经型，它是由于上位颈椎的失稳，刺激或压迫了颈丛神经而出现的症状，但是区别于颈椎间盘等引起的前支压迫或刺激，它可以是颈丛的前支也可以是后支的压迫或刺激，根据脊神经的神经根绝对支配区规律，颈2、颈3及颈3、颈4间隙的神经根是颈3神经根或颈4神经根，颈4神经根的主要表现就是在肩部，此例根据动力位X线片的情况，我们建议患者不仰头，不低头，平时枕头最好是不高不低，锻炼时只在低头、仰头时做抗阻力活动。

二、颈椎病伴肘部疼痛病例

病案1

姓名：林某；性别：女；年龄：44岁；就诊时间：2020-03-23。

主诉：颈部不适伴左上肢疼痛1周。

现病史：患者于1周前因收拾家务后出现颈部不适伴左上肢疼痛，疼痛固定不移，无明显放射疼，自行购买膏药贴敷后出现过敏症状，为求进一步治疗，特来我院门诊就诊。

既往史：既往体健，否认高血压病史，否认糖尿病史，否认脑梗死史，否认冠心病史，否认外伤史，承认剖宫产术后，否认输血史，无肝炎、结核等传染疾病史，预防接种史不详。

过敏史：氧化锌膏药过敏。

望闻问切：神志清，面色善，纳可，寐安，二便调；舌红苔薄白，脉弦。

专科检查：颈椎前屈：45°；后伸：45°；左侧屈：45°；右侧屈：45°；左旋：70°；右旋：70°。颈椎棘突压痛（－），脊柱无明显侧弯，左侧颈4、颈5小关节后外侧压痛（＋＋），左侧斜方肌及肩胛提肌上部捏痛（＋＋），椎间孔挤压试验（－），臂丛牵拉试验（－），压顶试验（－），病理反射未引出，肩胛骨内侧缘压痛（－），双肩关节活动正常，左肘肱骨外上髁压痛（＋），肘横纹外侧感觉稍减退。

辅助检查（颈椎侧位、动力位X线片，见图1-3-2-3）：

颈椎侧位示：颈椎生理性前突消失变直，诸椎间隙未见明显变窄，颈5、颈6椎体缘见骨质增生改变。

颈椎过伸位示：椎体后缘连线欠光整，呈台阶样改变。

颈椎过屈位示：椎体后缘连线僵硬，周围软组织未见异常征象。

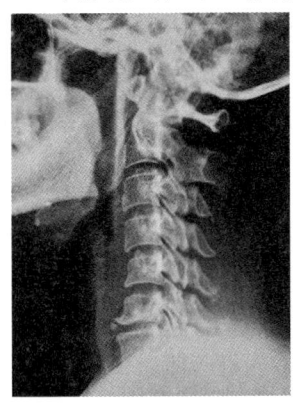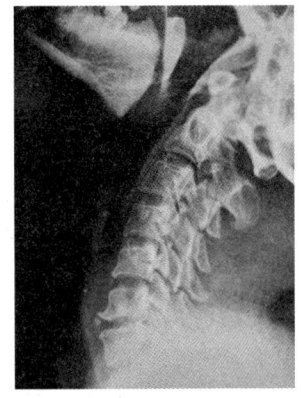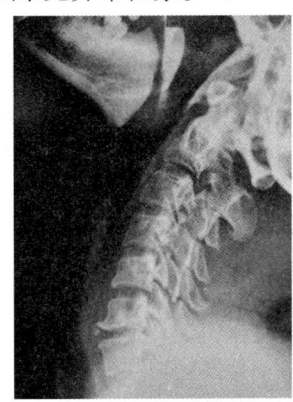

图1-3-2-3 颈椎侧位、过伸位、过屈位X线片

西医诊断：①颈型颈椎病；②网球肘。

中医诊断：痹证（气滞血瘀证）。

处理意见：

（1）注意：避免仰头活动，左肘关节减少活动。

（2）针灸治疗：1次/d。

（3）双氯芬酸钠双释放肠溶胶囊：75mg×10片，1盒，口服，2次/d，75mg/次。

（4）展筋丹：34g×2瓶，口服，3次/d，4g/次。

（5）在中立位或略过伸位行党氏手法定点整复治疗。

（6）中立位颈椎牵引：1次/d，牵引重量4kg，20min/次。

（7）过敏局部避免刺激，定期观察。

按语：患者因劳累后出现颈部及左上肢的疼痛，通过查体可排除压迫脊髓引起的症状。X线可见在过屈颈4、颈5椎体时椎体失稳，确定责任椎间隙为颈4～颈5，对应的颈神经是颈5神经根，颈5神经根的绝对支配区就是在肘关节横纹的外侧，对责任椎间隙颈4～颈5行党氏手法定点整复治疗后，患者自诉不活动时肘部疼痛减轻，但用力后肘部仍疼痛，嘱患者应避免低头活动，日常生活中电脑、电视等需要长时间使用的物品，应尽量放置于与视线水平或略高处，以避免症状再次发作，此病人适宜外界宣传的颈椎病的要求；因患者属于过敏体质，肱骨外上髁压痛除建议患者减少肘部活动外，改外用药为针灸治疗，以达到通经活络止痛的目的。关于网球肘一定要告诉患者此病现称为失用性使用不足过度使用性肌腱炎，患者是因为长时间缺少活动但是突然又剧烈地活动而出现的疾病，治疗的同时一定要告诉患者减少活动或者不活动，待患者症状完全消失后再逐渐增加活动量，否则治疗周期长、效果差。

病案 2

姓名：罗某；性别：女；年龄：52 岁；就诊时间：2020-12-17。

主诉：颈及右肘部疼痛 2d。

现病史：患者于 2d 前因带小孩后出现颈部及右肘部疼痛，痛点不移动，无明显放射痛，运动时症状加重，肘关节活动正常。

既往史：既往体健，否认高血压病史，否认糖尿病史，否认脑梗死史，否认冠心病史，否认外伤史，承认剖宫产术后，否认输血史，无肝炎、结核等传染疾病史，预防接种史不详。

过敏史：否认药物、食物及其他物质过敏史。

望闻问切：神志清，面色善，纳可，寐安，二便调；舌红苔薄白，脉弦滑。

专科检查：颈椎前屈：45°；后伸：45°；左侧屈：45°；右侧屈：45°；左旋：70°；右旋：70°。颈椎棘突压痛（-），脊柱无明显侧弯，左侧颈 4、颈 5 小关节后外侧压痛（++），左侧斜方肌及肩胛提肌上部捏痛（++），左侧斜方肌及肩胛提肌上部可触及条索样结节，椎间孔挤压试验（-），臂丛牵拉试验（-），压顶试验（-），病理反射未引出，肩胛骨内侧缘压痛（-），双肘关节活动正常，右上肢力量正常，右肘肱骨外上髁压痛（+）。

辅助检查（颈椎侧位、动力位 X 线片，见图 1-3-2-4）：

颈椎侧位示：颈椎生理曲度变直，椎体骨质结构完整，未见骨质增生及骨质破坏征象，颈椎片内所见椎间隙未见明显狭窄。

颈椎过伸位示：颈 4、颈 5 椎体后缘连线欠光整，呈台阶样改变。

颈椎过屈位示：椎体后缘连线僵硬变直，周围软组织未见异常征象。

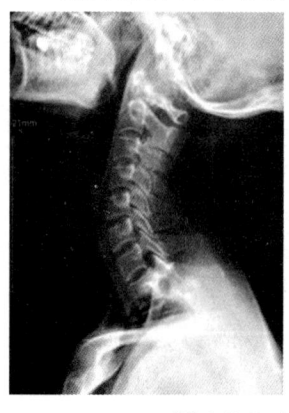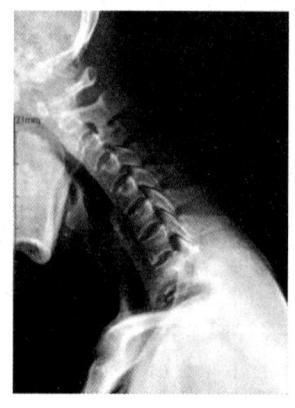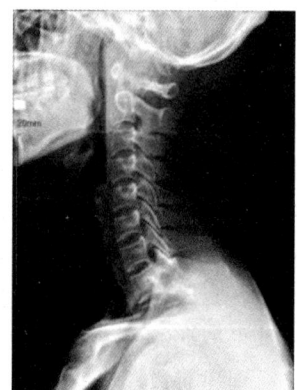

图 1-3-2-4　颈椎侧位、过伸位、过屈位 X 线片

西医诊断：①颈型颈椎病；②网球肘。

中医诊断：痹证（气滞血瘀证）。

处理意见：

(1) 注意：避免仰头活动，肘关节减少活动。

(2) 热敷药（自产制剂）：325g×2 包，湿热敷（左侧颈椎、左肘关节），1 包/次，1 次/d，30min/次。

(3) 定痛膏穴位贴敷：6 次，1 次/d，12~24h/次（局部阿是穴）。

(4) 祛风止痛胶囊：0.3g×24 粒，2 盒，口服，1 次/d，1.8g（6 粒）/次。

(5) 在中立位或略屈曲位行党氏手法定点整复颈椎治疗，隔日 1 次。

(6) 中立位颈椎牵引：1 次/d，牵引重量 4kg，20min/次。

按语：患者 X 线片可见在过伸位时颈 4、颈 5 椎体失稳，确定责任椎间隙为颈 4~颈 5，通过党氏手法在牵引状态下，精准对颈 4~颈 5 椎间隙进行定点整复，可以在最短时间内缓解患者症状；并嘱患者在平常生活中尽量平视或俯视，避免仰头活动，以达到防止疾病的复发。网球肘与颈椎病都可因劳累后出现，而且颈 4、颈 5 病变出现颈 5 神经的压迫后，表现的感觉异常就在肘关节的外侧，与网球肘的肱骨外上髁相近似，临床上鉴别就是靠详细的查体，颈椎引起的只是在肘关节的外侧感觉减退，无压痛等异常，网球肘是从肱骨外上髁起向下包括前臂的伸肌肌腱的明显压痛，减少活动配合活血止痛的口服药与外用药可同时缓解其症状。此例患者经详细询问病史未找到胸闷不适原因，可是，仅有心电图是不能明确解释病因的，临床上此类患者很多，切记一定要嘱患者不能仰头，不能枕颈椎枕，不要仰头锻炼。

三、颈椎病合并肩周炎病例

病案 1

姓名：党某；性别：男；年龄：73 岁；就诊时间：2020-03-12。

主诉：颈部及右上肢疼痛 3 月，加重 2d。

现病史：患者于 3 月前无明显诱因出现颈部及右上肢疼痛，疼痛固定不移，无明显放射疼痛，右上肢活动尚可；2d 前晨起后右上肢疼痛明显加重，穿衣、提裤活动受限，上肢肌肉未见明显萎缩。

既往史：否认高血压病史，否认糖尿病史，否认脑梗死史，否认冠心病史，否认外伤史，承认肠、胃、胆囊息肉术后，承认阑尾切除术后，否认输血史，无肝炎、结核等传染疾病史，预防接种史不详。

过敏史：承认四环素、雷贝拉唑过敏史，否认食物及其他物质过敏史。

望闻问切：神志清，面色善，纳可，寐差，二便调；舌淡红苔薄白，脉弦。

专科检查：右肩主被动活动受限，二头肌、三角肌压痛（+），胸大肌压痛不明显；颈椎棘突旁开压痛（-），脊柱无明显侧弯，右侧颈 3 小关节后外侧压痛（++），右侧颈 4 小关节后外侧压痛（+），右侧斜方肌及肩胛提肌上部捏痛（++），椎间孔挤压试验（-），臂丛牵拉试验（-），压顶试验（-），病理反射未引出。

辅助检查（颈椎动力位X线片，见图1-3-2-5）：

颈椎侧位示：颈椎曲度变直，诸椎间隙未见明显变窄，椎体缘略毛糙。

颈椎过伸位示：颈3、颈4、颈5椎体后缘连线欠光整，呈台阶样改变。

颈椎过屈位示：椎体后缘连线僵硬并轻度成角，周围软组织未见异常征象。

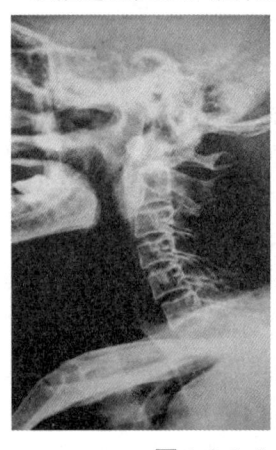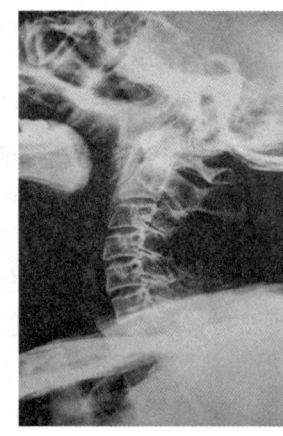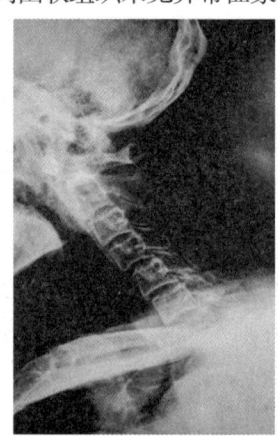

图1-3-2-5　颈椎侧位、过伸位、过屈位X线片

西医诊断：①颈椎病；②肩周炎。

中医诊断：痹证（风寒湿痹证）。

处理意见：

（1）注意：保暖，肩关节多活动；注意姿势，避免长时间低头、仰头活动。

（2）热敷药（自产制剂）：325g×2包，湿热敷（颈椎右侧、右肩关节），1包/次，1次/d，30min/次。

（3）定痛膏穴位贴敷：2包，1次/d，12～24h/次（阿是穴）。

（4）党氏手法以及常规手法颈部及肩部治疗：隔日1次。

（5）依托考昔片：60mg×5片，1盒，口服，1次/d，60mg/次。

（6）祛风止痛胶囊：0.3g×24粒，2盒，口服，3次/d，1.8g（6粒）/次。

（7）告知患者肩周炎病情进展规律，务必配合治疗。

按语：本病例仍是颈椎病合并肩周炎，颈椎的病变间隙在颈3、颈4及颈4、颈5两个间隙，患者颈部的问题可以引起肩部以及肘部外侧的疼痛，根据动力位X线片患者仰头位椎体不稳的情况加重，所以不建议患者平时做仰头动作，不建议使用颈椎枕以及圆枕，锻炼时也是少做仰头动作，仰头时做抗阻力的对抗运动。肩周炎一般病程为3个月左右，要告知患者肩周炎虽然属于自限性疾病，但是根据病变规律回家后症状还有加重的可能性，不要因为症状加重而放弃治疗。

病案 2

姓名：晁某；性别：男；年龄：47岁；就诊时间：2020-03-12。

主诉：左肩关节疼痛7月。

现病史：患者于7月前无明显诱因出现左肩部疼痛，症状逐步加重，自行购买膏药贴敷未见明显效果，现患者左肩主动活动受限，左上肢肌肉萎缩不明显，无明显放射疼痛。

既往史：既往体健，否认高血压病史，否认糖尿病史，否认脑梗死史，否认冠心病史，否认外伤史，否认手术史，否认输血史，无肝炎、结核等传染疾病史，预防接种史不详。

过敏史：否认食物、药物及其他物质过敏史。

望闻问切：神志清，面色善，纳可，寐差，二便调；舌淡红苔薄白，脉浮紧。

专科检查：左肩主被动活动受限，左肩外展上举70°，内收50°，前屈40°，后伸30°，肩关节周围压痛明显，肱二头肌、三角肌压痛（++），胸大肌压痛（+）；颈椎棘突旁开压痛（-），脊柱无明显侧弯，左侧颈3、颈4小关节后外侧压痛（++），左侧颈4、颈5小关节后外侧压痛（+++），左侧斜方肌及肩胛提肌中部捏痛（++），椎间孔挤压试验（-），臂丛牵拉试验（-），压顶试验（-），病理反射未引出。

辅助检查（颈椎侧位、动力位X线片，见图1-3-2-6）：

颈椎侧位示：颈椎生理性前突消失变直，部分椎体缘增生变尖，颈3、颈4椎间隙稍变窄；颈3、颈4、颈5稍有台阶样改变，周围软组织未见异常征象。

颈椎过伸位示：颈4、颈5椎体后缘连线欠光整，台阶样改变。

颈椎过屈位示：椎体后缘连线僵硬并轻度成角。

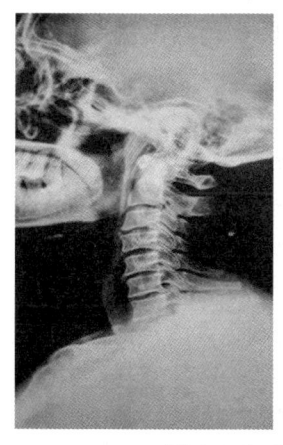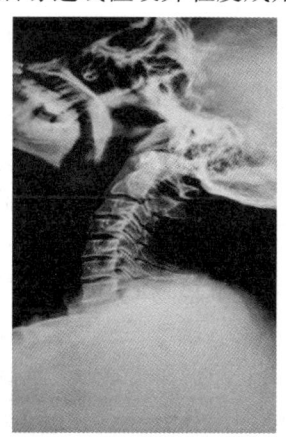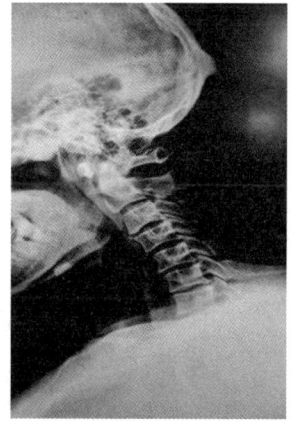

图1-3-2-6　颈椎侧位、过伸位、过屈位X线片

西医诊断：①颈椎病；②肩周炎。
中医诊断：痹证（风寒湿痹证）。
处理意见：

(1) 注意：保暖，肩关节多活动，避免仰头活动。

(2) 热敷药（自产制剂）：325g×2包，湿热敷（颈椎左侧，左肩关节），1包/次，1次/d，30min/次。

(3) 定痛膏穴位贴敷：4次，1次/d，12~24h/次（颈部及肩部）。

(4) 针灸治疗：1次/d。

(5) 党氏手法颈部定点整复治疗，隔日1次；肩部常规手法治疗，隔日1次。

按语：本病例颈椎病与肩周炎均有，首先是诊断问题，如果没有详细的查体有可能就将其中的某一个疾病漏诊，特别是颈椎病，因为主诉是肩部疼痛7月，没有详细查体就检查不出颈椎病的存在。只有依据详细查体和经过治疗后肩部疼痛能缓解，才能诊断颈椎引起的肩部疼痛。单纯肩周炎引起的肩部疼痛只在肩部活动时出现，而且肩部被动活动受限，夜间翻身时会出现痛醒的情况，静止时肩部是不痛的，而颈椎引起的肩部疼痛主要是静止痛，病变椎间隙在颈3、颈4。治疗时只需对症治疗即可，但同时一定要告诉患者尽量不仰头，患肩还需要保暖，尽量地多做主被动活动。

四、颈椎病冈上肌腱炎病例

病案1

姓名：孟某；性别：女；年龄：51岁；就诊时间：2020-12-24。

主诉：颈部疼痛伴左肩活动受限1月加重1d。

现病史：患者于1月前无明显诱因出现颈部疼痛伴左肩活动受限，听从家人建议，每日仰头、左肩关节转圈锻炼；1d前无明显诱因出现症状加重，痛彻颈肩，无明显前胸、前臂放射，为寻求正确治疗，于今日来我科门诊就诊。

既往史：否认高血压病史，否认糖尿病史，否认脑梗死史，否认冠心病史，否认外伤史，承认阑尾炎术后，承认剖宫产术后，否认输血史，无肝炎、结核等传染疾病史，预防接种史不详。

过敏史：否认药物、食物及其他物质过敏史。

望闻问切：神志清，面色善，纳差，寐安，二便调；舌淡苔薄白，脉弦。

专科检查：颈椎前屈：40°；后伸：40°；左侧屈：45°；右侧屈：45°；左旋：60°；右旋：60°。颈椎棘突压痛（-），脊柱轻度侧弯，颈部右侧颈3、颈4小关节后外侧压痛（++），右侧颈4、颈5小关节后外侧压痛（+

+），右侧斜方肌及肩胛提肌中部捏痛（+），椎间孔挤压试验（-），臂丛牵拉试验（-），压顶试验（-），左肩关节外展活动到60°~120°出现疼痛，超过120°后缓解，右肩喙突处压痛，肩外侧压痛。

辅助检查（颈椎侧位、动力位X线片，见图1-3-2-7）：

颈椎侧位示：颈椎生理曲度变直；颈4椎体可见双边征，平颈5、颈6椎间隙平面可见有项韧带钙化影，相邻椎间隙无明显变窄。

颈椎过伸位示：颈3、颈4、颈5、颈6椎体后缘呈台阶样改变。

颈椎过屈位示：椎体后缘连线僵硬。

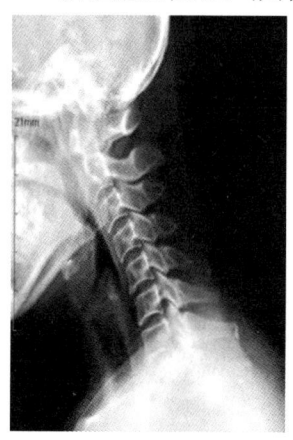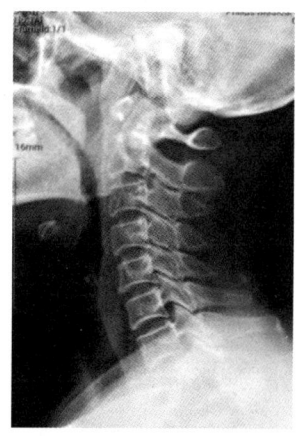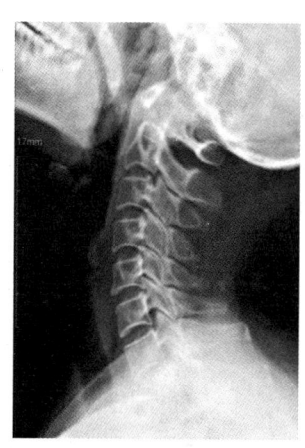

图1-3-2-7 颈椎侧位、过伸位、过屈位X线片

西医诊断：①颈椎病；②冈上肌腱炎。

中医诊断：痹证（气滞血瘀证）。

处理意见：

（1）注意：左肩关节减少活动，避免仰头活动，不用颈椎枕。

（2）热敷药（自产制剂）：325g×2包，湿热敷（颈椎右侧以及肩部压痛点），1包/次，2次/d，30min/次。

（3）定痛膏穴位贴敷：4次，1次/d，12~24h/次（肩部压痛点）。

（4）党氏手法定点整复治疗。

（5）中立位颈椎牵引：1次/d，30min/次，牵引重量3kg。

（6）针灸治疗：1次/d（大椎、肩外俞、肩髃、手三里、尺泽、曲池）。

（7）颈椎牵引（中立位）：1次/d，30min/次，牵引重量3kg。

（8）左肩部MRI检查。

按语：颈部疼痛伴左肩部活动受限常常会有与颈椎病或肩周炎相联系的想法，但是再详细询问病史及查体后发现颈部疼痛在右侧，而肩部疼痛在左侧，完全不是一个诊断。颈椎病相对容易考虑到，但是肩部的诊断需要鉴别是肩周炎还是肩袖损伤或者是其他疾病，这要通过详细的查体才能做出鉴别诊断，首先颈椎病可以引起肩部的疼痛，但是颈椎病引起的肩部疼痛首先被动活动是不受限制的，肩周炎也可以出现肩部的疼痛，但是肩周炎是肩关节的主动活动与被动活动均受限制，肩关节周围都有压痛，而且根据病程的长短，疼痛有规律性的改变，先是逐渐加重，一般约半年，肩关节的各个方向活动均受限制（自限性疾病，前半年均有可能加重，病程不超过 2 年），2 年内完全可以自愈。肩袖损伤最多的是冈上肌腱损伤，其表现是外展到 60°时出现疼痛，继续上抬上肢会逐渐加重，外展上举超过 120°后疼痛消失。此患者颈部的压痛点在颈 3、颈 4 与颈 4、颈 5 右侧的小关节后外侧，是颈椎病（原无）引起的，X 线片患者仰头时加重，所以该患者是不能仰头，不能枕颈椎枕的。肩部的症状在左侧与颈椎无关，如果在右侧还要查患者的感觉平面，还要做治疗性诊断（就是我们只在颈部做党氏手法后，让患者感受肩部疼痛有无变化，有变化说明与颈椎有关系）。患者的肩袖损伤一定要嘱患者减少肩部的活动（肩周炎要患者增加肩部的活动）。通过积极的治疗加上有目的的姿势注意，患者颈椎不适会很快康复的。注意病情发展，一定要让患者做 MRI 检查明确损伤的程度决定是否需要手术干预。

五、颈椎病合并类肩胛上神经卡压病例

病案 1

姓名：卫某；性别：女；年龄：40 岁；就诊时间：2020 - 12 - 24。

主诉：颈部疼痛 6 年，加重 1 周并向左上肢放射。

现病史：患者于 6 年前无明显诱因出现颈部疼痛，疼痛时轻时重，无明显放射痛，自行热敷后症状减轻，但反复发作；1 周前因受凉后症状加重，疼痛放射至左上肢，症状较前明显加重，而且以夜间加重明显，左肩关节活动正常，自行在家用中药湿热敷后效果不理想而来医院就诊。

既往史：既往体健，否认高血压病史，否认糖尿病史，否认脑梗死史，否认冠心病史，否认外伤史，否认手术史，否认输血史，无肝炎、结核等传染疾病史，预防接种史不详。

过敏史：承认阿莫西林过敏史，否认食物及其他物质过敏史。

望闻问切：神志清，面色善，纳尚可，寐差，二便调；舌淡红苔薄白，脉浮紧。

专科检查：颈椎前屈：45°；后伸：45°；左侧屈：45°；右侧屈：45°；左旋：70°；右旋：70°。颈椎棘突压痛（-），脊柱无明显侧弯，左侧颈 4、颈 5 小关节后外侧压痛（++），左侧斜方肌及肩胛提肌中部捏痛（++），椎间孔挤压试验（-），臂丛牵拉试验（-），压顶试验（-），肩胛骨内侧缘压痛（-），左肩关节活动正常，左侧冈下窝压痛（+++），左背部肩胛骨内上角处压痛（++），左侧桡神经沟处压痛明显（++），左桡神经腱弓压痛（++），病理反射未引出，左颈部斜角肌间隙无压痛，左上肢、前臂以及手部感觉以及运动均正常。

辅助检查（颈椎侧位、动力位 X 线片，见图 1-3-2-8）：

颈椎侧位示：颈椎生理曲度变直；颈 4～颈 6 椎体缘可见骨质增生改变，颈椎椎间隙无明显变窄。

颈椎过伸位示：颈 4、颈 5 椎体后缘连线稍有台阶样改变，欠光整。

颈椎过屈位示：颈 4、颈 5 椎体后缘连线僵硬并轻度成角，前纵韧带点状钙化。

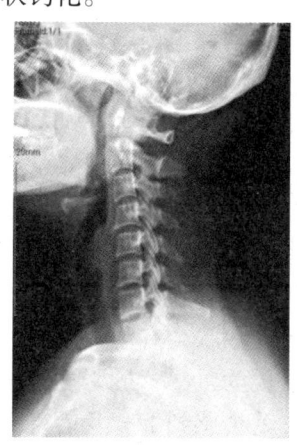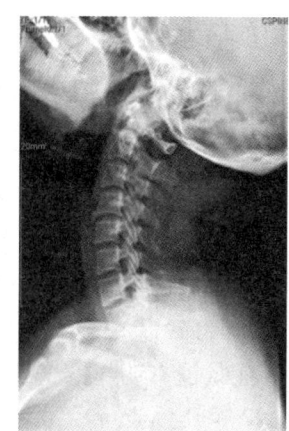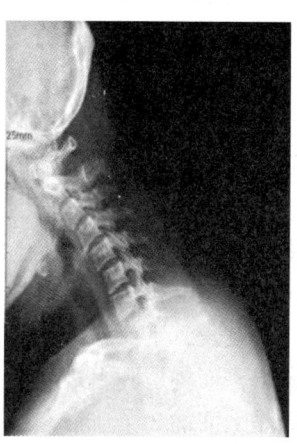

图 1-3-2-8　颈椎侧位、过伸位、过屈位 X 线片

西医诊断：①颈椎病；②类肩胛上神经卡压征。

中医诊断：痹证（风寒湿痹证）。

处理意见：

（1）注意：保暖，避免长时间低头、仰头活动。

（2）热敷药（自产制剂）：325g×2 包，湿热敷（左侧颈部、左侧颈下压痛点），1 包/次，1 次/d，30min/次。

（3）定痛膏穴位贴敷：6 次，1 次/d，12～24h/次（左肩部以及左侧颈下压痛点）。

（4）盐酸乙哌立松片：50mg×10 片，1 盒，口服，3 次/d，50mg（1 片）/次。

（5）甲钴胺片：0.5mg×24 粒，1 盒，口服，2 次/d，0.5mg/次。

（6）羌活 10g，防风 10g，苍术 10g，细辛 3g，川芎 10g，白芷 10g，生地黄 9g，黄芩 6g，甘草 10g，独活 10g，延胡索 10g，木香 10g，三七粉 3g。3

剂，水煎服，1日1剂，分早晚服用。

（7）党氏手法定点整复治疗。

（8）针灸治疗：（上肢症状为主）1次/d。

（9）中立位颈椎牵引：1次/d，牵引重量4kg，20min/次。

按语：本患者颈部疼痛已经6年，反复发作，每次经用我们的自产制剂（热敷药）及膏药（定痛膏）局部治疗几天就会缓解，本次疼痛已经1周，经治疗无缓解而且夜间疼痛加重，患肢上举抱头后疼痛可以减轻一部分，与原来颈椎病不太相同。本次查体颈椎的压痛点在颈4、颈5的左侧小关节后外侧，以及肩胛提肌与斜方肌的中部，以上的压痛点虽然很明确但不是很重，颈部病变的责任椎间隙在颈4、颈5，可能出现的感觉减退区域在肘关节外侧，可能影响到的运动是屈肘的肌力下降，本例均无异常。本例患者主要的压痛点在左侧冈下窝压痛（+++），左背部肩胛骨内上角处压痛（++），左侧桡神经沟处压痛明显（++），左桡神经腱弓压痛（++）4处，左颈部斜角肌间隙无压痛，上肢、前臂以及手部感觉以及运动均正常，排除了颈椎以及胸廓出口综合征引起的疼痛症状，临床上我们观察到现有的文献里没有相关记载，但与肩胛上神经卡压综合征相近似，我们就暂定称为类肩胛上神经卡压征，治疗均以描述的4个压痛点为主。而且还观察到这类患者病程一般较长，不像颈椎病我们诊疗时通过党氏手法的治疗症状会有立竿见影的效果，而类肩胛上神经卡压的症状没有明显的变化，因为最早、最明显的疼痛是上面的2个压痛点，但上2个压痛点症状减轻时就会感到上臂及前臂的疼痛加重了，实际不是加重了，只是前面的2个压痛掩盖了下面的压痛点。本病到后期快痊愈时还会出现患者桡侧的手指发木的感觉，此类感觉实际上是一种贴皮感（皮肤变厚的感觉），真正查痛觉是正常的。几百例的此类患者经过治疗均痊愈。本病临床上一定要与颈5、颈6有问题的颈椎病相区别，颈5、颈6椎间盘或神经根有问题（病变会不会更好）一定要查相对应的神经根的绝对感觉或运动异常，我们通过详细的查体将不少准备手术的患者诊断本病后，免除了手术之痛。

病案2

姓名：吕某；性别：女；年龄：49岁；就诊时间：2020-03-12。

主诉：右上肢疼痛3d。

现病史：患者于3d前晨起后出现右上肢疼痛，疼痛放射至右手，症状夜间加重，右上肢上举抱头姿势时疼痛减轻，为求进一步治疗，特于今日来我院门诊就诊。

既往史：既往体健，否认高血压病史，否认糖尿病史，否认脑梗死史，否认冠心病史,否认外伤史,承认剖宫产术后,否认输血史,无肝炎、结核等传染疾病史,预防接种史不详。

过敏史:否认药物、食物及其他物质过敏史。

望闻问切:神志清,面色善,纳尚可,寐差,二便调;舌淡红苔薄白,脉浮紧。

专科检查:颈椎前屈:45°;后伸:45°;左侧屈:45°;右侧屈:45°;左旋:70°;右旋:70°。颈椎棘突压痛(-),脊柱无明显侧弯,右侧颈3、颈4小关节后外侧压痛(+),右侧斜方肌及肩胛提肌上部捏痛(++),椎间孔挤压试验(-),臂丛牵拉试验(-),压顶试验(-),前斜角肌与中斜角肌间隙无明显压痛,病理反射未引出,右肩胛骨内侧缘上角压痛(+),双肩关节活动正常,右侧冈下窝压痛(+++),桡神经沟处压痛(+++),右桡神经腱弓压痛(++),病理反射未引出,双手感觉运动正常。

辅助检查(颈椎动力位X线片,见图1-3-2-9):

颈椎侧位示:颈椎生理性前突消失变直,椎体缘略毛糙,诸椎间隙未见明显变窄。

颈椎过伸位示:椎体后缘连线僵硬。

颈椎过屈位示:椎体后缘连线成角改变,周围软组织未见异常征象。

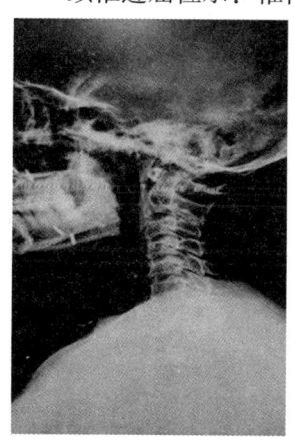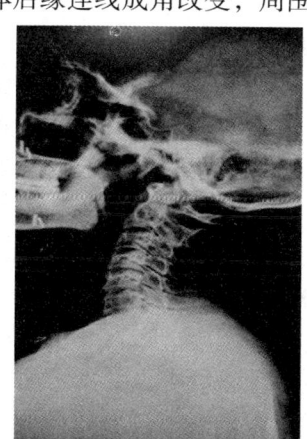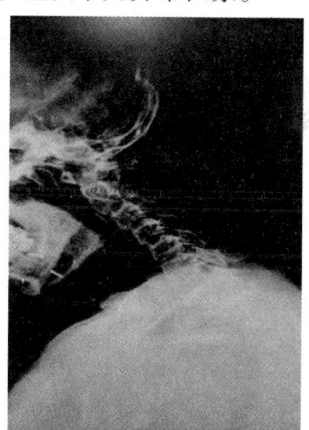

图1-3-2-9 颈椎侧位、过伸位、过屈位X线片

西医诊断:①颈椎病;②类肩胛上神经卡压征。

中医诊断:痹证(风寒湿痹证)。

处理意见:

(1)注意:保暖,避免长时间低头活动。

(2)热敷药(自产制剂):325g×2包,湿热敷(右侧颈椎、右上肢),1包/次,1次/d,30min/次。

(3) 定痛膏穴位贴敷：4 次，1 次/d，12～24h/次（压痛点）。

(4) 针灸治疗：1 次/d。

(5) 盐酸乙哌立松片：50mg×10 片，1 盒，口服，3 次/d，50mg（1 片）/次。

(6) 甲钴胺片：0.5mg×24 粒，1 盒，口服，2 次/d，0.5mg/次。

(7) 祛风止痛胶囊：0.3g×24 粒，2 盒，口服，1 次/d，1.8g（6 粒）/次。

(8) 党氏手法定点整复治疗。

按语：本例患者突然出现右上肢的疼痛而且有放射感，给医生的第一印象是颈椎病，但是通过详细的查体发现颈部的压痛点在颈3、颈4右侧小关节的后外侧，斜方肌以及肩胛提肌的中上部，说明颈椎病的病变椎间隙在颈3、颈4，临床上不应该出现前臂的症状，但是患者的临床症状有放射到前臂以及手，按颈神经的绝对分布区，颈椎引起的感觉减退区应该在肩部，出现的前臂症状与颈椎没有必然联系，临床上我们通过详细的观察，发现这类上肢疼痛不是颈椎病引起的，临床上最类似的疾病是肩胛上神经卡压综合征，但是肩胛上神经卡压综合征所描述的症状是以肩部的症状为主，可以有三角肌的萎缩，不会出现前臂及以下的症状，部分肌电图会有阳性结果。而本例病人肩部疼痛向上臂后侧前臂外侧放射，压痛点在右侧肩胛骨内上角处，右侧冈下窝处，上臂桡神经沟处以及右侧桡神经腱弓处，在前斜角肌与中斜角肌间隙处无压痛及放射痛，患者上举患肢后症状稍微减轻，我们将这个症状归结为类肩胛上神经卡压，意思就是症状与肩胛上神经卡压征相类似，但不是一个疾病，治疗采用营养神经、松弛肌肉以及中药偏热性类药物，再用自产制剂（热敷药）以及定痛膏局部治疗，从颈椎的角度要求不要低头，不能枕高枕。

六、颈椎病合并网球肘病例

姓名：林某；性别：女；年龄：44 岁；就诊时间：2020-03-23。

主诉：颈部不适伴左上肢疼痛 1 周。

现病史：患者于 1 周前因收拾家务后出现颈部不适伴左上肢疼痛，疼痛固定不移，无明显放射痛，自行购买膏药贴敷后出现过敏症状，为求进一步治疗，特来我院门诊就诊。

既往史：既往体健，否认高血压病史，否认糖尿病史，否认脑梗死史，否认冠心病史，否认外伤史，承认剖宫产术后，否认输血史，无肝炎、结核等传染疾病史，预防接种史不详。

过敏史：氧化锌膏药。

望闻问切：神志清，面色善，纳可，寐安，二便调；舌红苔薄白，脉弦。

专科检查：颈椎前屈：45°；后伸：45°；左侧屈：45°；右侧屈：45°；左旋：70°；右旋：70°。颈椎棘突压痛（-），脊柱无明显侧弯，左侧颈4、颈5小关节后外侧压痛（++），左侧斜方肌及肩胛提肌上部捏痛（++），椎间孔挤压试验（-），臂丛牵拉试验（-），压顶试验（-），病理反射未引出，肩胛骨内侧缘压痛（-），双肩关节活动正常，左肘肱骨外上髁压痛（+）。

辅助检查（颈椎侧位、动力位X线片，见图1-3-2-10）：

颈椎侧位示：颈椎生理性前突消失变直，诸椎间隙未见明显变窄，颈5、颈6椎体缘见骨质增生改变。

颈椎过伸位示：椎体后缘连线欠光整，呈台阶样改变。

颈椎过屈位示：椎体后缘连线僵硬，周围软组织未见异常征象。

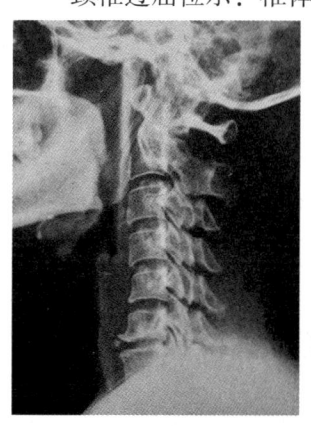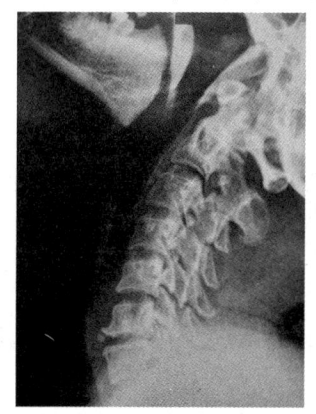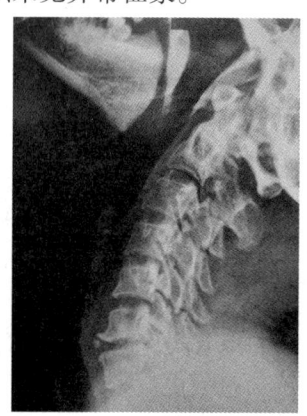

图1-3-2-10 颈椎侧位、过伸位、过屈位X线片

西医诊断：①颈型颈椎病；②网球肘。

中医诊断：痹证（气滞血瘀证）。

处理意见：

（1）注意：避免仰头活动，左肘关节减少活动。

（2）针灸治疗：1次/d。

（3）双氯芬酸钠双释放肠溶胶囊：75mg×10片，1盒，口服，2次/d，75mg（1片）/次。

（4）展筋丹：34g×1瓶，口服，3次/d，4g/次。

（5）在中立位或略过伸位行党氏手法定点整复治疗。

（6）中立位颈椎牵引：1次/d，牵引重量4kg，20min/次。

（7）过敏局部避免刺激，定期观察。

按语：患者因劳累后出现颈部及左上肢的疼痛，通过查体可排除压迫脊髓引起的症状，X线可见在过屈位时颈4、颈5椎体失稳，确定责任椎间隙为颈4~颈5，对责任椎间隙行党氏手法定点整复治疗后，嘱患者应避免仰头活动，日常生活中需要长时间使用电脑、电视时，应尽量放置于与视线水平或略低处，以避免症状再次发作，此病人不适宜外界宣传的颈椎病的要求；因患者属于过敏体质，除建议患者减少肘部活动外，改外用药为针灸治疗，以达到通经活络止痛的目的，关于网球肘一定要告诉患者此病现叫失用性使用不足过度使用性肌腱炎，患者是因为长时间缺少活动但是突然又剧烈地活动而出现的疾病，治疗的同时一定要告诉患者减少活动或者不活动，等患者症状完全消失后再逐渐增加活动量，否则治疗周期长、效果差。

第三节 眩晕

一、眩晕不能仰头病例

姓名：齐某；性别：女；年龄：46岁；就诊时间：2021-10-25。

主诉：头晕不适4d。

现病史：患者于4d前无明显诱因出现头晕不适。

流行病调查：近期无发热、咳嗽、乏力等，无新冠疫情中高风险区旅居史。

既往史：否认高血压、心脏病、糖尿病，否认输血史，否认手术史。

过敏史：无。

专科检查：颈椎前屈：45°；后伸：45°；左侧屈：45°；右侧屈：45°；左旋：75°；右旋：80°。脊柱无明显侧弯，颈椎棘突压痛（-），左侧颈4、颈5小关节后外侧压痛（+），左侧斜方肌及肩胛提肌中部捏痛（++），左侧斜方肌及肩胛提肌中部肌肉痉挛，椎间孔挤压试验（-），臂丛牵拉试验（-），压顶试验（-），上肢力量正常，病理反射未引出。

望闻问切：神志清，面色善，纳可，寐安，二便调；舌淡红苔薄白，脉弦。

辅助检查（颈椎动力位X线片，见图1-3-3-1）：

颈椎侧位示：颈椎生理性前突消失变直，诸椎间隙未见明显变窄。

颈椎过伸位示：颈4、颈5椎体后缘连线呈台阶样改变。

颈椎过屈位示：椎体后缘连线尚可，周围软组织未见异常征象。

B超示：

（手法前）椎动脉：左内径3.8mm，收缩末速度29.5cm/s，舒张末速度11.3cm/s，平均速度16.5cm/s，RI：0.62，PI：1.10。

（手法前）椎动脉：右内径4.0mm，收缩末速度25.4cm/s，舒张末速度

8.9cm/s，平均速度 16.1cm/s，RI：0.65，PI：1.02。

（手法后）椎动脉：左内径 3.8mm，收缩末速度 37.7cm/s，舒张末速度 17.8cm/s，平均速度 25.0cm/s，RI：0.53，PI：0.79。

（手法后）椎动脉：右内径 4.0mm，收缩末速度 23.3cm/s，舒张末速度 8.9cm/s，平均速度 15.1cm/s，RI：0.62，PI：0.95。

上述血管内径、走行正常，管壁厚度未见明显异常，内膜光滑，管腔清晰。

PW 示：脉冲多普勒取样容积置于上述血管内，录得全心动周期正向层流频谱，频谱形态正常，峰值流速及阻力指数正常。CDFI 示：彩色血流充填完整，血流方向正常。

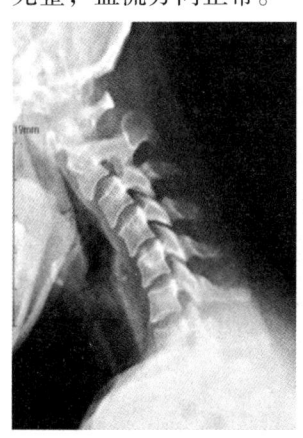 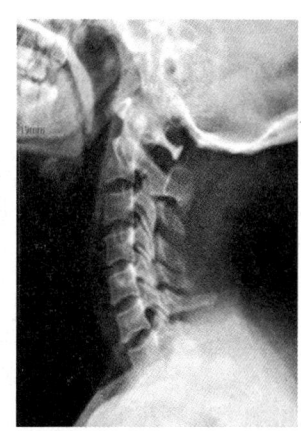 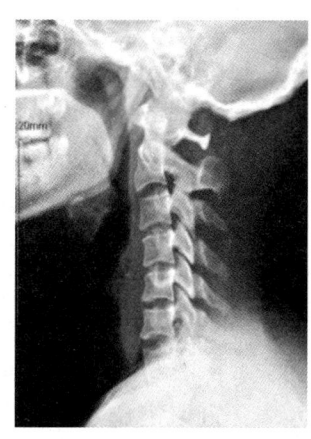

图 1-3-3-1　颈椎侧位、过伸位、过屈位 X 线片

西医诊断：椎动脉型颈椎病。

中医诊断：眩晕（气滞血瘀证）。

治疗意见：

（1）注意：避免仰头活动。

（2）天麻 12g，鹿衔草 12g，蒺藜 15g，钩藤 12g，红景天 10g。7 剂，1 剂/d，2 次/d，水煎 400mL，200mL/次，口服。

（3）甲磺酸倍他司汀片：共 1 盒，6mg/次，2 次/d，口服。

（4）热敷药（自产制剂）：325g×2 包，湿热敷（颈椎左侧），1 包/次，1 次/d，30min/次。

（5）中立位行党氏手法定点整复治疗：2 次。

（6）中立位颈椎坐位牵引：1 次/d，20min/次，牵引重量 3.5kg。

按语：本例患者头晕时间短，查体压痛点在左侧颈 4、颈 5 小关节后外侧压痛（+），左侧斜方肌及肩胛提肌中部捏痛（++），左侧斜方肌及肩胛提肌中部肌肉痉挛，动力位 X 线片过伸位颈 4、颈 5 椎间隙后缘呈台阶样改变，椎动脉的超声检查虽然左右两侧管径以及流速有区别但不是很明显，所以我们要求时没有明确地要求禁止向哪一侧旋转，只要求不能仰头，不能枕颈椎枕，不能用套在颈部打气的牵引器充气牵引，可以枕微高枕或高枕。此患者因为第一次来就到我们科室就诊，按我们的要求治疗一两次就会缓解，如果采用现在主流的要求让患者仰头，枕颈椎枕或圆枕，患者的症状不但不会减轻还会加重。这就体现了个体化精准治疗的优越性。运用内服中药以及西药甲磺酸倍他司汀提高疗效，手法治疗可以起到立竿见影的效果。

二、眩晕只能中立位病例

姓名：刘某；性别：女；年龄：51 岁；就诊时间：2020 – 12 – 21。

主诉：头晕恶心 3d。

现病史：患者 3d 前因吵架后出现头晕恶心，无意识丧失，自行于外院查头颅 MRI 示：颅脑间隙性腔梗。为进一步治疗，遂来门诊就诊。

既往史：既往体健，否认高血压病史，否认糖尿病史，否认脑梗死史，否认冠心病史，否认外伤史，承认剖宫产术后，否认输血史，无肝炎、结核等传染疾病史，预防接种史不详。

过敏史：否认药物、食物及其他物质过敏史。

望闻问切：神志清，面色善，纳尚可，寐安，二便调；舌红苔黄，脉弦数。

专科检查：颈椎前屈：40°；后伸：40°；左侧屈：45°；右侧屈：45°；左旋：60°；右旋：80°。颈椎棘突旁开压痛（ - ），脊柱无明显侧弯，左侧颈 3、颈 4 及颈 4、颈 5 小关节后外侧压痛（ + + ），左侧斜方肌及肩胛提肌中部捏痛（ + + ），椎间孔挤压试验（ - ），臂丛牵拉试验（ - ），压顶试验（ - ），病理反射未引出。血压：145/90mmHg。

辅助检查（颈椎动力位 X 线片，见图 1-3-3-2）：

颈椎侧位示：颈椎生理前突消失变直，颈椎椎间隙无变窄，部分椎体缘唇样变。

颈椎过伸位示：颈 3、颈 4 及颈 4、颈 5 椎体后缘连线不整，呈台阶样改变。

颈椎过屈位示：颈 3、颈 4 及颈 4、颈 5 椎体后缘连线僵硬变直并轻度成角。

B 超示：

（手法前）椎动脉：右内径 2.0mm，收缩末速度 68.6cm/s，舒张末速度 17.5cm/s，平均速度 35.1cm/s，RI：0.74，PI：1.46。

（手法前）椎动脉：左内径 3.3mm，收缩末速度 70.1cm/s，舒张末速度 23.6cm/s，平均速度 41.2cm/s，RI：0.66，PI：1.13。

（手法后）椎动脉：右内径 2.0mm，收缩末速度 79.3cm/s，舒张末速度 16.8cm/s，平均速度 37.4cm/s，RI：0.79，PI：1.67。

（手法后）椎动脉：左内径 3.3mm，收缩末速度 77.0cm/s，舒张末速度 21.3cm/s，平均速度 39.6cm/s，RI：0.72，PI：1.4。

手法后 20min 左右第二次超声后血压：130/85mmHg。

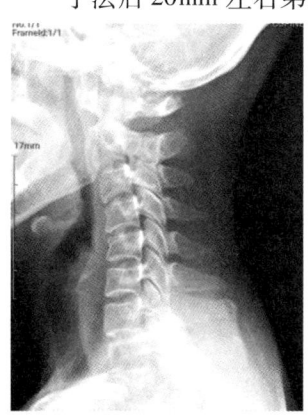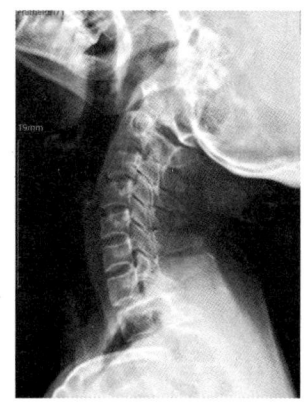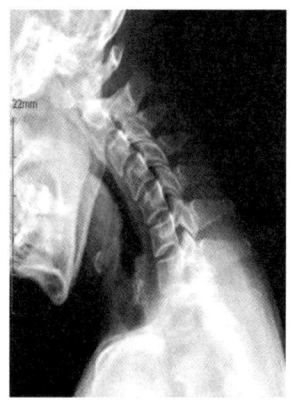

图 1-3-3-2　颈椎侧位、过伸位、过屈位 X 线片

西医诊断：椎动脉型颈椎病。

中医诊断：眩晕（肝阳上亢证）。

处理意见：

（1）注意：避免仰头、低头、左转姿势。

（2）热敷药（自产制剂）：325g×2 包，湿热敷（左侧颈椎），1 包/次，2 次/d，30min/次。

（3）甲磺酸倍他司汀片：6mg×100 片，1 盒，6mg（1 片）/次，口服，3 次/d。

（4）党氏手法定点整复治疗。

（5）中立位颈椎牵引：1 次/d，20min/次，牵引重量 3kg。

按语：本例患者为中年女性，七七已尽，天癸即将衰竭，此期情绪易波动，与他人发生争吵，易出现肝阳上亢的一些表现，于外院查头颅 MRI 示：颅脑间隙性腔梗就是明显的佐证，来院时血压偏高，可以间接地说明平时脑部供血偏少，需要代偿性的血压升高来保障脑部的供血。临床查体颈部有明显的压痛点而且是 2 个间隙有压痛，加上椎动脉超声结果：左侧内径 3.3mm，收缩末速度 70.1cm/s；右侧内径 2.0mm，收缩末速度 68.6cm/s。说明右侧椎动脉明显有问题，结合颈椎的动力位 X 线片颈 3、颈 4、颈 5 椎体后缘呈台阶样改变，更容易刺激椎动脉引起供血不足。我们做颈椎的党氏手法治疗后复查椎动脉的供血有明显的改善，复测血压恢复正常，按我们要求治疗牵引时一定要采取中立位牵引,平时尽量不让患者低头、仰头,尽量不要向左侧旋转头颈部,平时患者的枕头一定要注意不高不低,禁用颈椎枕以及圆枕,锻炼时做抗阻力的静力锻炼。另外平时看电脑以及电视时一定要平视,但是一个姿势不要时间太长。用中药自产制剂颈部湿热敷的目的是使局部肌肉放松,增加循环促进炎症代谢产物吸收。

三、眩晕不能左转病例

姓名:李某;性别:女;年龄:41 岁;就诊时间:2021-11-15。

主诉:头晕不适 3 月,加重 3d。

现病史:患者于 3 月前无明显诱因出现头晕不适,于外院进行治疗后症状稍缓解,之后头晕时作时止,无明显恶心呕吐;3d 前劳累后症状突然加重,为求进一步综合治疗,特今日来我科门诊就诊。

流行病调查:近期无发热、咳嗽、乏力等,无新冠疫情中高风险区旅居史。

既往史:否认高血压、心脏病、糖尿病,否认输血史,承认胆结石术后。

过敏史:无。

专科检查:颈椎前屈:45°;后伸:45°;左侧屈:45°;右侧屈:45°;左旋:60°;右旋:70°。颈椎棘突压痛(-),脊柱无明显侧弯,右侧颈2、颈3小关节后外侧压痛(++),右侧颈3、颈4小关节后外侧压痛(++),右侧斜方肌及肩胛提肌中部捏痛(++),椎间孔挤压试验(-),臂丛牵拉试验(-),压顶试验(-),病理反射未引出。

望闻问切:神志清,面色善,纳可,寐安,二便调;舌淡红苔薄白,脉弦滑。

辅助检查(颈椎动力位 X 线片,见图 1-3-3-3):

颈椎侧位示:颈椎生理曲度变直,椎列连续;颈 5~颈 7 椎体缘可见骨质增生改变,颈 5~颈 6 椎间隙变窄。

颈椎过伸位示:椎体后缘连线欠光整。

颈椎过屈位示:颈 3 椎体后缘起双边征,颈 4、颈 5 椎体后缘轻度成角;周围软组织未见异常征象。

B 超示:

(手法前)椎动脉:左内径 3.4mm,收缩末速度 35.8cm/s,舒张末速度 14.5cm/s,平均速度 23.6cm/s,RI:0.60,PI:0.90。

(手法前)椎动脉:右内径 2.7mm,收缩末速度 38.9cm/s,舒张末速度 16.0cm/s,平均速度 26.2cm/s,RI:0.59,PI:0.94。

(手法后)椎动脉:左内径 3.4mm,收缩末速度 48.0cm/s,舒张末速度

19.1cm/s，平均速度 30.5cm/s，RI：0.60，PI：0.95。

（手法后）椎动脉：右内径 2.7mm，收缩末速度 49.6cm/s，舒张末速度 20.6cm/s，平均速度 30.5cm/s，RI：0.58，PI：0.95。

上述血管内径、走行正常，管壁厚度未见明显异常，内膜光滑，管腔清晰。

PW 示：脉冲多普勒取样容积置于上述血管内，录得全心动周期正向层流频谱，频谱形态正常，峰值流速及阻力指数正常。CDFI 示：彩色血流充填完整，血流方向正常。

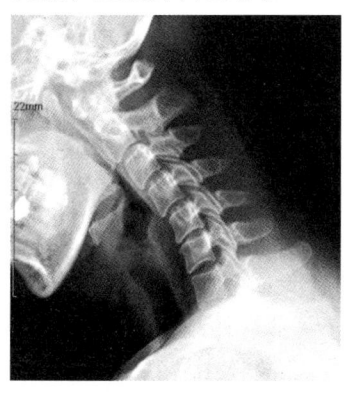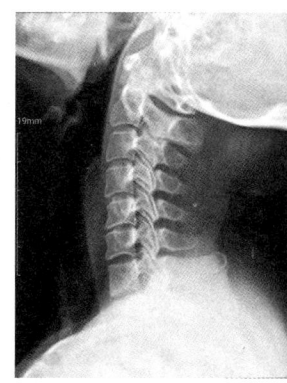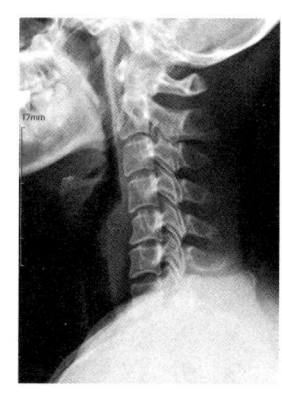

图 1-3-3-3　颈椎侧位、过伸位、过屈位 X 线片

西医诊断：椎动脉型颈椎病。

中医诊断：眩晕（气滞痰凝证）。

治疗意见：

（1）注意：避免低头活动，避免颈椎左旋运动，禁用高枕。

（2）天麻 12g，鹿衔草 12g，蒺藜 15g，钩藤 12g，红景天 12g。7 剂，1 剂/d，2 次/d，水煎 400mL，200mL/次，口服。

（3）甲磺酸倍他司汀片：共 1 盒，6mg/次，2 次/d，口服。

（4）热敷药（自产制剂）：325g×2 包，湿热敷（颈部），1 包/次，1 次/d，30min/次。

（5）针灸治疗：1 次/d（百会、头维、太阳、印堂、风池）。

（6）中立位行党氏手法定点整复治疗。

（7）中立位坐位颈椎牵引：1 次/d，20min/次，牵引重量 3.5kg。

按语：此例患者 3 月来反复发作头晕，查体颈 2、颈 3、颈 4 椎体右侧小关节后外侧压痛明显，斜方肌以及肩胛提肌靠近脊柱侧有明显压痛，动力位 X 线片示过屈位从颈 3 椎体开始向下椎体后缘出现双边征，而且颈 3、颈 4、颈 5 椎体后缘轻度成角，中立位仍有轻度旋转，过伸位旋转消失，椎动脉的超声结果显示左侧椎动脉管径3.4mm，右侧2.7mm，右侧明显变细。根据我们要求发现患者低头时X线片处于最异常状态，所以要求患者尽量不要低头，不要左侧旋转，做手法以及颈椎牵引时也要求在过伸位或中立位的姿势下做。注意平时不要低头，不能枕高枕，锻炼时低头姿势需要抗阻力锻炼，同时应用协议处方中药解痉扩血管，用西药甲磺酸倍他司汀扩张椎动脉改善供血，另外用针灸对症治疗。

四、眩晕不能右转病例

姓名：张某；性别：男；年龄：22岁；就诊时间：2021-10-11。

主诉：颈部不适伴耳鸣1月。

现病史：患者1月前无明显诱因出现颈部不适伴耳鸣，曾在耳鼻喉科检查及治疗没有明显的异常且症状无明显改善，特于今日来我科门诊就诊。

既往史：否认高血压、心脏病、糖尿病，否认输血史，否认手术史。

过敏史：无。

专科检查：颈椎前屈：45°；后伸：45°；左侧屈：45°；右侧屈：45°；左旋：80°；右旋：70°。颈椎棘突压痛（-），脊柱无明显侧弯，右侧颈3、颈4小关节后外侧压痛（++），右侧颈4、颈5小关节后外侧压痛（++），右侧斜方肌及肩胛提肌中部捏痛（++），椎间孔挤压试验（-），臂丛牵拉试验（-），压顶试验（-），病理反射未引出。

望闻问切：神志清，面色善，纳可，寐安，二便调；舌淡红苔薄白，脉弦。

辅助检查（颈椎侧位、动力位X线片，见图1-3-3-4）：

颈椎侧位示：颈椎生理前突消失变直，颈诸椎间隙无变窄，对应椎体缘未见骨质增生。周围软组织未见明显异常。

颈椎过伸位示：颈3、颈4、颈5椎体后缘连线不齐。

颈椎过屈位示：椎体后缘连线僵硬变直。

B超示：

（手法前）椎动脉：左内径3.0mm，收缩末速度49.6cm/s，舒张末速度9.1cm/s，平均速度18.3cm/s，RI：0.82，PI：2.2。

（手法前）椎动脉：右内径3.8mm，收缩末速度56.4cm/s，舒张末速度17.5cm/s，平均速度26.7cm/s，RI：0.69，PI：1.46。

（手法后）椎动脉：左内径3.0mm，收缩末速度41.9cm/s，舒张末速度4.6cm/s，平均速度16.0cm/s，RI：0.89，PI：2.33。

（手法后）椎动脉：右内径3.8mm，收缩末速度64.0cm/s，舒张末速度14.5cm/s，平均速度27.4cm/s，RI：0.77，PI：1.81。

上述血管内径、走行正常，管壁厚度未见明显异常，内膜光滑，管腔清晰。

PW 示：脉冲多普勒取样容积置于上述血管内，录得全心动周期正向层流频谱，频谱形态正常，峰值流速及阻力指数正常。CDFI 示：彩色血流充填完整，血流方向正常。

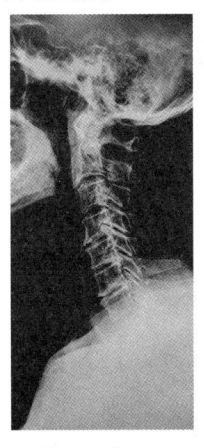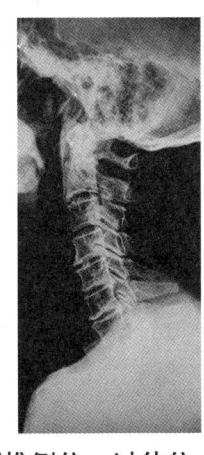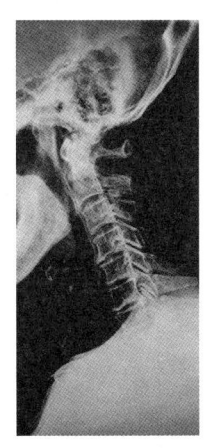

图 1-3-3-4　颈椎侧位、过伸位、过屈位 X 线片

西医诊断：椎动脉型颈椎病。

中医诊断：颈痹、耳鸣（肝肾不足）。

治疗意见：

（1）注意：避免右转、仰头活动。

（2）天麻 12g，鹿衔草 12g，蒺藜 15g，钩藤 12g，红景天 10g。7 剂，1 剂/d，2 次/d，水煎 400mL，200mL/次，口服。

（3）甲磺酸倍他司汀片：共 1 盒，6mg/次，3 次/d，口服。

（4）党氏手法颈椎定点整复治疗：隔日 1 次，共 3 次。

按语：此例患者的临床症状仅有颈部不适以及耳鸣 1 月，从骨科角度来讲如果不查体是不会诊断为颈椎病的，更不会想到是颈椎引起的耳鸣，但是通过我们详细查体后发现患者颈部右侧在颈 3、颈 4、颈 5 椎体小关节的后外侧压痛明显，颈部椎动脉的超声检查结果显示：左侧内径 3.0mm，收缩末速度 49.6cm/s，舒张末速度 9.1cm/s；右侧内径 3.8mm，收缩末速度 56.4cm/s，舒张末速度 17.5cm/s。通过行党氏手法治疗后左侧内径 3.0 mm，收缩末速度 41.9cm/s，舒张末速度 4.6cm/s；右侧内径 3.8mm，收缩末速度 64.0 cm/s，舒张末速度 14.5cm/s。椎动脉的供血明显增加，颈部的压痛点消失，耳鸣也减轻很多，通过治疗性诊断考虑耳鸣是由于颈椎引起的，可能是由于椎动脉的供血减少出现的，本身颈椎的压痛在右侧，右侧椎动脉较左侧供血好，如果右侧有问题就会明显地影响到血供而出现症状，临床上用中药汤剂以及甲磺酸倍他司汀的目的就是为了改善循环增加椎动脉的血供，结合 X 线片，所以一定要患者注意近期不要仰头，不向右侧转头，枕头用平枕或微高枕。

五、眩晕不能仰头左转病例

姓名：姚某；性别：男；年龄：35 岁；就诊时间：2020-03-12。

主诉：头晕不适 1 月加重 3d。

现病史：患者于 1 月前无明显诱因出现头晕不适，未给予重视；3d 前晨起后头晕症状加重，伴有恶心、呕吐症状，为求进一步治疗，特于今日来我院门诊就诊。

既往史：既往体健，否认高血压病史，否认糖尿病史，否认脑梗死史，否认冠心病史，否认外伤史，否认手术史，否认输血史，无肝炎、结核等传染疾病史，预防接种史不详。

过敏史：否认药物、食物及其他物质过敏史。

望闻问切：神志清，面色善，纳尚可，寐安，二便调；舌淡红苔薄白，脉弦。

专科检查：颈椎前屈：40°；后伸：40°；左侧屈：45°，右侧屈：45°；左旋：70°；右旋：80°。颈椎棘突旁开压痛（-），脊柱无明显侧弯，右侧颈 4、颈 5 小关节后外侧压痛（+），右侧斜方肌及肩胛提肌中部捏痛（+++），椎间孔挤压试验（-），臂丛牵拉试验（-），压顶试验（-），病理反射未引出。

辅助检查（颈椎动力位 X 线片，见图 1-3-3-5）：

颈椎侧位示：颈椎生理性前突消失变直，诸椎间隙未见明显变窄。

颈椎过伸位示：颈 4、颈 5 椎体后缘连线成角。

颈椎过屈位示：椎体后缘连线僵硬，周围软组织未见异常征象。

B 超示：

（手法前）椎动脉：左内径 4.0mm，收缩末速度 54.2cm/s，舒张末速度 19.6 cm/s，平均速度 32.5cm/s，RI：0.64，PI：1.07。

（手法前）椎动脉：右内径 3.8mm，收缩末速度 42.5cm/s，舒张末速度 15.4 cm/s，平均速度 24.0cm/s，RI：0.64，PI：1.13。

（手法后）椎动脉：左内径 4.0mm，收缩末速度 43.9cm/s，舒张末速度 11.7cm/s，平均速度 22.3cm/s，RI：0.73，PI：1.45。

（手法后）椎动脉：右内径 3.8mm，收缩末速度 37.1cm/s，舒张末速度 12.4 cm/s，平均速度 21.6cm/s，RI：0.67，PI：1.14。

上述血管内径、走行正常，管壁厚度未见明显异常，内膜光滑，管腔清晰。

PW 示：脉冲多普勒取样容积置于上述血管内，录得全心动周期正向层流频谱，频谱形态正常，峰值流速及阻力指数正常。CDFI 示：彩色血流充填完整，血流方向正常。

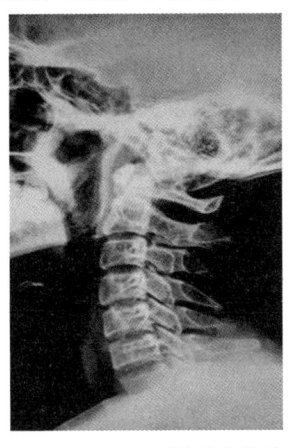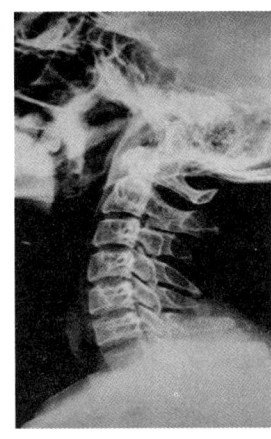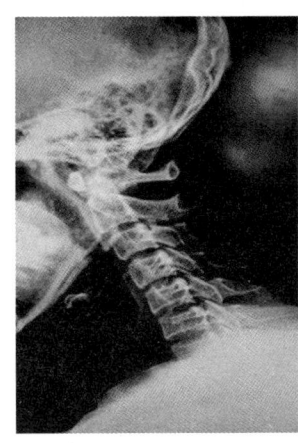

图 1-3-3-5　颈椎侧位、过伸位、过屈位 X 线片

西医诊断：椎动脉型颈椎病。

中医诊断：眩晕（痰湿中阻证）。

处理意见：

（1）注意：避免仰头、左转姿势。

（2）热敷药（自产制剂）：325g×2 包，湿热敷（右侧颈椎），1 包/次，1 次/d，30min/次。

（3）舒筋通络颗粒：13g×9 袋，2 盒，口服，3 次/d，1 袋/次。

（4）甲磺酸倍他司汀片：6mg×100 片，1 盒，12mg/次，口服，3 次/d。

（5）党氏手法定点整复治疗。

（6）天麻 12g，鹿衔草 12g，蒺藜 15g，钩藤 12g，红景天 10g。7 剂，1 剂/d，2 次/d，水煎 400mL，200mL/次，口服。

（7）中立位或微屈位颈椎牵引：1 次/d，20min/次，牵引重量 3.5kg。

按语：影像学表现不是很明显，只是在过伸位时颈 4、颈 5 椎体后缘略有成角，临床查体颈部的压痛点在颈 4、颈 5 右侧小关节的后外侧以及右侧斜方肌及肩胛提肌的中部附近，颈部椎动脉的超声检查示：左侧内径 4.0mm，收缩末速度 43.9cm/s；右侧内径 3.8mm，收缩末速度 42.5cm/s。左侧不管是管径还是流速都是优势一侧，所以根据头颈部旋转与椎动脉供血的规律，不建议患者左侧旋转，不建议患者仰头。通过党氏手法治疗颈 4、颈 5 后，患者明显可以感到眼前明亮了许多，视力也好像提高了不少，头晕的症状会立即缓解。切记颈椎牵引时一定要注意牵引的方向，否则会加重症状，本例患者采用中立位或微屈位牵引，如果仰头位牵引可能会使患者的头晕加重，这就是有些医院头晕不让牵引的原因。药物治疗与手法治疗会提高疗效，缩短病程。

六、眩晕不能仰头右转病例

姓名：张某；性别：男；年龄：22岁；就诊时间：2021-10-11。

主诉：颈部不适伴耳鸣1月。

现病史：患者于1月前无明显诱因出现颈部不适伴耳鸣，曾在耳鼻喉科检查治疗没有明显的异常且症状无明显改善，特于今日来我科门诊就诊。

既往史：否认高血压、心脏病、糖尿病，否认输血史，否认手术史。

过敏史：无。

专科检查：颈椎前屈：45°；后伸：45°；左侧屈：45°；右侧屈：45°；左旋：80°；右旋：80°。颈椎棘突压痛（-），脊柱无明显侧弯，右侧颈3、颈4小关节后外侧压痛（++），右侧颈4、颈5小关节后外侧压痛（++），右侧斜方肌及肩胛提肌中部捏痛（++），椎间孔挤压试验（-），臂丛牵拉试验（-），压顶试验（-），病理反射未引出。

望闻问切：神志清，面色善，纳可，寐安，二便调；舌淡红苔薄白，脉弦。

辅助检查（颈椎动力位X线片，见图1-3-3-6）：

颈椎侧位片示：颈椎生理前突消失变直，颈诸椎间隙无变窄，对应椎体缘未见骨质增生。周围软组织未见明显异常。

颈椎过伸位示：颈3、颈4、颈5椎体后缘连线不齐。

颈椎过屈位示：椎体后缘连线僵硬变直。

B超示：

（手法前）椎动脉：左内径3.0mm，收缩末速度49.6cm/s，舒张末速度9.1cm/s，平均速度18.3cm/s，RI：0.82，PI：2.2。

（手法前）椎动脉：右内径3.8mm，收缩末速度56.4cm/s，舒张末速度17.5cm/s，平均速度26.7cm/s，RI：0.69，PI：1.46。

（手法后）椎动脉：左内径3.0mm，收缩末速度41.9cm/s，舒张末速度4.6cm/s，平均速度16.0cm/s，RI：0.89，PI：2.33。

（手法后）椎动脉：右内径3.8mm，收缩末速度64.0cm/s，舒张末速度14.5cm/s，平均速度27.4cm/s，RI：0.77，PI：1.81。

上述血管内径、走行正常，管壁厚度未见明显异常，内膜光滑，管腔清晰。PW示：脉冲多普勒取样容积置于上述血管内，录得全心动周期正向层流频谱，频谱形态正常，峰值流速及阻力指数正常。CDFI示：彩色血流充填完整，血流方向正常。

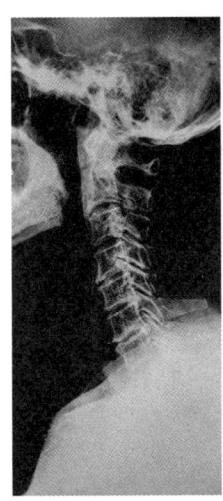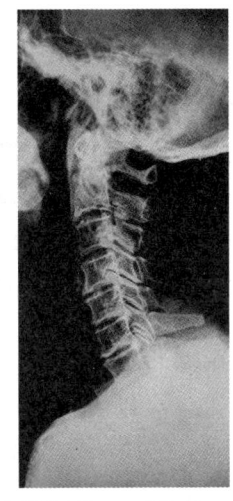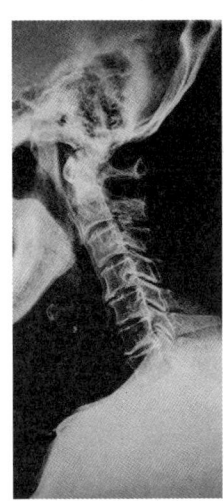

图 1-3-3-6　颈椎侧位、过伸位、过屈位 X 线片

西医诊断：椎动脉型颈椎病。

中医诊断：①颈痹；②耳鸣（肝肾不足）。

治疗意见：

（1）注意：避免右转、仰头活动。

（2）天麻 12g，鹿衔草 12g，蒺藜 15g，钩藤 12g，红景天 10g。7 剂，1 剂/d，2 次/d，水煎 400mL，200mL/次，口服。

（3）甲磺酸倍他司汀片：共 1 盒，6mg/次，3 次/d，口服。

（4）党氏手法颈椎定点整复治疗：隔日 1 次，共 3 次。

按语：此例患者的临床症状仅有颈部不适以及耳鸣 1 月，从骨科角度来讲如果不查体是不会诊断为颈椎病的，更不会想到是颈椎引起的耳鸣，但是通过我们详细查体后发现患者颈部右侧在颈 3、颈 4、颈 5 椎体小关节的后外侧压痛明显，颈部椎动脉的超声检查结果显示：左侧内径 3.0mm，收缩末速度 49.6cm/s，舒张末速度 9.1cm/s；右侧内径 3.8mm，收缩末速度 56.4cm/s，舒张末速度 17.5cm/s。通过行党氏手法治疗后左侧内径 3.0mm，收缩末速度 41.9cm/s，舒张末速度 4.6cm/s；右侧内径 3.8mm，收缩末速度 64.0cm/s，舒张末速度 14.5cm/s。椎动脉的供血明显增加，颈部的压痛点消失，耳鸣也减轻很多，通过治疗性诊断考虑耳鸣是由于颈椎引起的，可能是由于椎动脉的供血减少出现的，本身颈椎的压痛在右侧，右侧椎动脉较左侧供血好，如果右侧有问题就会明显地影响到血供而出现症状，临床上用中药汤剂以及甲磺酸倍他司汀的目的就是为了改善循环增加椎动脉的血供，结合 X 线片，所以一定要患者注意近期不要仰头，不向右侧转头，枕头用平枕或微高枕。

七、眩晕不能低头左转病例

姓名：李某，性别：女，年龄：41岁，就诊时间：2021-11-15。

主诉：头晕不适3月，加重3d。

现病史：患者于3月前无明显诱因出现头晕不适，于外院进行治疗后症状稍缓解，之后头晕时作时止，无明显恶心呕吐；3d前劳累后症状突然加重，为求进一步综合治疗，特今日来我科门诊就诊。

流行病调查：近期无发热、咳嗽、乏力等，无新冠疫情中高风险区旅居史。

既往史：否认高血压、心脏病、糖尿病，否认输血史，承认胆结石术后。

过敏史：无。

专科检查：颈椎前屈：45°；后伸：45°；左侧屈：45°；右侧屈：45°；左旋：70°；右旋：70°。颈椎棘突压痛（-），脊柱无明显侧弯，右侧颈2、颈3小关节后外侧压痛（++），右侧颈3、颈4小关节后外侧压痛（++），右侧斜方肌及肩胛提肌中部捏痛（++），椎间孔挤压试验（-），臂丛牵拉试验（-），压顶试验（-），病理反射未引出。

望闻问切：神志清，面色善，纳可，寐安，二便调；舌淡红苔薄白，脉弦滑。

辅助检查（颈椎动力位X线片，见图1-3-3-7）：

颈椎侧位示：颈椎生理曲度变直，椎列连续；颈5~颈7椎体缘可见骨质增生改变，颈5~颈6椎间隙变窄。

颈椎过伸位示：椎体后缘连线欠光整。

颈椎过屈位示：颈3椎体后缘起双边征，颈4、颈5椎体后缘轻度成角；周围软组织未见异常征象。

B超示：

（手法前）椎动脉：左内径3.4mm，收缩末速度35.8cm/s，舒张末速度14.5cm/s，平均速度23.6cm/s，RI：0.60，PI：0.90。

（手法前）椎动脉：右内径2.7mm，收缩末速度38.9cm/s，舒张末速度16.0cm/s，平均速度26.2cm/s，RI：0.59，PI：0.94。

（手法后）椎动脉：左内径3.4mm，收缩末速度48.0cm/s，舒张末速度19.1cm/s，平均速度30.5cm/s，RI：0.60，PI：0.95。

（手法后）椎动脉：右内径2.7mm，收缩末速度49.6cm/s，舒张末速度20.6cm/s，平均速度30.5cm/s，RI：0.58，PI：0.95。

上述血管内径、走行正常，管壁厚度未见明显异常，内膜光滑，管腔清晰。

PW 示：脉冲多普勒取样容积置于上述血管内，录得全心动周期正向层流频谱，频谱形态正常，峰值流速及阻力指数正常。CDFI 示：彩色血流充填完整，血流方向正常。

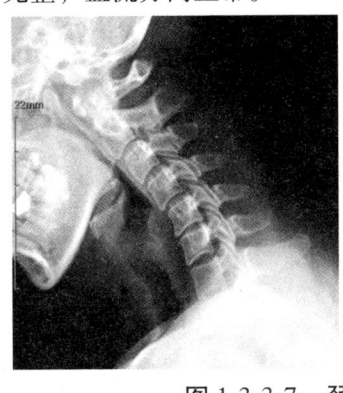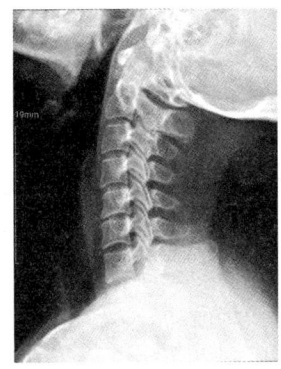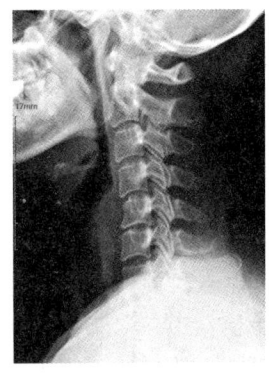

图 1-3-3-7　颈椎侧位、过伸位、过屈位 X 线片

西医诊断：椎动脉型颈椎病。

中医诊断：眩晕（气滞痰凝证）。

治疗意见：

（1）注意：避免低头活动，避免颈椎左旋运动，禁用高枕。

（2）天麻 12g，鹿衔草 12g，蒺藜 15g，钩藤 12g，红景天 12g。7 剂，1 剂/d，2 次/d，水煎 400mL，200mL/次，口服。

（3）甲磺酸倍他司汀片：共 1 盒，6mg/次，2 次/d，口服。

（4）热敷药（自产制剂）：325g×2 包，湿热敷（颈部），1 包/次，1 次/d，30min/次。

（5）针灸治疗：1 次/d（百会、头维、太阳、印堂、风池）。

（6）中立位行党氏手法定点整复治疗。

（7）中立位坐位颈椎牵引：1 次/d，20min/次，牵引重量 3.5kg。

按语：此例患者 3 月来反复发作头晕，查体颈 2、颈 3、颈 4 椎体右侧小关节后外侧压痛明显，斜方肌以及肩胛提肌靠近脊柱侧有明显压痛，动力位 X 线片示过屈位从颈 3 椎体开始向下后缘出现双边征，而且颈 3、颈 4、颈 5 椎体后缘轻度成角，中立位仍有轻度旋转，过伸位旋转消失，椎动脉的超声结果左侧椎动脉管径 3.4mm，右侧 2.7mm，右侧明显变细，根据我们要求患者低头时 X 线片处于最异常状态，所以要求患者尽量不要低头，不要左侧旋转，做手法以及颈椎牵引时也要求在过伸位或中立位的姿势下做。注意平时不要低头，不能枕高枕，锻炼时低头姿势需要抗阻力锻炼，同时应用协议处方中药解痉扩血管，用西药甲磺酸倍他司汀扩张椎动脉改善供血，另外用针灸对症治疗。

八、眩晕不能低头右转病例

姓名：王某；性别：男；年龄：39岁；就诊时间：2021-10-11。

主诉：颈部疼痛伴耳鸣10年。

现病史：患者于10年前无明显诱因出现颈部疼痛伴耳鸣，时轻时重，自行购买膏药与颈椎枕进行治疗，今日为求进一步治疗，来我科门诊就诊。

流行病调查：近期无发热、咳嗽、乏力等，无新冠疫情中高风险区旅居史。

既往史：承认高血压，否认心脏病、糖尿病，否认输血史，否认手术史。

过敏史：无。

专科检查：颈椎前屈：45°；后伸：45°；左侧屈：45°；右侧屈：45°；左旋：70°；右旋：60°。颈椎棘突压痛（-），脊柱无明显侧弯，右侧颈3、颈4小关节后外侧压痛（++），右侧斜方肌及肩胛提肌中部捏痛（+++），椎间孔挤压试验（-），臂丛牵拉试验（-），压顶试验（-），病理反射未引出。

望闻问切：神志清，面色差，纳可，寐尚，可二便调；舌红苔薄白，脉滑。

辅助检查（颈椎动力位X线片，见图1-3-3-8）：

颈椎侧位示：颈椎生理前突存在，椎间隙未见变窄，对应椎体缘无骨质增生。

颈椎过伸位示：椎体后缘连线尚光整。

颈椎过屈位示：颈3、颈4椎体后缘连线成角。

B超示：

（手法前）椎动脉：左内径3.7mm，收缩末速度44.2cm/s，舒张末速度12.2cm/s，平均速度19.1cm/s，RI：0.72，PI：1.68。

（手法前）椎动脉：右内径4.2mm，收缩末速度43.5cm/s，舒张末速度15.2cm/s，平均速度22.9cm/s，RI：0.65，PI：1.23。

（手法后）椎动脉：左内径3.7mm，收缩末速度41.2cm/s，舒张末速度12.2cm/s，平均速度21.3cm/s，RI：0.70，PI：1.36。

（手法后）椎动脉：右内径4.2mm，收缩末速度38.9cm/s，舒张末速度13.7cm/s，平均速度21.3cm/s，RI：0.65，PI：1.18。

上述血管内径、走行正常，管壁厚度未见明显异常，内膜光滑，管腔清晰。

PW示：脉冲多普勒取样容积置于上述血管内，录得全心动周期正向层流频谱，频谱形态正常，峰值流速及阻力指数正常。CDFI示：彩色血流充填完整，血流方向正常。

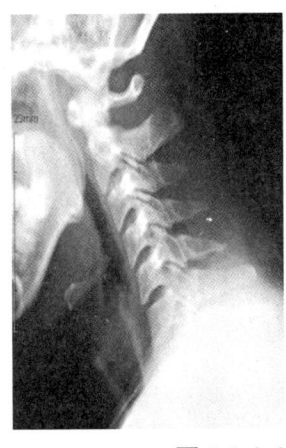 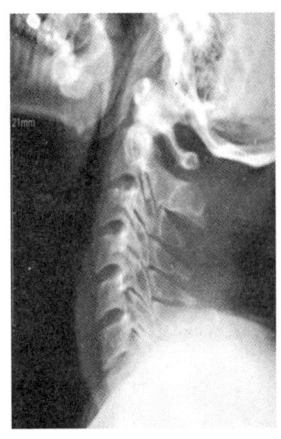 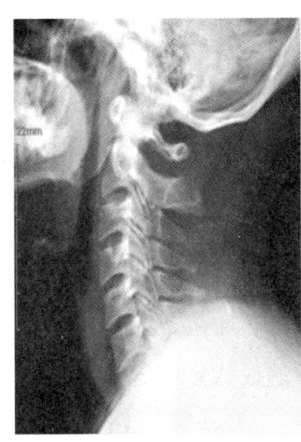

图 1-3-3-8　颈椎侧位、过伸位、过屈位 X 线片

西医诊断：椎动脉型颈椎病。

中医诊断：痹证（气滞血瘀证）。

治疗意见：

（1）注意：避免低头活动，避免颈椎右旋运动。

（2）天麻 12g，鹿衔草 12g，蒺藜 15g，钩藤 12g，红景天 10g。7 剂，1 剂/d，2 次/d，水煎 400mL，200mL/次，口服。

（3）甲磺酸倍他司汀片：共 1 盒，6mg/次，2 次/d，口服。

（4）舒筋通络颗粒：13g×2 盒，3 次/d，1 袋/次。

（5）中立位行党氏手法定点整复治疗：2 次。

（6）中立位颈椎坐位牵引：1 次/d，20min/次，牵引重量 4kg。

二诊（2021-10-20）：患者晨起症状几乎消失，下午会有间断反复；查体：颈椎棘突压痛（-），脊柱无明显侧弯，右侧颈 3、颈 4 小关节后外侧压痛（+），右侧斜方肌及肩胛提肌中部压痛（+），椎间孔挤压试验（-），臂丛牵拉试验（-），压顶试验（-），病理反射未引出。

给予：

（1）天麻 12g，鹿衔草 12g，蒺藜 15g，钩藤 12g，红景天 10g。7 剂，1 剂/d，2 次/d，水煎 400mL，200mL/次，口服。

（2）中立位行党氏手法定点整复治疗 2 次。

按语：颈部疼痛的病人太多了，同时伴随有耳鸣的也不少，但是想到是颈椎病来骨科看病的人比较少，大多是到耳鼻喉科就诊。过去由于颈椎引起的眩晕找不到明确的致病部位，所以经常将它解释为寰枢椎半脱位，实际上是理解为椎动脉第 3 段有问题，加上不标准的一个张口位片，使这个不准确的诊断容易成立，再加上有一部分头晕的患者牵引后症状缓解，另一部分牵引后症状加重，找不到规律，所以不建议进行牵引。实际上我们根据颈椎的动力位X线片找到了影像学的病变责任椎间隙，另外通过查体找到了颈椎病的真实确切压痛点（党氏压痛点），在病变椎间隙的小关节后外侧，另外根据椎动脉的超声检查找出两侧椎动脉的差距，根据颈部旋转时椎动脉的压迫规律，尽量不让患者向椎动脉的优势侧旋转，结合我们颈椎病的动力位X线片的姿势要求，同时运用党氏手法治疗，颈椎的个体化方向的牵引（没有发生过牵引后症状加重的情况），患者椎动脉的供血量会明显增多，结合我们的经验使用有平肝潜阳、祛风止晕以及扩张血管、缓解痉挛作用的中药，患者的症状会快速缓解。

第四节　行走不利及束带样感觉

一、脊髓型颈椎病不能仰头病例

姓名：魏某；**性别**：男；**年龄**：51岁；**就诊时间**：2021-10-11。

主诉：右上肢麻木1月加重3d。

现病史：患者1月前因伏案久坐后出现颈右上肢不适，不伴视物旋转，不伴听力下降，不伴耳鸣，伴右上肢放射性疼痛麻木，不伴踩棉花感、胸部束带感，于院外诊所行针灸等理疗后，症状缓解，此后每因伏案久坐后感上述症状加重，未予以系统治疗。近3d，患者右上肢麻木不适症状加重，为求进一步治疗，特来我科门诊就诊。

既往史：承认高血压病史，否认糖尿病、心脏病，否认输血史，承认痛风石清除术后。

过敏史：否认过敏史。

望闻问切：神志清，面色善，纳可，寐安，二便调；舌淡红苔薄白，脉弦。

专科检查：颈椎前屈：45°；后伸：45°；左侧屈：45°；右侧屈：35°；左旋：70°；右旋：80°。脊柱无明显侧弯，颈椎棘突压痛（-），左侧颈4小关节后外侧压痛（++），左侧斜方肌及肩胛提肌中部捏痛（+++），椎间孔挤压试验（+），臂丛牵拉试验（-），压顶试验（+），双侧上下肢感觉正常，双侧上下肢力量正常，霍夫曼征（+），巴宾斯基征（-）。

辅助检查（颈椎动力位X线片，见图1-3-4-1）：

颈椎侧位示：颈椎生理曲度变直，椎列连续；颈4椎体缘可见骨质增生改变，颈4~颈7椎间隙变窄。

过伸位示：椎体后缘连线欠光整。
过屈位示：椎体后缘连线僵硬，周围软组织未见异常征象。

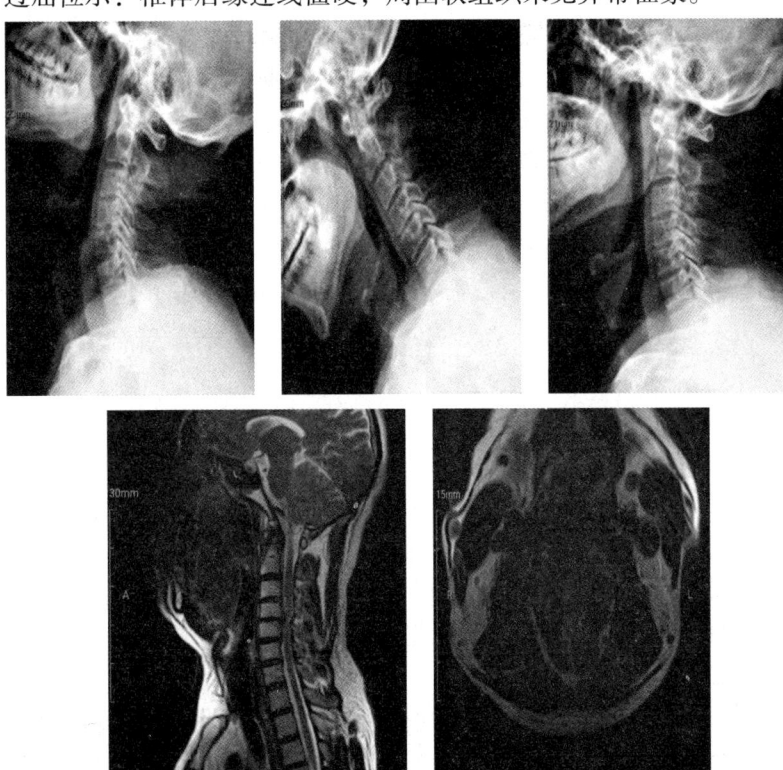

图1-3-4-1　颈椎侧位、过伸位、过屈位X线片

颈椎MRI示：颈椎曲度变直，序列尚可，各椎体前缘略变尖。各颈椎间盘不同程度T2WI信号减低。颈5～颈7椎间盘局限性向后方突出，颈4～颈5椎间盘局限性向右后方突出，其后硬膜囊及颈髓受压，相应节段脊髓可见小条状稍长T1、稍长T2信号影，界欠清，相应节段椎管狭窄，椎管内未见其他异常，椎旁软组织正常，其他未见异常。

西医诊断：脊髓型颈椎病。

中医诊断：痹证（气滞血瘀证）。

处理意见：

（1）注意：注意枕头高低，避免仰头动作，注意安全，避免外伤。

（2）甲钴胺片（弥可保片）：500μg×1盒，500μg/次，2次/d，口服。

（3）马栗种子提取物：0.4g×20粒，2盒，0.8g/次，2次/d，口服。

（4）热敷药（自产制剂）：325g×2包，湿热敷（颈椎左侧），1包/次，2次/d，30min/次。

(5) 党氏手法定点整复治疗：1 次/d，共 3 次。

按语：本例患者年龄 51 岁，看似年龄不大，病程只有 1 月加重 3d，但是临床查体患者霍夫曼征为阳性，而且 MRI 检查有椎间盘脱出硬膜囊受压，黄韧带肥厚，以及相应阶段椎管狭窄，属于脊髓型颈椎病的诊断无疑，因为有病理反射就说明脊髓压迫明显，就有手术的指征。但是患者以前没有症状，出现症状仅 1 月，查体左侧颈 4 小关节后外侧压痛，左侧斜方肌及肩胛提肌中部压痛，X 线片显示颈椎过伸位颈 4 和颈 5 后缘不齐加重，所以患者理论上首先是不能仰头，另外脊髓从前后都受到压迫，建议平时一定要注意安全避免受伤，注意绝对不要仰头。因为患者近 1 月的症状属于突发性的，一般是由于患者不良姿势，多是仰头引起的，对于此类患者手法时一定要注意切忌暴力操作，我们在中立位时行脊柱牵引状态下定点整复手法（党氏手法），不会出现安全问题，而且患者如果牵引，要求是在中立位下牵引，避免过伸位牵引，常规状态下患者出现的症状经治疗会很快缓解，但是出现的病理反射会持续很长时间，甚至终身，另有一部分患者注意颈部不要过度后仰，加上用药后脊髓的部分变性还有可能出现部分逆转。

二、脊髓型颈椎病不能低头病例

姓名：荆某；性别：男；年龄：32 岁；就诊时间：2020 – 03 – 23。

主诉：颈部不适伴双上肢麻木、下肢无力 1 月，加重 2 周。

现病史：患者于 1 月前无明显诱因出现颈部间断性不适，双上肢麻木，未予重视，休息后稍减轻。半个月前患者再次出现颈部不适，双上肢麻木症状加重，双上肢精细活动受限，双下肢行走可见踩棉花感症状，双腿乏困无力，行走以及站立不稳，需借助拐杖，于我院行颈椎 MRI 检查，诊断为颈椎间盘脱出伴脊髓病，建议住院治疗，患者拒绝，门诊予口服药物治疗（具体不详），患者症状稍缓解。患者及家属为求系统中西医结合治疗，遂来我院就诊，门诊以"颈椎间盘脱出伴脊髓病"之诊断收住入院。

既往史：既往体健，否认高血压病史，否认糖尿病史，否认脑梗死史，否认冠心病史，否认外伤史，否认手术史，否认输血史，无肝炎、结核等传染疾病史，预防接种史不详。

过敏史：否认药物、食物及其他物质过敏史。

望闻问切：神志清，精神可，纳可，寐安，二便调；舌红苔薄白，脉浮紧。

专科检查：颈椎前屈：40°；后伸：40°；左侧屈：40°；右侧屈：40°；左旋：60°；右旋：55°。脊柱无明显侧弯，右侧颈 4 小关节后外侧压痛（++），右侧颈 5 小关节后外侧压痛（+），右侧斜方肌及肩胛提肌中部捏痛（++），双侧斜方肌肌张力增高，双侧肘关节平面以下感觉减退，双侧肱二头肌肌力、腕伸肌肌力Ⅳ级,肱三头肌、手指屈肌肌力Ⅳ级,张力增高,左侧股四头肌、踝背伸、跨背伸Ⅳ⁻级,右侧关键肌肉肌力Ⅳ级,膝跳反射、跟腱反射活跃,椎间孔挤压试验(-),臂丛牵拉试验(-),双侧Hoffmann征(+),左侧Babinski征、Chaddock征(+),右侧Babinski征、Chaddock征(-),双侧Kernig征及Brudzinski征阴性。

MRI示:双侧大脑半球对称,左侧丘脑、双侧侧脑室旁及额、顶叶白质区多发斑点及小斑片状稍长T1、稍长T2信号,T2-FLAIR序列呈高信号,脑室系统完整,中线结构居中,脑沟、裂无增宽、加深。DWI序列示脑实质内未见弥散受限异常信号影。

颈椎曲度变直,序列可,部分椎体前缘增生变尖,各椎间盘于T2WI序列信号减低;颈2~颈3、颈3~颈4、颈4~颈5、颈5~颈6、颈6~颈7椎间盘向后局限性突出,其后硬膜囊受压变平,相应椎管变窄,以颈5~颈6为著;颈段脊髓形态、信号未见异常,未见脊髓受压改变,椎管内未见其他异常,椎旁软组织清晰(颈椎动力位X线片见图1-3-4-2)。

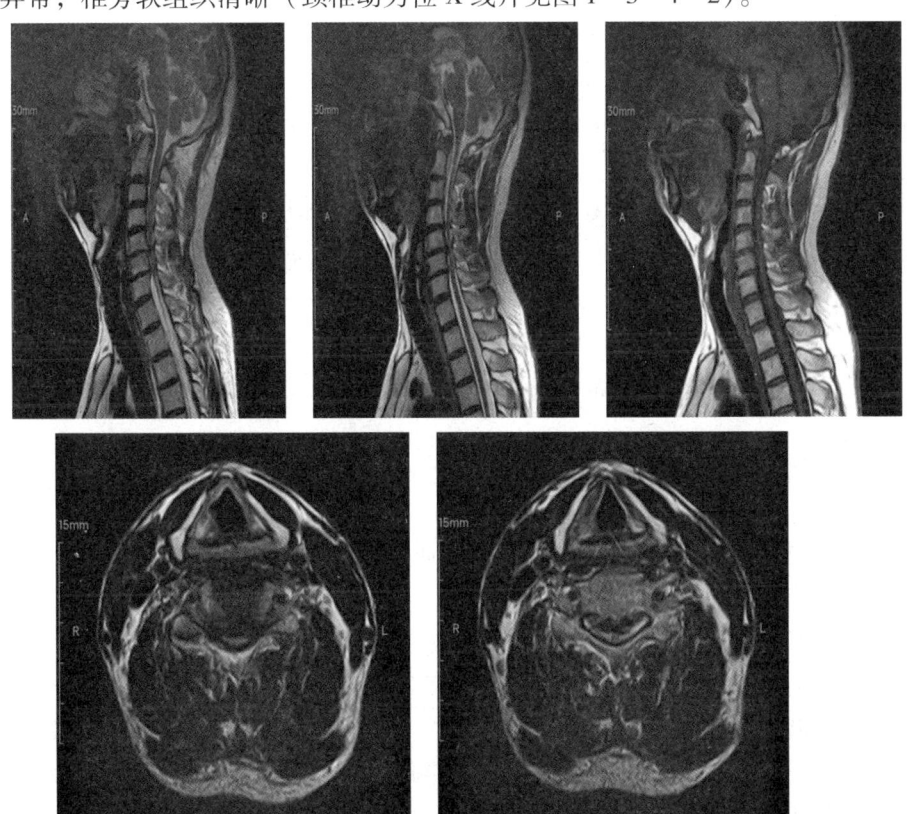

图1-3-4-2 颈椎侧位、过伸位、过屈位X线片

西医诊断：脊髓型颈椎病。

中医诊断：痿证（瘀血内阻证）。

处理意见：建议住院手术治疗。

按语：本例患者因为突然出现肢体无力、活动受限，开始曾怀疑有脑梗死的因素，经过查头颅以及颈椎的 MRI 后发现颈椎压迫脊髓的情况很严重，结合患者出现明显的病理反射，而且患者限制颈部活动 10 余天症状没有明显缓解，所以告诉患者必须手术。

第五节　麻　木

一、颈椎病伴全手麻木（斜角肌综合征）病例

姓名：於某；性别：女；年龄：78 岁；就诊时间：2020 - 04 - 21。

主诉：颈部疼痛伴双手麻木 2 年，加重 3 月。

现病史：患者 2 年前无明显诱因出现颈部疼痛、双手麻木，未予治疗，间断发作，时轻时重，1 年前就诊于外院，诊断为"颈椎病"，对症处理后症状减轻。近 3 月来上述症状加重，未予处理，现为求进一步中西医结合系统诊治，遂就诊于我科门诊。

既往史：既往体健，否认高血压病史，否认糖尿病史，否认脑梗死史，否认冠心病史，否认外伤史，否认手术史，否认输血史，无肝炎、结核等传染疾病史，预防接种史不详。

过敏史：否认药物、食物及其他物质过敏史。

望闻问切：神志清，面色善，纳尚可，寐安，二便调；舌淡红苔薄白，脉浮紧。

专科检查：颈椎前屈：45°；后伸：45°；左侧屈：45°；右侧屈：45°；左旋：80°；右旋：80°。颈椎棘突压痛（-），脊柱轻度侧弯，右侧颈 4、颈 5 小关节后外侧压痛（++），右侧斜方肌及肩胛提肌中部捏痛（++），右侧斜方肌及肩胛提肌中部肌肉痉挛伴条索感，双侧胸锁乳突肌压痛（+），颈部斜方肌广泛压痛，椎间孔挤压试验（-），臂丛牵拉试验（-），前中斜角肌间隙处压痛（+）并向手部放射，压顶试验（-），病理反射未引出。

辅助检查（颈椎动力位 X 线片，见图 1-3-5-1）：

颈椎侧位示：颈椎生理曲度变直，椎体序列连续；颈 2 ~ 颈 7 椎体缘可见骨质增生改变，颈 4 ~ 颈 5 椎间隙变窄。

颈椎过伸位示：颈 4、颈 5 椎体后缘连线欠光整，呈台阶样改变。

颈椎过屈位示：椎体后缘连线僵硬并轻度成角，项韧带局部钙化。

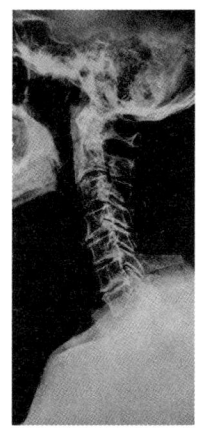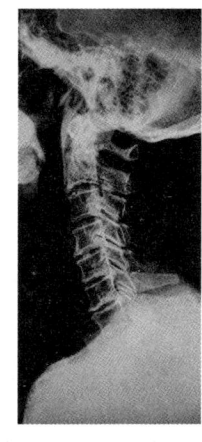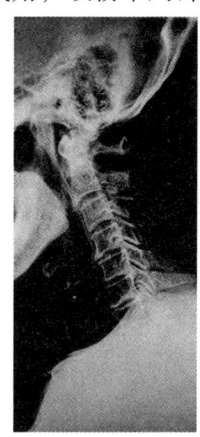

图 1-3-5-1　颈椎侧位、过伸位、过屈位 X 线片

西医诊断：①颈椎病；②斜角肌综合征。

中医诊断：痹证（气滞血瘀证）。

处理意见：

（1）注意：避免长时间仰头活动，微高枕，避免侧卧。

（2）热敷药（自产制剂）：325g×2 包，湿热敷（颈椎右侧、双侧前中斜角肌处），1 包/次，2 次/d，30min/次。

（3）双氯芬酸钠双释放肠溶胶囊：75mg×20 片，1 盒，口服，2 次/d，75mg（1 粒）/次。

（4）甲钴胺片：0.5mg×1 盒，口服，2 次/d，75mg/次。

（5）盐酸乙哌立松：50mg×1 盒，口服，2 次/d，1 粒/次。

（6）在中立位行党氏手法定点整复治疗。

（7）屈曲位颈椎牵引：20min/次，1 次/d，牵引重量 3kg。

按语：常规来说手的麻木大多情况下都考虑是颈椎引起的，或者从糖尿病角度考虑属于糖尿病末梢神经改变，但是如果详细地查体会发现，以上两种原因引起的手部麻木是比较少的，临床上最多的是因为姿势不良引起的前斜角肌综合征或胸廓出口综合征，其次是腕管综合征，以及迟发性尺神经沟炎。前斜角肌综合征或胸廓出口综合征绝大部分是由于姿势不良使通过于前中斜角肌处的臂丛神经受到刺激或压迫而出现症状，临床上出现最多的是侧卧位时位于下方的上肢会出现麻木症状，或者是在骑车时双手上抬时间长即出现麻木，姿势纠正时症状就会消失，查体压迫局部只要是能复制出来症状，才可以诊断，而颈椎病压迫神经引起的症状，它的麻木一般是持续性的，与神经根的绝对支配区有明显的相关性，颈 5～颈 6 椎间隙引起的颈 6 神经根压迫或刺激会出现拇指的感觉减退（麻木），颈6～颈7椎间隙有问题引起的颈7神经根压迫或刺激会出现中指的感觉减退（麻木），颈7、胸1椎间隙引起的颈8神经根的问题有小指的感觉减退（麻木），临床上出现手的麻木一定要详细地查体看麻木的具体部位与范围，才有可能做出诊断与鉴别诊断。本例患者从颈椎病角度讲责任椎间隙是颈4、颈5阶段，动力位X线片是过伸位有台阶，所以建议避免仰头，不枕颈椎枕，屈曲位或者中立位牵引。从斜角肌综合征来说可以微高枕，尽量不要向症状重的一侧侧卧，减少颈部肌肉的锻炼。另外用自产制剂局部湿热敷及松弛肌肉药、消炎止痛药、营养神经药辅助治疗。

二、颈椎病伴正中神经压迫病例

姓名：王某；性别：男；年龄：32岁；就诊时间：2020-03-09。

主诉：颈部疼痛伴左手麻木1月，加重3d。

现病史：患者于1月前无明显诱因突发颈部疼痛伴左手麻木，于外院门诊治疗（具体用药用量不详），效果尚可。3d前手指麻木明显加重，现患者为求进一步治疗，遂于今日来我科就诊。

既往史：既往体健，否认高血压病史，否认糖尿病史，否认脑梗死史，否认冠心病史，否认外伤史，否认手术史，否认输血史，无肝炎、结核等传染疾病史，预防接种史不详。

过敏史：否认药物、食物及其他物质过敏史。

望闻问切：神志清，面色善，纳可，寐安，二便调；舌红苔薄白，脉浮紧。

专科检查：颈椎前屈：45°；后伸：45°；左侧屈：45°；右侧屈：45°；左旋：80°；右旋：75°。脊柱无明显侧弯，右侧颈3小关节后外侧压痛（++），右侧颈4小关节后外侧压痛（+），右侧斜方肌及肩胛提肌中部捏痛（++），右侧斜方肌及肩胛提肌上部可触及条索样肌肉结节，椎间孔挤压试验（-），臂丛牵拉试验（-），压顶试验（-），病理反射未引出，左右的前、中斜角肌间隙无明显压痛以及放射痛，右侧上肢及腕部无压痛，左侧腕部掌侧压痛，并向左手拇指、食指、中指放射，左手桡侧三个半手指感觉减退。

辅助检查（颈椎动力位X线片，见图1-3-5-2）：

颈椎侧位示：颈椎生理曲度变直；颈3～颈7椎体缘可见骨质增生改变，颈3椎体上缘见局限性凹陷影，颈3～颈4椎间隙相对变窄；前纵韧带点状钙化，颈5～颈6水平项韧带点状钙化。

颈椎过伸位示：椎体后缘连线欠光整。

颈椎过屈位示：椎体后缘连线僵硬变直。

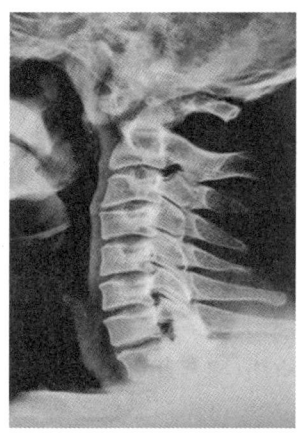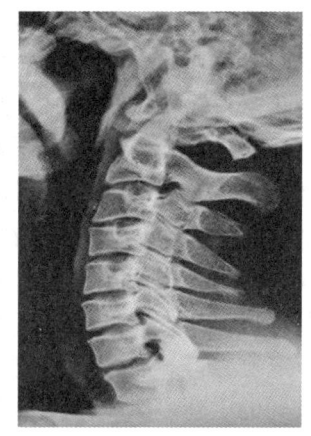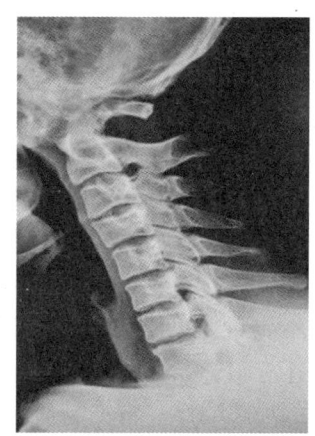

图 1-3-5-2 颈椎侧位、过伸位、过屈位 X 线片

西医诊断：①颈椎病；②腕管综合征。

中医诊断：痹证（气滞血瘀证）。

处理意见：

（1）注意：避免仰头活动，手腕减少活动。

（2）中立位颈椎牵引：1 次/d，30min/次，牵引重量 4kg。

（3）热敷药（自产制剂）：235g×2 包，湿热敷（颈部、左腕部），1 包/次，2 次/d，30min/次。

（4）中药定痛膏穴位贴敷：4 次，1 次/d（颈部、左腕部掌侧）。

（5）甲钴胺片：0.5mg×1 盒，口服，3 次/d，1 片/次。

（6）祛风止痛胶囊：0.3g×54 粒，2 盒，口服，3 次/d，4 粒/次。

（7）马栗种子提取物：0.8g×20 片，2 盒，口服，2 次/d，2 片/次。

（8）党氏手法定点整复治疗。

二诊：患者颈部症状已消失，手指麻木略有减轻。

处理意见：

（1）甲钴胺片：0.5mg×1 盒，3 次/d，1 片/次。

（2）热敷药（自产制剂）：235g×3 包，湿热敷（左腕部），1 包/次，2 次/d，30min/次。

（3）定痛膏（自产制剂）穴位贴敷：4 次，1 次/d（左腕部掌侧）。

（4）避免仰头活动，手腕减少活动。

三诊：颈肩部症状未再出现，手指麻木明显减轻。

处理意见：同二诊。

按语：本例患者主诉为颈部疼痛伴左手麻木 1 月，加重 3d。从常规考虑是颈椎病引起的，但是通过我们详细的查体发现，患者颈部的压痛点在颈部右侧颈3以及颈4的小关节后侧附近，另外在右侧的肩胛提肌与斜方肌中部，前斜角肌与中斜角肌间隙无明显压痛，右上肢及手查体无异常，反而左腕部掌侧压痛明显，并向左手拇指、食指、中指放射，左手桡侧三个半手指感觉减退。从查体看颈椎病在右侧而手麻在左侧，明显不是一个原因引起的，结合颈椎的过伸位 X 线片示椎体后缘连线欠光整，考虑颈部的症状与颈椎病有关系，结合党氏手法的"查、定、牵、整、观"，确定患者颈椎病的责任椎间隙为颈3、颈4以及颈4、颈5，所以采用党氏手法治疗，并要求患者平时不能仰头。另外根据患者左手腕部的查体情况以及感觉支配区域，考虑患者还有腕管综合征的可能，一定要告诉患者减少左腕部的活动，并进行左腕部的局部治疗（自产制剂热敷药的中药湿热敷以及自产的膏药腕部贴敷治疗），同时运用消肿药物以及营养神经的甲钴胺口服，颈椎病治疗1周，腕管综合征治疗1月后病情均有所缓解。

三、颈椎病伴尺神经压迫病例

姓名：程某；性别：女；年龄：37 岁；就诊时间：2020 - 05 - 21。

主诉：颈部疼痛伴右手麻木 3d。

现病史：患者于 3d 前因熬夜加班后出现颈部疼痛伴右手麻木，未予治疗，现为求系统诊治，遂就诊于我科门诊。

既往史：既往体健，否认高血压病史，否认糖尿病史，否认脑梗死史，否认冠心病史，否认外伤史，否认手术史，否认输血史，无肝炎、结核等传染疾病史，预防接种史不详。

过敏史：否认药物、食物及其他物质过敏史。

望闻问切：神志清，面色善，纳可，寐安，二便调；舌红苔薄白，脉浮。

专科检查：颈椎前屈：45°；后伸：45°；左侧屈：45°；右侧屈：45°；左旋：80°；右旋：80°。脊柱无明显侧弯，右侧颈3小关节后外侧压痛（++），右侧颈4小关节后外侧压痛（+），右侧斜方肌及肩胛提肌上部捏痛（+），右侧斜方肌及肩胛提肌中部可触及条索样肌肉结节，椎间孔挤压试验（-），臂丛牵拉试验（-），压顶试验（-），病理反射未引出，双侧前、中斜角肌间隙处无压痛及放射痛，左侧尺神经沟处无压痛，右侧尺神经沟压痛并向右手小指放射，右手小指以及无名指尺侧感觉减退，夹纸试验（+）。

辅助检查（颈椎动力位 X 线片，见图 1-3-5-3）：

颈椎侧位示：颈椎生理曲度变直，颈5、颈6椎体缘骨质增生，颈椎椎间隙未见明显狭窄；部分椎小关节骨质增生硬化，间隙模糊；项韧带钙化。

颈椎过伸位示：椎体后缘连线欠光整，呈台阶样改变。

颈椎过屈位示：椎体后缘连线僵硬变直。

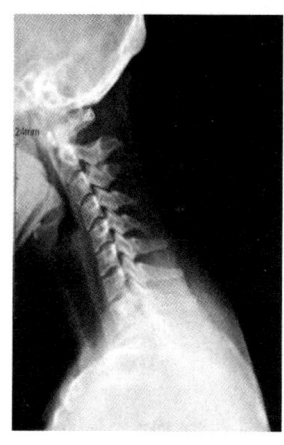 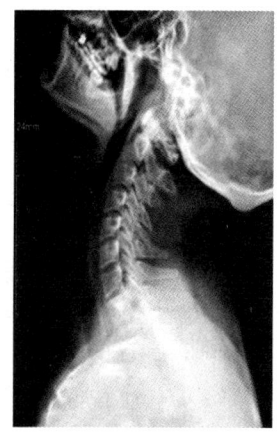 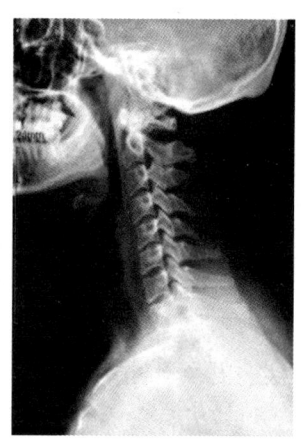

图 1-3-5-3　颈椎侧位、过伸位、过屈位 X 线片

西医诊断：①颈椎病；②尺神经沟炎。

中医诊断：痹证（风寒湿痹证）。

处理意见：

（1）注意：保暖，减少肘关节活动，避免仰头活动。

（2）热敷药（自产制剂）：235g×2 包，湿热敷（颈部、右肘内侧），1 包/次，2 次/d，30min/次。

（3）中药定痛膏穴位贴敷：4 次，1 次/d（颈部、右肘内侧）。

（4）甲钴胺片：0.5mg×1 盒，3 次/d，1 片/次。

（5）祛风止痛胶囊：0.3g×54 粒，2 盒，口服，3 次/d，1.2g（4 粒）/次。

（6）党氏手法定点整复治疗：1 次/d，共 3 次。

（7）颈椎屈曲位牵引：1 次/d，20min/次，牵引重量 4kg。

按语：本例患者颈部疼痛伴右手麻木 3d 为主诉，因为熬夜加班后出现，首先考虑的是颈椎病，并且颈椎查体有明显阳性体征，查体可见右侧颈 3 小关节后外侧压痛（++），右侧颈 4 小关节后外侧压痛（+），右侧斜方肌及肩胛提肌上部压痛（++），右侧斜方肌及肩胛提肌中部可触及条索样肌肉结节，结合颈椎的动力位 X 线片过伸位示：椎体后缘连线欠光整，呈台阶样改变。说明患者的颈椎病变间隙在颈 3~颈 4、颈 4~颈 5 两个间隙，从神经的绝对支配区来说，它是不涉及小指的，所以麻木要考虑其他原因，查体斜角肌处无压痛，在右侧肘部尺神经沟处有压痛而且向尺侧一个半手指放射，并有感觉减退，夹纸试验阳性说明骨间肌有问题，而且压迫尺神经已经较长时间了，是尺神经压迫的问题，不是颈 8 神经根（颈 7 胸 1 椎间隙发出的神经，绝对支配区管小指的感觉）的问题。颈椎病与尺神经沟炎一同治疗。患者发病时间短，按照我们的要求不仰头，不要肘部伏案，症状会很快缓解。

四、颈椎病伴末梢神经炎病例

姓名：郭某；性别：女；年龄：52岁；就诊时间：2021-06-30。

主诉：颈部疼痛伴四肢麻木1月。

现病史：患者于1月前无明显诱因出现颈部疼痛，自行购买膏药贴敷后效果不明显；1周前无明显诱因出现四肢局部发热，热退后出现四肢麻木。现患者为求进一步治疗，遂于今日来我科就诊。

既往史：既往体健，否认高血压病史，否认糖尿病史，否认脑梗死史，否认冠心病史，否认外伤史，否认手术史，否认输血史，无肝炎、结核等传染疾病史，预防接种史不详。

过敏史：否认药物、食物及其他物质过敏史。

望闻问切：神志清，面色善，纳可，寐安，二便调；舌淡红苔薄白，脉浮紧。

专科检查：颈椎前屈：45°；后伸：45°；左侧屈：45°；右侧屈：45°；左旋：80°；右旋：75°。脊柱无明显侧弯，右侧颈3小关节后外侧压痛（+ +），右侧颈4小关节后外侧压痛（+ +），右侧斜方肌及肩胛提肌中部捏痛（+ +），椎间孔挤压试验（-），臂丛牵拉试验（-），压顶试验（-），病理反射未引出，右手食指因骨折后活动受限，双手手指感觉减退，左足踝关节以下感觉减退。

辅助检查（颈椎动力位X线片，见图1-3-5-4）：

颈椎侧位示：颈椎生理曲度变直，诸椎体骨质轮廓光整，椎间隙及附件结构未见明显异常，软组织影未见明显异常征象。

颈椎过伸位示：颈3、颈4椎体后缘有台阶样改变。

颈椎过屈位示：颈椎后缘连线整齐。

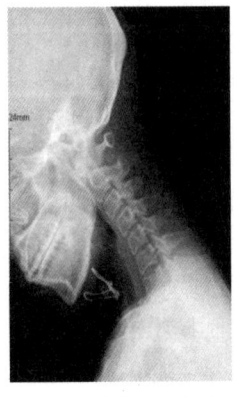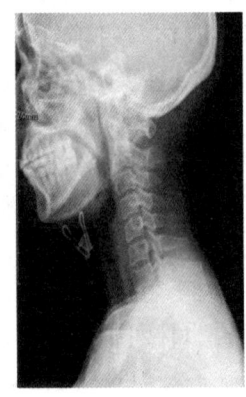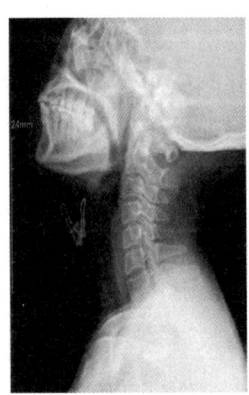

图 1-3-5-4　颈椎侧位、过伸位、过屈位 X 线片

MRI 示：双侧大脑半球对称，脑实质灰白质分界清晰，脑实质内未见明

显异常信号影，脑沟裂无明显增宽加深；脑室系统对称，中线结构居中。

即刻血糖示：5.2mmol/L。

西医诊断：①颈椎病；②末梢神经炎。

中医诊断：痹证（瘀血凝滞证）。

处理意见：

（1）注意：避免仰头活动。

（2）热敷药（自产制剂）：235g×3包，湿热敷（颈部），1包/次，2次/d，30min/次。

（3）定痛膏（自产制剂）穴位贴贴敷：4次，1次/d。

（4）双氯芬酸钠双释放肠溶胶囊：75mg/次，2次/d，口服。

（5）甲钴胺片：500μg/次，3次/d，口服。

（6）天麻素胶囊：50mg/次，2次/d，口服。

（7）2周后坚持随诊。

按语：患者出现肢体麻木首先考虑的是颈椎病或者是糖尿病末梢神经病变，本例通过查体以及影像学检查明确诊断有颈椎病，但是麻木的范围与颈椎的病变椎间隙（颈3、颈4间隙）的神经分布不符（绝对支配区应该在肩外侧），所以还进行了头颅的MRI检查，也不能解释手足的麻木，另外查即刻血糖为5.2mmol/L，也排除了糖尿病，更不可能是糖尿病性神经损害，通过查体患者手足的感觉属于手套样感觉减退，排除其他疾病后就诊断为末梢神经炎。该患者的动力位X线片显示仰头后椎体后缘连线有台阶样改变，所以不建议患者用颈椎枕及圆枕。颈椎病通过党氏手法治疗会很快缓解，但是末梢神经炎愈合需要稍微长一些的时间。

第六节　其他

一、颈椎病出现血压异常病例

姓名：刘某；性别：女；年龄：51岁；就诊时间：2020-12-21。

主诉：头晕恶心3d。

现病史：患者于3d前因吵架后出现头晕恶心，无意识丧失，自行于外院查头颅MRI示：颅脑间隙性腔梗。为进一步治疗，今日特来我院门诊就诊。

既往史：既往体健，否认高血压病史，否认糖尿病史，否认脑梗死史，否认冠心病史，否认外伤史，承认剖宫产术后，否认输血史，无肝炎、结核等传染疾病史，预防接种史不详。

过敏史：否认药物、食物及其他物质过敏史。

望闻问切：神志清，面色善，纳尚可，寐安，二便调；舌红苔黄，脉弦数。

专科检查：颈椎前屈：40°，后伸：40°；左侧屈：45°；右侧屈：45°；左旋：60°；右旋：80°。颈椎棘突旁开压痛（−），脊柱无明显侧弯，左侧颈3、颈4，颈4、颈5小关节后外侧压痛（++），左侧斜方肌及肩胛提肌中部捏痛（++），椎间孔挤压试验（−），臂丛牵拉试验（−），压顶试验（−），病理反射未引出。血压：145/90mmHg。

辅助检查（颈椎动力位X线片，见图1-3-6-1）：

颈椎侧位示：颈椎生理前突消失变直，颈椎椎间隙无变窄，部分椎体缘唇样变。

颈椎过伸位示：颈3、颈4、颈5椎体后缘连线不整，呈台阶样改变。

颈椎过屈位示：颈3、颈4、颈5椎体后缘连线僵硬变直并轻度成角。

B超示：

（手法前）椎动脉：右内径2.0mm，收缩末速度68.6cm/s，舒张末速度17.5cm/s，平均速度35.1cm/s，RI：0.74，PI：1.46。

（手法前）椎动脉：左内径3.3mm，收缩末速度70.1cm/s，舒张末速度23.6cm/s，平均速度41.2cm/s，RI：0.66，PI：1.13。

（手法后）椎动脉：右内径2.0mm，收缩末速度79.3cm/s，舒张末速度16.8cm/s，平均速度37.4cm/s，RI：0.79，PI：1.67。

（手法后）椎动脉：左内径3.3mm，收缩末速度77.0cm/s，舒张末速度21.3cm/s，平均速度39.6cm/s，RI：0.72，PI：1.4。

手法后20min左右第二次超声后血压：130/85mmHg。

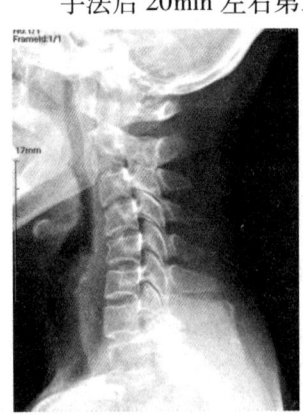 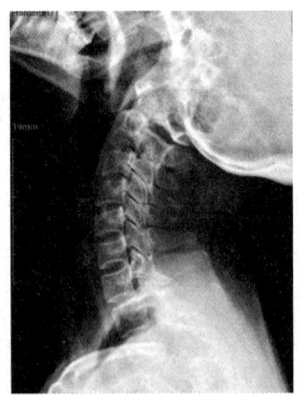 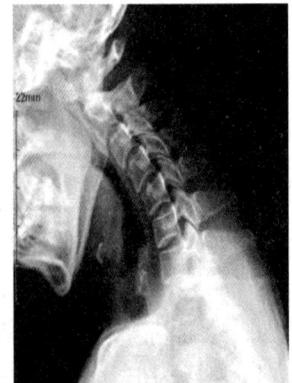

图1-3-6-1 颈椎侧位、过伸位、过屈位X线片

西医诊断：椎动脉型颈椎病。

中医诊断：眩晕（肝阳上亢证）。

处理意见：
（1）注意：避免仰头、低头、左转姿势。
（2）热敷药（自产制剂）：325g×2 包，湿热敷（左侧颈椎），1 包/次，2 次/d，30min/次。
（3）甲磺酸倍他司汀片：6mg×100 片，1 盒，6mg/次，口服，3 次/d。
（4）党氏手法定点整复治疗。
（5）中立位颈椎牵引：1 次/d，20min/次，牵引重量3kg。

按语：血压异常分为颈源性血压升高和血压降低，以血压升高的患者多一些，但是单纯以血压升高来骨科就诊的患者少之又少，相对较多的是既往颈椎病病史的患者，近期颈椎难受不适，监测血压发现血压升高，或者是血压不稳定的患者经过一段时间的颈椎治疗后发现血压恢复到正常，才知道是颈椎供血不足引起的血压升高。绝大多数都是因为椎动脉单侧有问题，由于椎体的失稳、旋转等刺激或压迫了代偿侧的椎动脉，出现失代偿的现象，但是必须保持头部大小脑的供血就会出现血压异常升高的现象。本例患者于外院查头颅 MRI 示颅脑间隙性腔梗就是血压异常波动的佐证，来院时血压偏高，可以间接地说明平时脑部供血偏少需要代偿性的血压升高来保障脑部的供血，临床查体颈部有明显的压痛点而且是 2 个间隙有压痛，加上椎动脉超声结果说明右侧椎动脉明显有问题，结合颈椎的动力位 X 线片颈3、颈4、颈5 椎体后缘呈台阶样改变，更容易刺激椎动脉引起供血不足。我们做颈椎的党氏手法，治疗后复查椎动脉的供血有明显的改善，复测血压恢复正常，按我们的要求治疗，牵引时一定要采取中立位牵引，平时尽量不让患者低头、仰头，尽量不要向左侧旋转头颈部，平时患者的枕头一定要注意不高不低，禁用颈椎枕以及圆枕，锻炼时做抗阻力的静力锻炼。另外平时看电脑以及电视时一定要平视，但是一个姿势不要时间太长。用中药自产制剂颈部湿热敷的目的是使局部肌肉放松，增加循环，促进炎症代谢产物吸收。经过长期的观察如果是颈椎引起的，收缩压一般可以降低 10~30mmHg，舒张压一般可以降低 5~10mmHg。

二、颈椎病出现心慌病例

姓名：魏某；性别：男；年龄：37 岁；就诊时间：2021-12-13。

主诉：颈部疼痛 1 年加重伴心慌胸闷 5d。

现病史：患者曾于 1 年前无明显诱因出现颈部疼痛，先后于外院住院治疗，病情缓解后出院。5d 前因至寒冷、高海拔地区出差，后出现颈部疼痛伴心慌胸闷，自觉尤以下午至夜间上述不适症状加重；现患者为求进一步系统治疗，遂来我院门诊就诊。

既往史：既往体健，否认高血压病史，否认糖尿病史，否认脑梗死史，否认冠心病史，否认外伤史，否认手术史，否认输血史，无肝炎、结核等传染疾病史，预防接种史不详。

过敏史：否认药物、食物及其他物质过敏史。

望闻问切：神志清，面色差，纳尚可，寐差，二便调；舌淡苔薄白，脉浮紧。

专科检查：颈椎前屈：45°；后伸：45°；左侧屈：45°；右侧屈：45°；左旋：80°；右旋：80°。颈椎棘突压痛（−），脊柱轻度侧弯，右侧颈4小关节后外侧压痛（++），右侧斜方肌及肩胛提肌中部捏痛（++），椎间孔挤压试验（−），臂丛牵拉试验（−），压顶试验（−），肩胛骨内侧缘压痛（−）。

辅助检查（颈椎动力位 X 线片，见图 1-3-6-2）：

颈椎侧位示：颈椎生理前突消失变直，颈5～颈6对应椎间隙相对变窄，对应椎体缘骨质增生；颈3、颈4、颈5、颈6间隙对应的项韧带钙化。

颈椎过伸位示：颈4、颈5椎体后缘连线不整，呈台阶样改变。

颈椎过屈位示：椎体后缘连线僵硬变直。

心电图示：窦性心律，正常心电图。

西医诊断：颈椎病。

中医诊断：痹证（风寒湿痹证）。

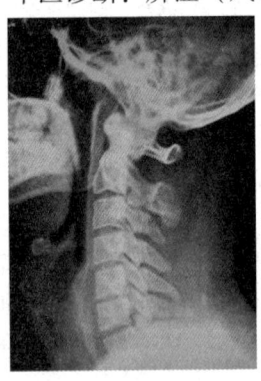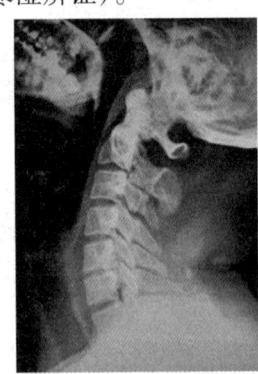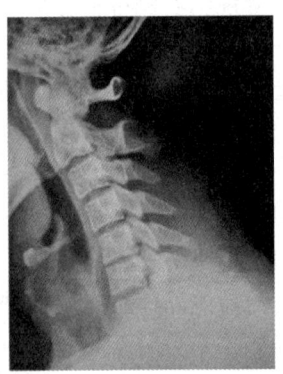

图 1-3-6-2　颈椎侧位、过伸位、过屈位 X 线片

处理意见：

(1) 注意：保暖，避免长时间仰头姿势，避免使用颈椎枕。

(2) 中立位或微屈位颈椎牵引：1次/d，30min/次，重量约3kg。

(3) 热敷药（自产制剂）：325g×2包，湿热敷（颈椎右侧局部），1包/次，2次/d，30min/次。

(4) 定痛膏穴位贴敷：4次，1次/d，12～24h/次（阿是穴）。

(5) 党氏手法定点整复治疗：隔日1次，共2次。

（6）不适随诊。

按语：颈椎病出现心慌胸闷的很多，但是因为心慌胸闷到骨科看病的很少，临床上我们经常在患者拍动力位 X 线片后问患者有没有找不到原因的胸闷症状，患者感觉较神奇问医生怎么知道？其实很简单，绝大部分是患者颈 4、颈 5 的椎体失稳引起的，我们只是观察得细心而已，另外说明此类患者确实很多。本例患者颈项部不适已经很长时间，加上前一段时间出差受凉而出现有胸闷的症状，到相关的科室就诊并做心电图检查，未发现明显的异常，我们通过询问病史，开始主要是以颈部的疼痛为主诉，经详细的查体后发现患者颈椎的压痛点在颈 4、颈 5 椎间隙右后侧小关节囊周围，肌肉的压痛点在肩胛提肌和斜方肌中段附近，建议患者拍颈椎的动力位 X 线片，在 X 线片子上可以看到颈 4、颈 5 椎体有明显的不稳定现象，而且以仰头时加重，拍片回来后我们就问患者有无找不着原因的心慌胸闷，患者才说因为这个症状曾到相关科室就诊没有找到原因，治疗后症状也未缓解，因为这几天颈部的症状加重才看骨科，想着胸闷等症状与骨科无关系，所以就没有提及，我们问时才告诉我们有此类症状。通过查体以及动力位 X 线片发现患者的症状责任椎间隙在颈 4、颈 5 间隙，而且是仰头时症状加重，通过党氏手法治疗后患者的症状明显缓解，再经过牵引热敷等治疗巩固几日，嘱患者平时不用颈椎枕，锻炼时仰头动作少做。

第二篇　基础篇

第一章　概述

颈椎病是因为颈椎间盘退变以及由于其退变而出现的脊椎其他继发性改变，刺激或压迫邻近组织（脊髓、神经、血管及食道等），并引起相应临床症状及体征的综合病证，可以有颈肩痛，放射到头枕部或上肢，严重者出现双下肢痉挛，行走困难，以至于四肢瘫痪为主要表现的综合征，还会有头晕、眩晕、恶心、心慌、胸闷、吞咽困难等临床症状，在所有疾病里因为颈椎病引起的临床症状及表现最多。

颈椎病又称颈椎综合征，是颈椎骨关节炎、增生性颈椎炎、颈神经根综合征、颈椎间盘突出症的总称，是一种以退行性病理改变为基础的疾患，主要由于颈椎长期劳损、骨质增生、椎间盘突出、韧带增厚，致使颈椎脊髓、神经根或椎动脉受压，导致一系列功能障碍。表现为颈椎间盘退变及其继发性的一系列病理改变，如椎体失稳，关节松动，髓核突出或脱出，骨刺形成，韧带肥厚和继发的椎管狭窄等，刺激或压迫了邻近的神经根、脊髓、椎动脉及颈部交感神经等组织，并引起各种症状和阳性体征。

近年来颈椎病的发病率逐渐增高，随着病理解剖、病理生理及生物力学方面研究的进展，对颈椎病的病因、发病机制及其治疗等的认识日臻完善及提高。Kelsey 等在对急性颈椎间盘脱出患者的流行病调查中发现，颈椎间盘破裂在男性中更常见，男女比例为 4∶1。与这种损伤有关的因素包括经常提重物的工作、吸烟和经常从跳板上跳水等，使用振动性工具和驾驶机动车的时间与这种损伤无正相关关系。过去认为颈椎病的发生可能与长时间保持一种姿势看电视、看书有关，近年来特别是近 10 年来智能手机的普及，颈椎病的发病率直线上升，并且年轻化的趋势更加明显。颈椎病是一个笼统含混的概念，它包含了很多内容，它的早期是以肌肉韧带的损伤为主，可能与现在锻炼的减少、肌肉韧带的松弛有关系，早期可以无症状或者仅有颈项部的酸困僵硬不适为主，还有部分是由于先天一侧椎动脉发育不良等先天因素导致头闷不适等症状。早期在影像学 MRI 以及 CT、普通的平片上是难以发现的，长期的劳损就会出现自身为了修复对应椎体的不稳而形成椎体边缘的增生退变，或者相对应项韧带会出现钙化。这些改变的形成开始时是起保护作用的，是好事，但是长期不稳定增生退变加重，占的地方多了，压迫、刺激周围的血管、神经、脊髓等就会出现明显的症状，这些在影像学上都会出现，但是临床上这些影像学暂时是不会改变的，而临床症状会突然出现或立即消失，所以说临床症状与影像学不成正比。

颈椎病的发生与颈椎生理功能及解剖特征有密切关系，活动范围大，是负担头颈活动的主要应力，容易发生病变，尤以颈4～颈5、颈5～颈6和颈6～颈7为多。颈椎间盘退变是主要病因，正常椎间盘髓核含水80%，纤维环含水65%，随着年龄增长，含水量减少，则失去其韧性和弹性，纤维环变薄，在外力作用下即可造成椎间盘纤维环膨出、破裂或髓核突出和椎间隙狭窄。继之引起椎间各韧带及小关节的关节突松弛，椎间盘空虚，椎体间松动不稳，尤其当脊柱运动时，失去稳定支持重量的作用。椎体的异常活动常可使颈椎各关节增加创伤磨损机会，久之致局部小出血、水肿。最终导致椎体上下缘骨质增生，关节突关节及钩椎关节骨质增生，黄韧带肥厚或钙化骨化。以上的病理变化均可造成椎间孔变小及椎管狭窄。病变发展到一定程度时，可出现神经根、脊髓或椎动脉受刺激或受压的现象，并出现相关临床表现，即可诊断为颈椎病。颈椎病的早期绝大部分是刺激神经、血管及交感神经而出现的症状，甚至可能只会有颈项部不适的感觉，反应不敏感的患者可能还会没有症状，直至发病后期才会出现神经根、血管、交感神经或脊髓受压迫或刺激症状。临床上颈椎病的诊断不但要有影像学阳性结果，而且要有临床症状以及有与临床症状相对应的影像学结果才是核心。

颈椎、腰椎的曲度是为了适应人直立行走而形成的，它可以使人重心稳定在一定的范围之内，并会减缓对头颅的冲击力。由于人类生活习惯的改变，不再是一种有天敌的动物，加上近代人们户外活动的减少，弯腰坐位姿势的增加，人的重心范围前移缩小，以前形成的曲度也就会随之减小，所以在拍片子时您发现颈椎或腰椎的一个曲度变直，另外一般还会同时出现变直的情况，曲度变直后会使椎体后缘的静张力或静压力增加，会增加局部的应力使纤维环或韧带的负担加重而增加退变的机会。但是临床上患者的具体症状与所谓的曲度变直一般是不成正比的，临床上患者有症状一定会有原因，可能只是暂时没有找到，临床上一定要找出引起患者症状的椎间隙或椎体即责任椎间隙或椎体，或叫症状椎间隙或椎体，针对症状椎间隙或椎体进行去病因治疗，患者的症状会快速地缓解。而不是针对患者影像学上出现的所有问题进行干预，对症状椎间隙或椎体的治疗在临床上会起到事半功倍的效果。

1943年，Semmes和Murphey报告了4例颈椎间盘突出，其表现类似冠心病，他们提出颈椎间盘疾病通常表现出神经根症状，而不是脊髓压迫症状。Bailey和Badgley，Cloward、Robinson和Smith于20世纪50年代推广了结合椎体间融合的前路间盘手术（ACDF）。1958年Smith、Robinson和Cloward分别报道颈椎病前路减压手术方法及疗效后，国内外学者相继开展了类似手术，并在实践中将手术方法做了种种改进，主要针对手术减压的彻底性及如何牢靠地植骨融合技术。多年来经过学者们的改进完善，对治疗由椎间盘退变致脊髓前方受压的病例已取得了显著成效。选择前路减压术优良率可达75%~95%。

Hirsch于1960年首次报告了不行融合的前入路颈椎间盘切除术，Robertson在1973年再次报告了此手术，他证实单纯前入路切除椎间盘而不做融合，与切除椎间盘后加做融合的效果类似。目前，为避免椎间塌陷、预防诱发疼痛的异常颈椎活动和加速椎间融合，在行颈椎间盘前路切除时，行颈椎前路融合是首选的方法。当椎间盘碎片从后侧取出时，首选行半椎板切除术。

在治疗颈椎退行性疾病中，人工颈椎间盘置换（ADR）是相对于颈前路融合术（ACDF）的另一种选择，人工颈椎间盘置换是一种有希望替代ACDF的治疗方法，它可以保留节段运动，避免和减小邻近节段的退变，维持椎间隙的高度，恢复力线，恢复下颈椎的运动，近年来得到了长足的发展。国内多家医院已经开展此手术并取得了较好的疗效。未来以Bryan人工颈椎间盘置换为代表的颈椎非融合技术将在颈椎病的治疗中发挥重要作用。

颈椎病患者绝大多数是不需要手术治疗的，早期经过姿势的注意，合理的锻炼，适当的枕头调节以及合理、正规的治疗，病变可能延缓发展甚至不发展。

椎间盘退变的分子治疗是近年的研究热点，有多类类生长因子对椎间盘有修复作用。有抗代谢物质、促细胞分裂因子、软骨细胞源性成形素、细胞内调节分子。尽管现在只有一些体外试验数据和很少的动物体内椎间盘退变模型试验结果，但相信在不久的将来，椎间盘退变的分子治疗将用于临床。

但是临床上绝大多数患者需要保守治疗，而且保守治疗可以缓解99%以上患者的病情，随着科技的进步，保守治疗从以前的局部热敷、手法治疗及牵引治疗，到如今运用各种器械进行物理治疗，而且明显地细化了原来的治疗方案（如颈椎牵引由原来的笼统地向上牵引到现在的确认责任椎间隙的个体化方向的牵引，枕头要求由原来的颈椎枕到现在的个体化枕头高低要求），而且在治未病方面要求患者平时的注意姿势（个体化客观影像学标准的选择性注意姿势）、枕头高低（正常人的枕头标准与患者的标准要求不一致）、功能锻炼分患者的选择性锻炼及正常人的预防性锻炼。相信了解我们的客观要求后会对大家今后的临床有所帮助，后面会详细地介绍颈椎病的各种保守治疗。

第二章 颈椎病的临床分型及临床表现

颈椎病是一种常见病、多发病，好发于 40~60 岁之间的成人，男性较多于女性。病变主要累及颈椎椎间盘和周围的纤维结构，伴有明显的颈神经根和脊髓变性。本病主要的临床症状有头、颈、臂、肩、手及前胸等部位的疼痛，并可有进行性肢体感觉及运动障碍，重者可致肢体软弱无力，甚至大小便失禁、瘫痪，累及椎动脉及交感神经则可出现头晕、心慌、心跳等相应的临床表现。

颈椎病的临床表现依病变部位、受压组织及压迫轻重的不同而有所不同。其症状有的可以自行减轻或缓解，亦可反复发作；个别病例症状顽固，影响生活及工作。根据受累组织和结构的不同，颈椎病分为颈型（又称软组织型）、神经根型、脊髓型、交感神经型、椎动脉型、其他型（目前主要指食管压迫型）。如果2种以上类型同时存在，称为"混合型"。

第一节 颈椎病的分型

一、颈型颈椎病

颈型颈椎病，又称韧带关节囊型颈椎病，急性发作时常俗称"落枕"，实际上可能是两种相对独立的疾病。该型颈椎病多因睡眠时枕头高度不合适或睡姿不当，颈椎转动超过自身的可动限度，或由于颈椎较长时间弯曲，一部分椎间盘组织逐渐移向伸侧，刺激神经根，而引起疼痛。当然"落枕"也不排除非颈椎因素。如颈部肌肉受寒出现风湿性肌炎、肌筋膜炎、项背肌劳损或颈部突然扭转等，亦可导致"落枕"样症状。颈型颈椎病是在颈部肌肉、韧带、关节囊急、慢性损伤，椎间盘退化变性，椎体不稳，小关节错位等的基础上，因受风寒侵袭、疲劳、睡眠姿势不当或枕高不适宜，使颈椎过伸或过屈，颈项部某些肌肉、韧带、神经受到牵拉或压迫所致。多在夜间或晨起时发病，有自然缓解和反复发作的倾向。30～40岁女性多见。其主要症状如下。

早期可有头颈、肩背部疼痛，有的疼痛剧烈不敢触碰颈肩部，有的症状轻微但是反复发作；头颈部转向一侧，转动时往往连同躯体一起转动，颈项部肌肉肿胀或痉挛，有明显的压痛，急性期过后常常会感到颈肩部及上背部酸痛。患者诉颈部易于疲劳，不能持久看书、写作及看电视；有的感到头痛、后枕部疼痛、胸痛及上肢无力；有的患者自诉晨起后"脖子发紧""发僵"，活动不灵活或活动时颈部有响声；少数患者出现反射性的上肢疼痛、酸麻不适，但颈部活动时并不加重。

临床检查表现为急性期颈椎活动绝对受限，颈椎各方向活动范围近于0°。颈椎旁肌、颈1～颈7椎旁或斜方肌、胸锁乳头肌有压痛，冈上肌、冈下肌也可有压痛。如有继发性前斜角肌痉挛，可在胸锁乳头肌内侧，相当于颈3～颈6横突水平，扪及痉挛的肌肉，稍用力压迫，即可出现肩、臂、手放射性疼痛。

以上是过去书上的对于颈型颈椎病的描述，实际上我们认为颈型颈椎病是颈丛神经刺激引起的临床症状多一些，它是由于椎体的旋转、不稳等刺激颈丛神经的分支，而出现的临床症状，临床上我们观察的颈椎的压痛点（党氏压痛点）相对比较局限，上部压痛点大多集中在病变椎间隙的小关节突附近，下部捏痛点在斜方肌和肩胛提肌的某一点，临床上很有规律，而且此型颈椎病的疼痛需要与躺下头难以抬起的颈项部筋膜炎鉴别，后者压痛点更靠近中线的肌肉附近，会向肩胛骨的内侧缘放射。一般颈型颈椎病临床上只需用我们的党氏手法治疗1次，就会减轻症状一半以上，其他只需稍微治疗很快就会缓解，以后根据我们的要求注意姿势等，症状复发的概率就会减少。此种颈椎病在临床上非常多见，而且以年轻人居多。过去此类患者因为观念与检查手段的问题，影像学上一般不易发现而容易漏诊。

二、神经根型颈椎病

神经根型颈椎病是由于椎间盘退变、突出、节段性不稳定、骨质增生或骨赘形成等原因在椎管内或椎间孔处刺激和压迫颈神经根所致。神经根型颈椎病多见于40岁以上的人，起病缓慢，多无外伤史，但是当头部受到各种原因的外伤时可诱发本病。是发生在颈椎后外方的突出物刺激或压迫颈脊神经根所致，各种教科书上说发病率最高，约占颈椎病的60%，但是临床上我们发现这类颈椎病的发病率并不是很高，连10%可能都不到。

1. 神经根型颈椎病的主要症状

(1) 颈肩部疼痛和手指麻木感。疼痛为神经根型病变的主要症状。急性期病人活动头颈部可以引起颈、肩、臂部疼痛，或呈上肢放射痛，轻者为持续性酸痛、胀痛，重者可如刀割样、针刺样，常伴手指麻木感，晚间痛重，影响休息。少数病人为防止触碰颈部加重症状，用手保护患部。对急性发病病人，需注意检查是否为颈椎间盘突出病变。慢性发病病人多感颈部或肩背部酸痛，上肢根性疼痛或指端有麻木感。此外尚有上肢肌力减弱、肌肉萎缩。部分病人患肢可呈现肿胀，皮肤呈暗红色或苍白色。风寒及劳损可为发病的诱因，部分病人无明显诱因而逐渐发病。臂丛神经根部不同病变部位引起不同的疼痛区：颈5神经根病变，其疼痛区为三角肌分布区；颈6神经根病变，其向三角肌部及前臂桡侧及拇指放射；颈7神经根病变，沿上臂及前臂后方向中指放射；颈8神经根病变，沿上臂及前臂内侧向无名指、小指放射；而胸1的神经根病变引起上臂内侧疼痛。

(2) 肌力减弱。上肢肌力减弱为运动神经受损引起的症状，表现为病人持物时费力，部分病人持物时易脱落。肢体骨骼肌由2根以上的神经共同支配，单独神经受损表现为轻度肌力减弱，主要的神经根受累可出现明显的运动功能障碍。

(3) 颈部肌肉紧张。颈椎病病人常有颈部僵硬的症状。颈神经根受到刺激，可反射地引起所支配的颈、肩部肌肉张力增高或痉挛。在急性期，检查中多可见病人后颈部一侧或双侧肌肉紧张，局部有压痛。在斜方肌、冈上肌、冈下肌、菱形肌或胸大肌可找到压痛点。

临床检查表现为颈部僵直、活动受限。患侧颈部肌肉紧张，棘突、棘突旁、肩胛骨内侧缘以及受累神经根所支配的肌肉有压痛。椎间孔部位出现压痛并伴上肢放射性疼痛或麻木，或者使原有症状加重具有定位意义。椎间孔挤压试验阳性，臂丛神经牵拉试验阳性。仔细全面的神经系统检查有助于定位诊断。

2. 分型

神经根型颈椎病根据压迫或者刺激的部位及程度可分为3种亚型，分别为根痛型、麻木型和萎缩型。

(1) 根痛型。此型多为颈椎间盘型（如髓核侧后突出），椎间关节损伤可继发于神经根炎症、水肿、肌肉痉挛。因运动神经、感觉神经、自主神经都可受累，故可表现为疼痛、运动无力、血管神经营养性改变。因病变部位不同，神经根受压轻重不同，其症状表现也不一样。如病变位于颈4以上，则疼痛主要表现在颈丛神经分布区（头、颈、项背部），与颈型颈椎病的症状相似，但较颈型剧烈。如病变位于颈5~胸1，则疼痛主要分布在臂丛神经分布区，发病初期症状可仅表现在脊神经后支分布区，如颈椎旁疼痛、头颈不敢活动、颈背部肌肉剧烈痉挛性疼痛，1~2d 后可发展到整个臂丛前后支分布区放射性疼痛，即所谓颈、肩、臂、手疼痛综合征。咳嗽、打喷嚏，甚至深呼吸，均可诱发疼痛加剧。平时可伴有麻木、酸胀或烧灼感，夜间尤甚。病人睡觉时患肢向上，喜取屈肘侧卧位。

（2）麻木型。该类型甚为多见。发病年龄较根痛型高，多在更年期或更年期之后。临床上没有明显的运动障碍和肌肉萎缩，一般没有疼痛或仅有轻度的酸胀痛，突出表现为受累部位麻木。病变在颈 5~颈 6，主要感觉为肩臂和上胸背麻木。病变在颈 7~胸 1，则以前臂和手麻木为主。有的患者伴有自主神经纤维受累表现，如手酸胀、怕凉等。麻木型与根痛型相反，绝大多数为隐性发病，逐步出现症状，并多在睡眠或晨起时出现症状或原有症状加重，白天缓解甚至完全消失。

（3）萎缩型。本型的突出表现为运动障碍，临床上不表现疼痛或麻木，初期仅表现为患肢肌肉松弛无力，进而出现肌肉萎缩，以上肢远端大小鱼际肌最为多见。此型主要由于颈椎椎体后缘骨赘压迫脊神经前根所致，尸检证实是椎体后外侧缘骨质增生恰好压在硬膜内运动根上，并且是压在骨质增生的中间"高点上"。如果合并脊髓病，则多有肌纤维震颤（病人能感觉到肌肉跳动，但看不到）或肌束震颤（病人可看到肌肉跳动）。颈椎病虽也可出现这些症状，但较轻微。

3. 临床表现

在各自不同的部位还可以有感觉障碍、肌肉萎缩或肌腱反射减弱等表现。颈椎间盘退变后向侧后方突出或钩椎关节出现增生骨刺，可刺激、压迫相应节段的神经根，并出现相应的临床表现。不同颈椎病变的节段可刺激或压迫不同的神经根，从而产生不同的表现，其各自具体的临床表现如下。

（1）颈 3~颈 4 间隙以上的病变，可刺激或压迫颈 3 或颈 4 神经根，患者常感颈项疼痛，窜向头枕部，风池穴附近可有压痛，枕部皮肤可有麻木感。但一般颈 3~颈 4 间隙以上节段出现退变发生颈椎病者较少见。颈 3 神经根感觉的绝对支配区为锁骨上窝，颈 4 神经根感觉的绝对支配区为肩峰外侧皮肤。

（2）颈 4~颈 5 间隙病变，可刺激或压迫颈 5 神经根，患者通常感到疼痛经项部、肩胛骨内缘上部、肩部放射至上臂外侧，很少到前臂。医生检查时，可发现肩部及上臂外侧可有痛觉过敏或痛觉减退区，上臂外展、上抬的三角肌肌力减退，严重者可发现肩部的三角肌萎缩及肱桡肌腱反射减弱或消失；严重者可发现肱二头肌肌肉（即上臂前边的肌肉）萎缩。颈 5 神经的感觉绝对支配区在肘外侧。

（3）颈5～颈6间隙病变，可刺激或压迫颈6神经根，患者感到疼痛沿颈肩上臂放射至前臂背侧、拇指、食指。受累肌肉较上述颈4、颈5椎间隙病变更广泛，表现为肱二头肌旋后肌、桡侧腕伸肌、旋前圆肌及掌指屈肌群等共30余块肌肉无力或萎缩，其中以肱二头肌受累最明显，并有肱二头肌肌腱反射障碍。但三角肌不受影响，可以此与颈3神经根病变相鉴别。颈5、颈6椎旁肌压痛，颈5～颈6小关节后外侧压痛明显，颈6神经根感觉的绝对支配区在拇指。

（4）颈6～颈7间隙病变，可刺激或压迫颈7神经根，患者感到疼痛沿颈肩上臂放射至前臂背侧、食指及中指。医生检查时，可发现患者食指及中指痛觉过敏或减退，伸肘力量减弱，肱三头肌肌腱反射减弱或消失，伸腕与伸指肌力有时也可减弱。颈7神经根感觉的绝对支配区在中指。

（5）颈7与胸1间隙的病变，可刺激或压迫颈8神经根，病人疼痛在颈部、肩部、肩胛骨内下缘，并常沿上臂内侧和前臂尺侧（即前臂的内侧或小指侧）放射至环指和小指，手的精细活动功能障碍较明显。医生检查时，可发现患者小指及环指痛觉过敏或减退，食指、中指、环指与小指屈曲以及分开与并拢的力量常有减弱，严重者可见手部肌肉萎缩明显，一般无腱反射改变。颈8神经根感觉的绝对支配区在小指。

上述的症状和医生检查的体征与病变节段有关，因而具有定位意义。也就是说，医生通过对病人症状的详细询问以及仔细的临床体格检查，如感觉、腱反射和肌力的改变，再结合适当的影像学检查，可以发现颈神经根受刺激和压迫的节段，从而确定颈椎病变部位，也就是找出对症状负责任的责任椎间隙。

40岁以上患者有颈肩疼痛或臂手麻木，当胸压或腹压升高时，可引起放射性剧痛或麻木，其放射方向与受累的神经根平面有关，向上肢可沿尺侧或桡侧放射至手，向躯干可放射至上胸背、心前区或腋部，向头可放射至枕顶部，颈活动受限，有压痛点，并伴有感觉及运动障碍，应首先考虑本型颈椎病。

以上具体描述了可能压迫的部位，但是传统教科书上都将神经根型颈椎病的典型症状描述成了臂丛神经刺激或压迫，实际上由于CT以及MRI的普及这类颈椎病是有明确病变原因的，这使颈椎间盘脱出成为独立病名成为可能。

三、脊髓型颈椎病

临床上根据压迫物位于脊髓的中央还是偏于一侧可分为单纯脊髓型和脊

髓神经根混合型。其根本的病因是因突出物压迫脊髓所致,临床表现为脊髓受压,有不同程度的四肢瘫痪表现,占所有颈椎病的10%~15%,实际上此型颈椎病在门诊的发病率仅占1%~2%。

1. 主要症状

(1) 多数患者首先出现一侧或双侧下肢麻木、沉重感,随后逐渐出现行走困难,下肢各组肌肉发紧,抬步慢,不能快走。继而出现上下楼梯时需要借助上肢扶着拉手才能登上台阶。严重者步态不稳、行走困难。患者双脚有踩棉花感。有些患者起病隐匿,通常是自己想追赶即将驶离的公共汽车,却突然发现双腿不能快走。

(2) 出现一侧或双侧上肢麻木、疼痛,双手无力、不灵活,写字、系扣、持筷等精细动作难以完成,持物易落。严重者甚至不能自己进食。

(3) 躯干部出现感觉异常,患者常感觉在胸部、腹部或双下肢有如皮带样的捆绑感,称为"束带感"。同时下肢可有烧灼感、冰凉感。

(4) 部分患者出现膀胱和直肠功能障碍。如排尿无力、尿频、尿急、尿不尽、尿失禁或尿潴留等排尿障碍,大便秘结,性功能减退。病情进一步发展,患者须拄拐或借助他人搀扶才能行走,直至出现双下肢呈痉挛性瘫痪,卧床不起,生活不能自理。

(5) 临床检查表现为颈部多无异常症状。上肢或躯干部出现节段性分布的浅感觉障碍区,深感觉多正常,肌力下降,双手握力下降。四肢肌张力增高,可有折刀感。腱反射活跃或亢进,包括肱二头肌、肱三头肌、桡骨膜、膝反射、跟腱反射、髌阵挛和踝阵挛阳性。病理反射阳性,如上肢Hoffmann征、Rossolimo征、下肢Babinski征、Chaddock征。浅反射如腹壁反射、提睾反射减弱或消失。如果上肢浅反射减弱或消失,提示病损在该神经节段水平。

脊髓型颈椎病的临床症状繁多,有感觉、运动方面的,也有自主神经方面的,还可以有脊神经及血管受累的表现。因急性外伤起病者,多有神经根症状,65%~85%的病人无明显外伤史,即所谓隐性发病者,多数仅有轻微的神经痛,甚至根本没有颈肩臂痛。这也是脊髓型颈椎病早期被忽视或误诊的主要原因。鉴于临床上本型远端症状多于颈椎局部症状,故将不同的脊髓束或神经纤维受累后出现的症状加以分析,为早期诊断提供线索。

脊髓型颈椎病以慢性四肢瘫痪为特征。如骨刺发生于颈椎体后方中央部分,或骨关节移位,则主要是脊髓受压或脊髓前动脉受压,亦可有神经根同时受压的混合表现。临床表现为早期双侧或单侧下肢麻木、疼痛、僵硬、无力、颤抖、行走困难,继而双侧上肢发麻,握力减弱,容易掉落物品。上述症状加重时，可有便秘、排尿困难与尿潴留或尿失禁症状，可卧床不起，也可并发头晕、眼花、吞咽困难、面部出汗异常等交感神经症状。

根据病变部位不同可分为3型。

2. 分型

（1）中央型病变：初期颈脊髓灰质的前角和后角运动神经细胞损害较为突出，上肢麻木、力弱，手部小肌肉受累，手部动作迟钝，精细运动功能障碍，环指、小指麻木明显，常累及骨间肌，鱼际肌萎缩等，此表现属下运动元神经病损，原因为周围性麻痹，受累肌张力、腱反射减弱或消失，受累前角细胞支配肌萎缩和变性反应。中央型病变症状可见上肢麻木或酸胀，上肢肌力减退。手指精细运动障碍，体征可见上肢部分肌肉萎缩，上肢腱反射减弱或正常，上肢感觉异常。

（2）锥体束型病变：中央型病变发展，锥体束常受累，下肢麻木、力弱、踩棉花感，甚者下肢发紧，行走困难，易摔倒，或痉挛等。锥体束型病变症状可见中央型症状及下肢力弱，行步困难，体征可见中央型体征并上肢腱反射异常，下肢肌张力增高，上、下肢病理反射（+）或（-）。

（3）横贯型颈椎病：为锥体束病变向周围扩展，位于前侧索部的脊髓丘脑束发生缺血病变。横贯型病变症状可见中央型+锥体束型症状，躯干及下肢麻木或酸胀，体征可见中央型+锥体束型体征，躯干及下肢痛、温度觉减弱。

3. 临床表现

（1）锥体束征：为脊髓型颈椎病的主要特点。其产生机制是由于致压物对锥体束的直接压迫或局部血供的减少、中断引起。临床上多先有下肢无力、双腿发紧、抬步沉重感等，渐而出现跛行、易跪倒或跌倒、足尖不能离地、步态笨拙及束胸感等。检查时可发现反射亢进、踝、膝阵挛及肌肉挛缩等典型的锥体束征。腹壁反射及提睾反射大多减退或消失，手持物易于坠落，渐而出现典型的痉挛性瘫痪。主要表现为运动障碍，由于皮质脊髓束（锥体束）受挤压，或因脊髓前动脉痉挛缺血，临床上突出地表现为下肢无力、沉酸，步态笨拙，迈步发紧，颤抖，脚尖不能离地，逐渐发展，可出现肌肉抽动、痉挛性无力和跌跤，晚期可出现痉挛性瘫痪。锥体束在髓内的排列顺序由内及外，病变依序为颈、上肢、胸、腰、下肢及骶尾部的神经纤维，视该纤维受累的部位不同可分为以下几种类型。①中央型（上肢为主型）：即由于锥体束深部（近中央管处，故称中央型）先被累及，因而上述症状先从上肢开始，以后方波及下肢。此主要由于沟动脉受压或受刺激所致。一侧受压表现一侧症状，双侧受压则双侧出现症状。②三肢瘫型：表现为三个肢体瘫瘫，一般为一侧上肢瘫合并双下肢瘫。亦可有四肢瘫的两种情况，即下肢为上运动神经元瘫痪，上肢为上运动神经元瘫痪或下运动神经元瘫痪。③偏瘫型：同侧上下肢均有瘫痪，无脑神经瘫。其性质亦如四肢瘫，上肢可为上运动神经元瘫痪，亦可为下运动神经元瘫痪，但下肢一定为上运动神经元瘫痪。④交叉瘫型：一侧上肢和对侧下肢运动感觉障碍，如左上肢麻木右下肢疼痛。⑤周围型（下肢为主型）：指压力先作用于锥体束表面。下肢先出现症状，当压力持续增加波及深部纤维时，则症状延及上肢，但其程度仍以下肢为重。四肢都有不同程度的瘫痪。因为锥体束的骶、腰、胸、颈各节段神经纤维依次由外向内排列，即身体下部的运动纤维位于表面，故下肢出现瘫痪早且严重，上肢出现瘫痪较晚且轻。下肢为典型的中枢型瘫痪，上肢可为中枢型，亦可为周围型瘫痪。⑥前中央血管型（四肢型）：指上、下肢同时发病，此主要由于脊髓前中央动脉受累所致。椎体后缘骨赘压迫脊髓前动脉，主要表现为运动障碍，而无深感觉损害。

以上类型又可根据症状之轻重不同而分为轻、中、重三度。轻度指早期出现症状。中度指已失去工作能力，但个人生活仍可自理。如已卧床，不能下地及失去生活自理能力者则属重度，重度者如能及早除去致压物，仍有恢复之希望，但如继续发展至深度脊髓出现变性时，则脊髓功能难以获得逆转。

（2）肢体麻木：此主要由于脊髓丘脑束同时受累所致。该纤维束排列顺序与锥体束相似，自内向外为颈、上肢、胸、腰、下肢和骶段的神经纤维，因此，出现症状的部位及分型与锥体束征相一致。在脊髓丘脑束内的痛、温觉纤维与触觉纤维分布不同，因而受压迫的程度亦有所差异，即痛、温觉障碍明显，而触觉可能完全正常。此种分离性感觉障碍易与脊髓空洞症相混淆，临床上应注意鉴别。由于脊髓丘脑束受累，造成肢体麻木。脊髓型颈椎病引起的感觉障碍有下列特点：脊髓丘脑束在髓内的排列和锥体束相似，亦是自外向内依次是骶、腰、胸、颈脊髓节段的神经纤维，骶尾及下肢的感觉纤维分布于脊髓的表面，骨赘及椎间盘病变时首先受侵犯，所以感觉障碍亦有先下后上的规律，即一般先出现下肢麻木，以后逐步向上发展至腰胸背。因颈椎骨赘属髓外压迫，不可能同时把所有脊髓丘脑束之纤维都阻断，所以多不出现完全横断性感觉障碍，其感觉平面不整齐，往往低于病变平面。

在脊髓丘脑束内，因痛、温觉纤维和触觉纤维分布不同，或因受压程度不同，故可出现分离性感觉障碍，即痛觉、温度觉明显障碍，而触觉正常或轻度障碍。在颈椎病早期，此种感觉分离现象尤为明显，故易于误诊为脊髓空洞症。颈椎病压迫脊髓虽然可以引起单纯脊髓型感觉障碍，但多有感觉、运动神经同时受累，即上述各型瘫痪均可出现不同程度的感觉缺失，临床上以混合型多见。

（3）反射障碍。

①生理反射异常：病变波及脊髓的节段不同，各种生理反射会出现相应的改变，包括上肢的肱二头肌、肱三头肌和桡骨膜反射，下肢的膝反射和跟腱反射，早期多为亢进或活跃，后期则减弱或消失。此外，腹壁反射、提睾反射和肛门反射可减弱或消失。

②病理反射出现：以 Hoffmann 征及掌颏反射阳性率高，其次为踝阵挛、髌阵挛及 Babinski 征等。

（4）自主神经症状：临床上并非少见，可涉及全身各系统，其中以胃肠、心血管及泌尿系统为多见，且许多病人是在减压术后，当症状获得改善时，才追忆可能因颈椎病所致。可见术前详问病史的重要性。

（5）排便、排尿功能障碍：多在后期出现，起初以尿急、排空不良、尿频及便秘多见，渐而引起尿潴留或大小便失禁。表现为病变肢体怕凉、酸胀、血供障碍、水肿。

（6）自主神经及括约肌功能障碍：起初可能有尿急、排尿不尽，严重者可发展为尿潴留、小便无力、便秘或失控。尿急的原因可能是括约肌肌力减弱或逼尿肌强度收缩，即交感神经功能被抑制，副交感神经功能亢进所致。

（7）共济失调：颈椎病出现共济失调，主要表现为站立不稳、步态蹒跚、震颤觉及位置觉障碍，病人黑夜或闭眼行走时左右摇摆，闭目难立征阳性。

还有人根据脊髓压迫的方向分为前压迫型、后压迫型及全压迫型，根据这个分法可以快速地判断患者做手术时可能选择的手术入路。另外关于脊髓型颈椎病的诊断问题，从颈椎病的定义来说，只有影像学的结果，没有临床症状是不能诊断为各型颈椎病的，但是脊髓型颈椎病与其他的颈椎病又不相同，早期的压迫症状可以不明显，没有专科医生的查体不一定能查到，而且出现的症状一过性的较多，还有很多影像学的阳性结果或者说影像学的压迫很明显，但是患者暂时没有症状，很多人也会被确诊为脊髓性颈椎病。还有牵扯到患者的治疗选择问题，脊髓型颈椎病是在没有症状但影像学压迫重的时候做手术还是按传统等到患者有明显的脊髓压迫症状再做手术，这种选择会不会晚了，我们相信随着 MRI 的普及，早期的检查、定期的复查会有一个较为合理的结论。

那么临床上脊髓型颈椎病保守治疗症状有可能缓解吗？这就要看患者的症状轻重，是急性突然出现的症状（需排除有需要急诊手术指征的患者），还是症状逐渐加重的情况，我们临床上只要是近期出现的并且排除需要急诊手术的患者，在不愿做手术的前提下行保守治疗（必须要有影像学证据），一般症状都会有缓解，至于能否完全缓解需要看压迫的情况确定，我们通过合理的姿势要求，首先使病变部位不再有持续的压迫，再通过药物以及合理的姿势预防，达到暂时的病情不加重。在脊髓型颈椎病里患者平时的姿势是病情是否加重的决定因素，门诊经常见到患者不合理地过度仰头是病情加重及恶化的直接原因。

四、椎动脉型颈椎病

椎动脉型颈椎病临床较为常见。据相关报道，椎动脉型占颈椎病的20.9%，有人认为更高，甚至高于1/3。这一型颈椎病症状复杂，但共同点是椎动脉的供血不足，因此，称为椎动脉型颈椎病或"颈性眩晕"。造成椎动脉供血障碍的原因很多，如锁骨下动脉或椎动脉本身的狭窄、栓塞，外伤后椎动脉周围血肿造成的粘连和狭窄，这些因素造成的椎动脉供血障碍而引起的一系列症候群，不应归属于颈椎病的范畴，因为在病因、病理和治疗上都有所不同。由于颈椎不稳、退变等直接刺激或压迫椎动脉，或由于刺激了颈椎关节囊韧带或椎动脉壁周围的交感神经而发病的才称为椎动脉型颈椎病或颈型眩晕。

椎动脉型颈椎病的平均发病年龄较其他型高，多在45岁以上，以50～60岁更为多见。随着年龄的增大，其发病率有平行上升的趋势，而且其症状亦随着年龄增大而日益加重，推测可能与骨赘逐步增大而压迫加重，或在颈椎病的基础上合并有椎-基底动脉硬化有关。临床上观察到头颈部不适及视物不亮、头脑不清楚、昏沉乏力的年轻人很多，这也属于椎动脉型颈椎病，近年来由于社会紧张度的增加，特别是智能手机的使用和普及，椎动脉颈椎病发病年轻化的趋势很明显，而且患者的发病机理与以前相比有明显的不同，以椎动脉或者交感神经的刺激症状为多。

1. 主要症状

（1）发作性眩晕，复视伴有眼震。有时伴随恶心、呕吐、耳鸣或听力减退，这些症状与颈部位置改变有关。

（2）下肢突然无力，猝倒，但是意识清醒，多在头颈处于某一位置时发生。

（3）偶有肢体麻木、感觉异常。可出现一过性瘫痪，发作性昏迷。

2. 定位性症状

本型症状来源广泛，表现复杂，分别见于内耳、脑干（中脑、脑桥、延髓）、小脑、间脑、大脑枕叶、颞叶及脊髓等功能缺损，即除大脑额叶和顶叶之外，大半个脑部都可能受累，可出现各种各样典型和非典型的定位性症状。

(1) 眩晕、耳鸣、耳聋。眩晕是椎动脉型颈椎病最常见的症状。眩晕的性质多种多样，可为旋转性，病人走路不稳，头重脚轻；或感觉下肢发软，如踩棉花，站立不稳，自觉地面转动、倾斜。有的患者是上述几种感觉的综合，有的突出表现为旋转性或摇摆事实性，也有的仅表现为头晕眼花，改变体位如走路时急转弯、急转颈或颈部过屈过伸，易诱发眩晕发作，或使原有症状加剧。多数患者共同体验，仰视天花板时最易发作。有的椎动脉型颈椎病患者唯一的早期症状是头晕，并在疾病进展中再合并其他症状。

有 1/3～1/2 的患者伴有耳鸣，有 1/3～1/2 的患者伴有不同程度的听力减退。耳鸣的性质是各式各样的，有的患者感到如飞机样嗡嗡声，有的为蝉叫吱吱声，有的如汽笛样呜呜声，有的如钟表样滴嗒声，还有的患者感到像空气在管内流动似的声音，个别患者可听到自己脑内杂音（脑鸣），像水在管内流动样的嘘嘘声。少数病人可有听错觉，常把别人的问话答错。偶尔也可发现短暂的听幻觉，可能与颞叶缺血有关。颈椎病引起的耳鸣、耳聋，可为一侧，也可为双侧。此种以眩晕、耳鸣、耳聋为主的椎动脉型颈椎病，尚未注意其他神经系统病证时，极易误诊为梅尼埃病。

有一部分患者伴有自发性眼球震颤，多表现为头部转动性眼球震颤，即头颈向某方向活动时出现垂直性或水平性眼球震颤。

(2) 头痛。头痛与眩晕可同时存在，但有主次之分，或以头痛为主伴有眩晕，或以眩晕为主伴有头痛，有的患者呈交替性发作。头痛的出现率较高，为 60%～80%。早期多以头痛为主，后期则以眩晕为主。头痛多为单侧性，并有定位意义，即多发生在病变侧。一般局限在枕部或顶枕部，亦可向同侧颞部、面深部、耳部、牙部放射。头痛的性质多为跳痛、胀痛，这是由于椎－基底动脉供血不足时侧支循环血管扩张所致。头痛常伴有自主神经功能紊乱症状，易误诊为偏头痛或枕神经痛。

(3) 自主神经与内脏功能紊乱。椎动脉型颈椎病，常伴有恶心、呕吐、上肢不适、多汗或无汗、流涎、心动过缓或心动过速及心律失常，有的患者可出现尿频尿急、项背胸烧灼感、胸闷、呼吸节律不匀。在急性发作期，上述症状明显。有的合并有霍纳征，有人认为是延髓内网状结构受累所致。

(4) 视觉障碍。甚为常见，轻者表现为视雾、一过性黑蒙、暂时性视野缺损、复视、眼前闪彩或一过性幻视，严重者可突然失明或弱视，持续时间很短，一般为数十秒或于数分钟内即自行恢复。可反复发作，这是由于大脑枕叶视觉中枢缺血引致，故称为皮质性视觉障碍。脑干内的第三、第四、第六对脑神经核缺血或内侧纵束缺血，可出现复视。复视多为短暂性、阵发性，可自然恢复，亦可持续数月至数年。

（5）运动障碍。可有面部及四肢运动障碍，亦可有共济失调。

①锥体束受累：行走中突然下肢肌力减退，出现腿软、持物落地，此因锥体束受累所致。严重者可出现单瘫、偏瘫、交叉瘫和四肢瘫，但一般多为不完全性瘫痪。

②延髓麻痹和其他脑神经障碍：表现为说话含糊不清或口吃、吞咽障碍、喝水返呛、软腭麻痹、声带嘶哑。舌肌运动障碍，表现为不能伸舌或伸舌时偏向患侧（因此项运动须舌肌推舌向前，如仅健侧收缩，必然推舌向患侧）。眼周甚至一侧面肌痉挛抽动，久之亦可产生面神经麻痹，多数病人为周围型麻痹，亦可为核上性麻痹，即仅表现为脸面下部表情肌麻痹，如鼻沟平坦和口角下垂。额肌因受双侧支配，故皱额动作无障碍。

③副神经受刺激：可出现斜方肌及胸锁乳突肌痉挛，表现为颈后仰或左右转动时颤抖、斜颈，久之可出现副神经瘫痪症状，感觉颈部无力、头重，脖子挺不起来，抬头困难。

④平衡障碍（共济失调）：表现为走路蹒跚，躯体平衡失调。有的表现为小脑共济失调，即白天和晚上症状无明显差别；有的为前庭性共济失调，白天走路尚好，黑夜无灯光时明显加重，闭目难立征阳性。

（6）感觉障碍。

①浅感觉障碍：面部麻木，针刺感，口周或舌部麻木。四肢麻木或半身麻木较为常见，并往往伴有半侧肢体酸痛，故有时类似关节炎或肌纤维炎。

②深感觉障碍：位置觉及震颤多有障碍，可能与合并脊髓受累有关。

（7）倾倒发作和意识障碍。倾倒发作又称猝倒发作。此是椎动脉急性缺血的特殊症状，发病前往往无任何征兆，患者常在走路或站立时，因头颈转动下肢肌张力突然消失而跌倒。由于主要是下肢张力丧失，故一般是坐倒，而不是向前倾倒。病人意识清楚，视力、听力、讲话都正常，多能立即起来，继续原来的活动，系延髓椎体损害所致。有的患者突然意识丧失，可发生晕厥乃至昏迷，亦多发生在回头转颈时，一般 5～15s 即可清醒，少数可达 2～3h。在发作前或发作后可伴有剧烈的眩晕、头痛、恶心、呕吐、耳鸣、眼前闪光等。发作时往往有心率及血压异常，有的表现为心动过缓、血压下降，有的则表现为心动过速、血压升高，以舒张压上升最为明显。发作后 2～3d 方可恢复。

（8）精神症状。椎动脉型颈椎病可有精神抑郁寡言，严重者可出现缄默症，脑子迷乱或异常兴奋，欣快或难以抑制的强笑，话多，但往往缺乏逻辑性，故常有语言错误，颠三倒四。突出的表现为记忆力减退，近事遗忘尤为显著。有的伴随出现暂时性失神发作，其表现与癫病小发作颇为相似，形式多种多样，发作时间极短，常在 1~2s。有精神症状者，多伴有睡眠障碍、失眠或嗜睡，故常被诊断为神经衰弱。

上述是各种椎动脉型颈椎病的综合症状，并非每个患者都具有，有的仅表现为 1~2 种，有的则表现复杂些。如果反复发作，每次发作的内容也并非完全一致，无意识障碍的猝倒发作，亦可能转为有意识障碍的晕厥发作。

关于椎动脉型颈椎病过去讨论最多的情况就是某一个部位的横突孔的压迫，或者是寰枢椎处椎动脉弯曲处的问题，但是由于观念的改变，检查手段的增多，从临床上发现椎体的失稳引起的椎动脉痉挛，或者椎体的旋转引起的血管痉挛较多，还有很多由于患者一侧的椎动脉本身变细，平时另一侧代偿后不出现症状，当姿势不良时代偿侧的椎动脉受压或者是痉挛，而出现失代偿时就会出现椎动脉供血不足的现象。轻者会出现头晕头木、视物不清楚的症状，重者会出现猝倒，但是可以自己起来，甚至会出现头晕、恶心、呕吐、不能下床等持续症状。椎动脉颈椎病一般是椎动脉第二段的症状，与过去常常因为头晕找不到原因，最后说是椎动脉第三段的寰枢椎半脱位引起的有明显的区别。

五、交感神经型颈椎病

由于椎间盘退变和节段性不稳定等因素，从而对颈椎周围的交感神经末梢造成刺激，产生交感神经功能紊乱。交感神经型颈椎病症状繁多，多数表现为交感神经兴奋症状，少数为交感神经抑制症状。由于椎动脉表面富含交感神经纤维，当交感神经功能紊乱时常常累及椎动脉，导致椎动脉的舒缩功能异常。因此，交感神经型颈椎病在出现全身多个系统症状的同时，还常常伴有椎基底动脉系统供血不足的表现。原有自主神经功能不稳定者，以及更年期妇女，易患本型颈椎病。不同病例，症状差别较大，有的以交感神经受刺激为主，有的则以交感神经麻痹为主，也有的先为刺激症状后转为麻痹症状。

1. 头部症状

如头晕或眩晕、头痛或偏头痛、头沉、枕部痛，睡眠欠佳，记忆力减退，注意力不易集中等。偶有因头晕而跌倒者。

2. 眼耳鼻喉部症状

眼胀、干涩或多泪、视力变化、视物不清、眼前好像有雾等；耳鸣、耳堵、听力减退；鼻塞、"过敏性鼻炎"，咽部异物感、口干、声带疲劳等；味觉改变等。

3. 胃肠道症状

恶心甚至呕吐、腹胀、腹泻、消化不良、嗳气以及咽部异物感等。

4. 心血管症状

心悸、胸闷、心率变化、心律失常、血压变化等。

5. 面部、肢体症状

面部或某一肢体多汗、无汗、畏寒或发热，有时感觉疼痛、麻木，但是又不按神经节段或走行分布。

以上症状通常与颈部活动有明显关系，坐位或站立时加重，卧位时减轻或消失。颈部活动多、长时间低头、在电脑前工作时间过长或劳累时明显，休息后好转。

6. 临床检查

颈部活动多正常，颈椎棘突间或椎旁小关节周围的软组织压痛。有时还可伴有心率、心律、血压等的变化。

（1）头部症状：枕部痛、颈枕痛或偏头痛，可伴有头沉头晕。此型患者稍有感冒、受凉、睡眠不好、疲劳，即诱发头痛发作，女性则通常月经期发作。此型与椎动脉型不同，头部症状与颈椎活动多无关系。严重头痛时，可伴有恶心，但呕吐者远较椎动脉型少见。

（2）五官症状：眼部可有眼睑无力、瞳孔扩大、眼球胀痛、流泪、视物模糊、飞蚊症或飞蝇症、眼前冒金星等交感神经受刺激的表现。亦可出现交感神经麻痹症状：眼球内陷、眼干涩、眼睑下垂、瞳孔缩小、面部充血、无汗。可有咽、喉不适或异物感，发作性嘎声，流涎，鼻腔疼痛或异样感。由于鼻咽部分泌障碍，常表现为慢性鼻炎或咽炎。耳鸣、听力减退、牙痛亦较多见。有人把上述交感神经功能紊乱引起的五官症状称为咽喉型或颜面型。

（3）周围血管症状：有血管痉挛症状、血管扩张症状和心脏症状。血管痉挛症状可见肢体发凉、发木，遇冷时有痒感或麻木疼痛，有神经血管性水肿表现。查体可发现局部皮温降低，但无痛、温觉减退。血管扩张症状可见指端发红、烧灼、喜冷怕热、疼痛过敏、项胸背灼热感等。心脏症状：心率多表现不正常，有的为心动过速，有的为心动过缓，也有的两者交替出现。心前区疼痛者相当多见，易误诊为冠心病，但心电图正常，称"假性心绞痛"或"伪狭心症"。

（4）血压异常：有的表现为高血压，有的为低血压，还有的表现为血压不稳，忽高忽低，24h内自然变化甚大，高时可达高血压水平，低时又符合低血压水平。对脑力影响较大，多有睡眠障碍，情绪不稳定，时而精神兴奋，时而抑郁不振。

（5）出汗障碍：多汗、少汗。此种现象可只限于头、颈、双手、双足或一个肢体,亦可出现在半身。常伴有半身酸痛、胀麻,尤以手胀为著,且多在夜间或晨起时较重,起床活动后缓解,但查体无感觉、运动和肌张力改变,反射正常,故易与脊髓型、椎动脉型引起的半身瘫痪相鉴别。

(6) 括约肌症状:急性发作时表现为尿频、尿急、排尿不尽。发作过后,此症状可消失,与脊髓型颈椎病造成持久的排尿障碍不同。

(7) 对气候适应能力差:对气候变化不能适应,怕冷或怕热,尤其在秋末冬初、春末夏初,即季节交替时,感到周身不适。有人曾观察,这类患者对于新地区的气候甚难适应,甚至不得不移回原地。这是因脑干内的网状结构受累所引起。

(8) 其他症状:阵发性眼跳动、共济失调、胃肠功能紊乱(腹泻或便秘)、闭经、第二性征异常等。

上述 8 种症状并非每个患者都有,一般可有 5~6 种。此型患者突发性症状较多,且有些相互矛盾。如有的病人出现霍纳征,伴心动过缓、腹泻症状,而有的病人出现霍纳征,却伴心动过速、便秘等症状。

交感神经型颈椎病临床上如果不是很重的话,很难与椎动脉颈椎病相鉴别,这类患者没有椎动脉先天发育障碍引起的椎动脉优势供血现象,但是交感神经的刺激症状会有所表现,同样会出现颈椎椎体的失稳、成角以及旋转现象,临床上查体的压痛点与椎动脉型颈椎病没有区别。

六、食管压迫型颈椎病

1. 食管压迫型颈椎病临床特点

(1) 急性伸位性颈椎外伤引起急性颈椎间盘向前突出,造成前纵韧带急性重型撕裂,髓核突出到椎体前方,并在此处形成混合性血肿髓核突出物,经机化最后形成硬骨赘。此类患者除有椎体前方大型骨赘外,必然伴有椎间隙明显狭窄或椎间隙完全消失,症状出现快而明显。

(2) 慢性或亚急性伸位性外伤、劳损,颈椎间盘突出,虽亦造成前纵韧带损伤性隆起,甚至撕裂,但髓核无明显前突,骨赘形成很慢。此类患者骨赘小且钝,一般不伴有椎间隙严重狭窄,症状出现慢且不明显。

由于椎体前结缔组织较疏松,食管有良好的伸缩性,其缓冲空隙较大,故椎体前方骨赘虽十分多见,但多无症状,只是当骨赘长度达到一定程度,超越了食管的代偿能力,方可出现吞咽困难。

2. 临床症状

(1) 多数患者吞咽困难的程度与骨赘大小成正比,但确有部分病人骨赘较大而症状不明显,有的骨赘不大而症状明显。

(2) 吞咽困难仰头位明显,低头时减轻,因低头屈颈时缓解了骨赘对食

(3)吞咽困难与骨赘的位置有明显关系,即与食管受压节段有关,位于颈6平面的食管的活动度较大,小的骨赘难以出现吞咽梗阻。

(4)吞咽困难呈阵发性,可以自然缓解或消失,说明吞咽困难是多源性的,骨赘不是唯一因素。与精神紧张、炎症及自主神经功能紊乱有密切关系。如骨赘位于颈4以上(少见),则以咽部异物感为主。

食管压迫型颈椎病在临床上是很少见的,但也是会发生的,而且患者一般还不会往那里想,一般都是偶然发现时,影像学已经很明显了。为什么前面没有发现呢?人们常说压死骆驼的是最后一根稻草,当疾病逐渐发展,但是绝大部分都处于无症状的代偿期,当有外伤、长期姿势不良、受凉等急性原因出现失代偿现象,就会出现症状,这时影像学已经有很严重的现象。

七、混合型颈椎病

临床上颈椎的症状不是仅出现一种症状,常常因为原有的病理基础加上突然加重的诱因,导致可能出现的症状较多,临床上颈椎病以上类型2种或2种以上同时存在,为混合型。

第二节 各型颈椎病的临床体征

一、颈部常见疾患的主要体征

1. 颈部扭伤

由轻微颈部屈曲性损伤或突然扭转所引起,虽不至于造成关节脱位,但关节囊或其他韧带可产生撕裂。颈部扭伤并不少见,其主要体征包括:①局部疼痛及压痛,触诊有肌紧张、僵硬感。②因肌肉痉挛,颈部活动受限,转头时两肩也随之转动。③X线片检查无异常发现。

2. 颈椎半脱位

可分为前方及侧方半脱位2种,以前者为多见。此种损伤多发生于颈4、颈5或颈5、颈6椎(由于该部位关节突排列方向较为水平之故)。在小儿则多发生在颈1、颈2之间,呈旋转性半脱位(咽喉壁充血或风湿等所引起的韧带松弛也可能为诱发原因)。

(1)颈椎前方半脱位:①下颌在中线上,头部不能向右或向左旋转。②半脱位脊椎下方的棘突轻度突出,可触及台阶感。③侧位X线片可显示上一脊椎的下关节突向前移位,并跨在下一脊椎的上关节突尖部,关节突的关节面失去平行排列关系,上方椎体有不同程度的向前移位,椎间隙变窄。伸屈位 X 线片椎体移位征象更加明显（梯形变），但摄此片时，应有骨科医生在场保护。④可以合并受损平面神经根分布区域的疼痛和麻痹，亦可有脊髓压迫症状。

（2）小儿寰椎半脱位：①头部向前移位，并呈僵直状，不能向任何一方旋转。②常伴有某种程度的旋转移位（与后天性斜颈畸形相似）。③X 线片示颈椎正常生理前突消失，寰椎向前移位，寰枢椎的棘突位置显示寰椎有旋转移位，寰椎侧块与齿突侧块缘间隙不对称。

3. 落枕

又称急性颈僵直，多于过度疲劳、熟睡后及颈部长时间处于不正确姿势下而引起，故多发生于夜间或晨起时。其主要体征为：①颈部僵硬呈微前屈姿势，活动受限制。②一侧肌肉痉挛，并牵涉肩部及上臂不适。③常于颈 5～胸 2 棘突一侧肌肉有明显压痛。④有时出现沿神经根走行的放射痛。

4. 颈肌筋膜炎

又称颈部纤维织炎，发病原因不明。有类风湿关节炎者，常同时合并有颈部筋膜炎病变。其主要体征为：①持续性颈痛，可放射到枕部及肩部，有时随天气变化加重或减轻。②常在颈 3～胸 5 棘突两侧肌肉有明显压痛。③注意有无合并先天性畸形。

5. 颈椎病

为中老年人的颈肩痛，多为退变性骨质增生和椎间盘退变所致。可分为 6 种类型。

（1）颈型：症状来自椎间盘周围神经末梢。病人感到颈肩部疼痛，相当于肩胛内缘处有反射痛点，无上肢放射痛，颈椎无畸形、活动好，椎间孔挤压试验阴性。

（2）神经根型：由于骨质增生或椎间盘突出，压迫神经根而引起。患者单侧或双侧上肢放射痛，同时有受压神经根支配区域的感觉改变。

（3）交感型：由于增生骨赘刺激颈前交感神经，引起心慌、头晕、气闷等。

（4）椎动脉型：由于骨质增生刺激椎动脉而引起头晕、耳鸣，多属阵发性。

（5）脊髓型：由于颈段脊髓受椎间盘或骨刺的压迫而引起四肢麻木无力，肌张力高，腱反射亢进，病理反射阳性。

（6）混合型：指 2 种或 2 种以上所叙述病证混合存在。在 X 线片上可见椎间隙变窄、椎体后缘骨赘、椎间孔内骨刺存在。

6. 颈椎间盘突出症

此病多见于中青年人，常发生于颈5、颈6椎间盘或颈6、颈7椎间盘，突出部位不同，其临床表现亦有区别。主要体征为：①颈痛合并一侧上肢放射性痛，患者头前屈向对侧偏以及咳嗽时均引起疼痛加重。②颈5、颈6或颈6、颈7棘突旁有压痛及叩击痛，并向上肢放射。③患肢前臂外侧皮肤感觉减退。④上臂及前臂肌萎缩，患侧手握力明显减退。⑤Fenz征（前屈旋颈试验）、椎间孔挤压试验、椎间孔分离试验等均呈阳性。⑥X线片检查见颈椎生理前突减小或消失，椎间盘退变的间隙变窄，邻近椎体后缘可有唇样变，斜位及侧位X线片可显示椎间孔变小，关节突肥大，钩椎关节唇样增生，过伸或过屈位显示椎体后缘连线有台阶样改变或成角改变，相邻两个椎体后缘呈双边征。CT及MRI可明确椎间盘突出的部位和程度。⑦中央型突出者可表现为颈髓压迫症状，如下肢有不同程度的痉挛型麻痹、步态不稳等。应注意与脊髓肿瘤相鉴别。

7. 颈肋综合征和前斜角肌综合征

主要体征为：①颈臂部疼痛，并随手臂的位置而加重或减轻，肩胛带抬高可减轻此类症状。②沿尺神经分布区麻木或串痛，前臂尺侧和小指感觉减退。大、小鱼际肌萎缩，握力减弱。③锁骨上凹压痛，可触及骨突起或肥厚的肌腱。④艾迪森（Adson）征阳性。⑤X线片检查可见颈肋。根据颈肋大小可分为4种类型：A型单纯侧部加宽，未伸展至横突范围之外。B型肋骨突长4~5mm。C型类似真正肋骨，借韧带与第1肋骨或胸骨相连。D型为完整的肋骨。

8. 肌性斜颈

近年来认为是由于先天引起胸锁乳突肌部分损害或局部出血形成血肿后纤维化引起（检查时须注意与颈椎侧弯、颈椎半脱位、半椎体以及由于习惯于偏视和偏听等不良姿势所引起的斜颈相鉴别）。其主要体征为：①头向一侧偏斜。②患侧胸锁乳突肌较对侧明显紧张，呈条索状隆起。③年龄较大的患儿可伴有两侧面颊不对称，患侧面部较小，此可通过测量两侧由眼外端至口角的距离得出。

9. 颈椎结核

主要体征为：①常需用手托头，以免在行动中加剧疼痛。此亦称拉斯特（Rlus）征。②颈部僵硬，各个方向的运动均受到限制，后伸时疼痛加剧。③患部棘突有压痛和叩击痛，由于椎体压缩，可触及颈椎有局限性后凸畸形。④咽后壁可出现脓肿，低位病变者可在颈部出现脓肿。⑤X线片检查可显示颈椎椎体破坏、椎间隙狭窄、椎前阴影增宽。CT可发现颈椎椎体呈虫蚀样破坏。MRI可显示椎体信号改变，椎前脓肿形成，并显示脊髓受压情况。

二、各型颈椎病的体征

1. 颈型颈椎病

可见颈部僵直、活动受限。患侧颈部肌肉紧张,棘突、棘突旁、肩胛骨内侧缘以及受累神经根所支配的肌肉有压痛。椎间孔部位出现压痛并伴上肢放射性疼痛或麻木,或者使原有症状加重具有定位意义。椎间孔挤压试验阳性,臂丛神经牵拉试验阳性。仔细、全面的神经系统检查有助于定位诊断。

(1) 颈部偏歪,活动正常或受限,颈部肌肉痉挛,往往在斜方肌、菱形肌、冈上肌、冈下肌、肩胛提肌或大小圆肌部位有压痛点,副神经受累还可出现胸锁乳突肌痉挛和压痛。

(2) 颈部触诊检查可有项韧带肿胀、压痛,棘旁压痛,多无放射痛。可有棘间隙改变和棘突侧突,以下颈椎多见。

(3) 椎间孔压缩试验和臂丛神经牵拉试验阴性,肌张力正常,无肌力减退和肌肉萎缩,上、下肢肌腱反射正常,无病理反射。

2. 神经根型颈椎病

此型以前认为发病率最高,临床上十分多见,但是经过我们多年的临床观察,其发病率明显低于椎动脉型颈椎病,医学界最早有关颈椎病的概念,大多来源于神经根型,可谓颈椎病的经典代表。但是随着科学的发展,本型所代表的许多颈椎病概念已显局限,它没有超出颈肩臂-臂丛神经范围,故只能称为狭义的颈椎病,传统书上均将其典型症状描写成臂丛神经刺激或压迫的症状,从未提及颈丛神经,将颈丛神经刺激或压迫的症状写成颈型颈椎病。神经根型颈椎病亚型根据临床症状分为根痛型、麻木型和萎缩型3个亚型。根痛型多为颈椎间盘型(如髓核侧后突出),椎间关节损伤可继发于神经根炎症、水肿、肌肉痉挛。因运动神经、感觉神经、自主神经都可受累,故可表现为疼痛、运动无力、血管神经营养性改变。

(1) 颈活动受限。较颈型轻,且有明显方向性。向健侧转颈时症状加剧,向患侧转颈不受限或疼痛较轻,故病人屈肘凝肩头向患侧歪斜。

(2) 压痛点。在受累的脊神经及其后支支配区,如耳后、风池穴、肩臂、胸前、肩胛骨内上角、椎旁肌及斜方肌等处,均可有压痛,椎旁可扣及条索状或结节状反应物。

神经根型颈椎病的压痛点集中于棘突旁受累神经根或邻近出口处,这也是最常引发脊神经放射痛的部位,提示神经根受累,存在炎性反应。第二类主要压痛点集中于软组织骨骼附着处,人体的各种组织(关节、肌肉、韧带、筋膜)急性、慢性损伤,导致肌肉过度或持久的舒张和收缩,神经反射作用使相关组织处于警觉状态,如肌肉的收缩、紧张、痉挛,无菌性炎性物质沉积。关节超负荷的运动，肌肉、肌腱、筋膜、韧带被牵拉在应力集中处，即软组织与骨骼的附着点上发生部分剥离或撕裂，进而粘连和纤维化的瘢痕。

（3）神经根牵张试验、压试验。

①牵张试验：检查者站于患者侧方，一手扶住患者头颈，另一手握手臂外展，同时两手向相反方向牵拉分开使臂丛受牵拉，若患者感觉放射痛或疼痛加重则为阳性。此试验如同腰椎的直腿抬高试验。

②压顶试验：Spurling 征，患者坐位，检查者站于患者身后，将患者头颅后伸或侧偏下压出现颈肩痛或放射痛为阳性。此试验是加重突出物对神经根的刺激。

（4）感觉改变。颈神经根受刺激，属该神经支配的远端部位表现为疼痛过敏，多在初期或急性发作期出现。颈神经根受压迫较重或时间较久，其远端部位表现痛觉减退。临床详细检查感觉分布，可推断出神经根受压的节段平面。

（5）腱反射改变。以检查肱二头肌、肱三头肌反射为主。如腱反射活跃，表示支配该肌腱的神经根病变较轻，多为病之早期。反之，如腱反射减退或消失，则表示支配该肌腱的神经根受压迫，多为病之中后期。检查病理反射的改变，应与健侧对比。单纯根型无病理反射，如出现病理反射，则表示合并脊髓受累。

（6）肌力改变。神经根受压迫，轻者所支配的肌肉力量减退，重者则出现肌肉萎缩，临床上可用左右对比的方法，粗试测知，最好用握力计检查握力改变。由于解剖学上神经根支配的弥漫性和交叉性，故仅一个神经受累，也可出现多个神经根所支配的肌肉改变，但绝不会完全瘫痪，此点是与丛、干性部位神经损害的重要区别。

（7）肌张力改变。神经根型颈椎病，一般皆有肌张力改变。发病初期或急性发作期，支配该肌肉的神经根受到刺激，表现为肌张力增高，甚至出现肌痉挛，当支配该肌肉的神经根受到抑制时，则出现肌张力减低，即肌肉松弛发软，多发生在疾病的慢性期或中后期。

（8）自主神经功能紊乱。有一定程度的自主神经功能紊乱表现，如怕冷、发凉、肿胀。艾迪森征可为阳性。

根据临床观察，有些神经根型颈椎病，经数月至数年，甚至经数十年后，可发展为脊髓型或椎动脉型。也就是说，神经根型往往是其他类型颈椎病的早期表现，当出现脊髓、椎动脉受挤压表现后，根痛表现多不明显，甚至早被病人忘却。

3. 脊髓型颈椎病

（1）生理反射。病变波及的脊髓节段不同，各生理反射出现相应的改变。下肢的膝反射和跟腱反射亢进，上肢的肱二头肌反射、肱三头肌反射可亢进或降低，腹壁反射、提睾反射、提肛反射减弱或消失。

（2）病理反射。

①下肢反射：下肢的病理反射均可出现，如 Babinski 征、Chaddock 征、Oppenheim 征、Gordon 征及踝阵挛、髌阵挛等，均可能出现阳性。

②上肢反射：脊髓型颈椎病上肢病理反射有些特殊。A. 按病理学规律，只有高颈髓（颈 5 以上）病变方可出现 Hoffmann 征等病理反射，但实际工作中经常见到颈膨大处的颈椎病压迫亦可出现病理反射，可能是因为病变颈椎的上部锥体束亦有病理改变所致，因为颈椎病出现的脊髓受挤压属硬膜外钝性病变，即硬膜囊产生较弥漫的压迫。B. 脊髓型颈椎病患者上肢出现病理反射早于下肢的病理反射。有些病人早期已有下肢无力、步态发紧或震颤等锥体束受累征象，此时上肢虽未感到运动障碍，但已出现 Hoffmann 征阳性。下肢的病理反射需要数月乃至数年方可出现。

解剖学的血供特征提供了科学的答案，支配上肢的运动神经纤维排列在内侧，该部由锥体束内前沟动脉供血，属终末小血管，血循环很差；而支配下肢的运动神经纤维在锥体束的外侧，其血供由脊后动脉干的分支动脉供应，此处循环较丰富，故不易出现缺血。

上述症状体征，主要指单纯脊髓型颈椎病的表现。与其他型同时存在的颈椎病，如神经根脊髓型、椎动脉脊髓型、交感神经脊髓型等混合型的表现，既有脊髓型，又有其他型，故症状体征较单纯脊髓型更为复杂。

4. 椎动脉型颈椎病

（1）颈部活动受限。做颈部旋转或后伸活动时，可引起眩晕、恶心、呕吐、心慌等症状，拇指触诊可查到患椎向一侧旋转移位，棘突及移位的关节突关节部压痛明显。

（2）旋颈试验阳性。

①旋转试验：主要为判定椎动脉状态，故又称椎动脉扭曲试验。

②检查方法：患者头部略向上仰，嘱患者自主做向左、向右旋颈动作；如出现椎基底动脉供血不全征时，即属阳性。

③临床意义：阳性除可能为椎动脉型颈椎病外，血管本身的疾患者亦有可能。但此试验有时可能引起呕吐或猝倒，检查者在操作全过程中应密切观察，以防意外。

（3）X 线检查。正位片可见椎体钩椎关节侧方有骨赘，斜位片可见钩椎关节增生，也可见椎间孔变小，齿状突左右移位，过伸侧位或过屈侧位 X 线片可见椎体后缘成角、台阶样改变或双边征等。

（4）椎动脉造影。可鉴别椎动脉是正常，还是有压迫、扭曲、变细等，但一次造影无明显阳性时不能排除，因为大多数患者是一过性痉挛缺血，当无症状时，椎动脉可恢复正常口径。脑血流图可见基底动脉两侧不对称。

（5）椎动脉超声。可见椎动脉的管径、流速、阻力情况，是否有一侧先天发育异常。

5. 交感神经型颈椎病

交感型颈椎病的主要特征有：

（1）交感神经兴奋症状：①头痛或偏头痛、头沉、头昏、枕部痛或颈后痛。②视物模糊，眼窝胀痛，眼目干涩，视野内冒金星等。③心跳加快，心律失常，心前区疼痛和血压升高等。④肢体怕凉怕冷，局部温度偏低，或肢体遇冷时有刺痒感，继而出现红肿或疼痛加重。⑤出汗障碍。

（2）交感神经抑制症状：有头昏眼花、眼睑下垂、流泪、鼻塞、心动过缓、血压偏低、胃肠蠕动增加或嗳气等。

6. 食管压迫型颈椎病

主要为影像学检查，包括 X 线平片及钡剂检查等，均可显示椎节前方有骨赘形成，并压迫食管引起痉挛与狭窄症状。必要时可行 MRI 等检查除外其他疾病，如食管癌、贲门痉挛、胃十二指肠溃疡、癔症和食管憩室等疾病必要时可采用 MRI 或纤维食管镜检查。但应注意，有文献报道，在有骨刺情况下行纤维食管镜检查有发生食管穿孔的危险，在纤维食管镜插入过程中颈部不宜过伸以防引起脊髓过伸性损伤。

7. 混合型颈椎病

混合型颈椎病是由于颈椎软组织病理改变累及到颈脊神经根、脊髓颈段、椎动脉或颈交感神经节等结构，且不仅累及一种组织结构，通常可能同时刺激或压迫几种组织结构。椎间盘退变后，椎间隙变窄，神经根受压，窦椎神经亦受压，椎动脉纤曲变形，同时椎体不稳而滑移，黄韧带折叠突入椎管，均使椎管管径变小、脊髓受压。钩椎关节增生，可以同时或先后压迫刺激脊髓、脊神经根、椎动脉、交感神经等 1 种或多种结构，使临床症状多样化、复杂化，且各组织受累可同时出现，更多的是先后发生，故临床上早期表现为单一型，而后期演变成混合型。因此，混合型颈椎病最为常见。多表现为椎动脉型颈椎病与神经根型颈椎病同时存在。

第三章　长安朱氏流派的颈椎病简易分型

颈椎病是一个既明确又笼统的概念，其症状复杂，临床症状与教科书上的分型有一定的差距，加上1992年青岛会议后再无明确的分型，临床上我们将颈椎病的症状简单归纳为神经（根）症状型、脊髓（压迫）症状型、血管症状型以及周围症状型。但是由于现代科技的推广普及将一些现代已经明确诊断的疾病以及部分头颈部疾病也纳入颈椎病的范畴，大概分型如下：

1. 神经（根）症状型

是由于各种原因引起的神经根的刺激与压迫而出现的以疼痛以及麻木为主诉的一类症状的统称，这一类患者是前面讲的颈椎间盘脱出引起的神经症状与颈型颈椎病以及神经根型颈椎病引起以压迫或者刺激颈部神经根为主要症状的一类疾病，因为现代影像学的普及使这一分类更容易区分及掌握。

（1）颈椎间盘突出。

是以颈椎间盘突出为主要影像学表现，而且临床症状上神经根压迫症状与突出节段症状相符。因为压迫或刺激的具体神经根不同可有不同的临床症状，另外还与突出的椎间盘压迫或刺激神经根感觉以及运动神经的分支有明显的关系。

（2）颈丛神经型。

此型与前面讲的颈型颈椎病相近似，是以压迫或刺激颈丛神经为主要临床症状的一类颈椎病，它与颈椎间盘脱出的区别就是影像学上不一定有直接的压迫，但是会有明确的体征，可以是由于椎体的失稳、关节囊的刺激、钩椎关节的刺激、受凉引起肌力的不均衡等原因引起，临床上不一定是脊神经前支刺激或压迫症状，可以是后支的症状，还可以是窦椎神经的症状。临床上符合颈型颈椎病的症状。

（3）臂丛神经型。

此型颈椎病临床上与普通分型的神经根型颈椎病相同，但是临床的发病率远低于普通分型说的超过50%，发病率还不及颈丛型颈椎病高。颈椎间盘脱出的区别与颈丛神经型区别相同。

2. 脊髓（压迫）症状型

此类颈椎病临床上以脊髓的刺激或压迫症状为主，根据脊髓的可能压迫情况分为不同的类型，包括脊髓全压迫型（颈椎管狭窄）、脊髓前压迫型（后纵韧带骨化症、椎间盘脱出）、脊髓后压迫型（黄韧带肥厚型）。

（1）脊髓全压迫型（颈椎管狭窄）。

此型脊髓症状型主要是以发育性的椎管狭窄为主，可能从脊髓的各个方面都会出现压迫，可以有颈髓压迫的任何症状，此类颈椎病可以通过颈椎的MRI诊断。

（2）脊髓前压迫型（后纵韧带骨化症、椎间盘脱出）。

此型脊髓症状型主要是以压迫脊髓前（腹）侧为主，主要有后纵韧带骨化症以及巨大的椎间盘脱出，是以运动障碍为主要症状的脊髓压迫症。

（3）脊髓后压迫型（黄韧带肥厚型）。

此型脊髓压迫型主要是以压迫脊髓后（背）侧为主，主要是由于黄韧带的肥厚或折叠压迫、刺激感觉传导束后出现的症状。

3. 血管症状型

此血管症状型的主要症状是以椎动脉压迫或者刺激以及交感神经刺激后引起的以血管供血不足为主要临床原因，以头晕不适为主要临床症状的一类颈椎病。主要有椎动脉第二段症状的椎动脉型、交感神经型以及寰枢椎半脱位引起的椎动脉供血不足。

（1）椎动脉型。

此椎动脉型主要是指椎动脉横突孔段，即椎动脉进入横突孔（颈6横突孔）到第二颈椎横突孔这一段椎动脉压迫或者刺激引起临床症状的一类颈椎病。椎动脉型颈椎病常见症状有：

①偏头痛：以颞部为剧，多呈跳痛或刺痛。

②迷路症状：主要为耳鸣、听力减退及耳聋等症状。

③前庭症状：主要表现为眩晕。

④记忆力减退。

⑤视力障碍：出现视力减退、视物模糊、复视、幻视及短暂的失明等。

⑥精神症状：以神经衰弱为主要表现，多伴有近事健忘、失眠及多梦现象。

⑦发音障碍：主要表现为发音不清、嘶哑及口唇麻木感等，严重者可出现发音困难，甚至影响吞咽。

⑧猝倒：即当患者在某一体位头颈转动时，突感头昏、头痛，患者立即抱头，双下肢似失控状发软无力，随即跌（坐）倒在地。

⑨血压异常：即患者平时血压平稳，当颈椎病发作时会出现血压升高。

临床上此类患者是很多的，仅次于颈项部不适的颈丛型颈椎病，是由于患者可能有一侧椎动脉部分有问题，通过另一侧代偿作用而没有症状，由于椎体的失稳，不良的旋转姿势，刺激或压迫代偿侧的椎动脉，出现失代偿并引起症状，所以椎动脉颈椎病一定要注意头颈部的姿势、枕头高低以及治疗锻炼姿势，姿势不良会加重或反复出现症状。

（2）交感神经型。

交感型颈椎病（党建军提出）是因为刺激交感神经而出现的一组症状，因为与椎动脉型颈椎病一样都有以眩晕为主诉的临床症状。除眩晕外还会有其他的临床症状，具体如下：

①头部症状：头晕或眩晕、头痛或偏头痛、头沉、枕部痛、睡眠欠佳、记忆力减退、注意力不易集中等。有些患者伴有恶心，少有呕吐。偶有因头晕而跌倒者。

②眼耳鼻喉部症状：眼胀、干涩或多泪、视力变化、视物不清；耳鸣、耳堵、听力下降；鼻塞、"过敏性鼻炎"；咽部异物感、口干、声带疲劳等。

③胃肠道症状：恶心甚至呕吐、腹胀、腹泻、消化不良、嗳气以及咽部异物感，味觉改变等。

④心血管系统症状：心悸、胸闷、心率变化、心律失常、血压变化等。

⑤面部或某一肢体症状：多汗、无汗、畏寒或发热，有时感觉疼痛、麻木，但是又不按神经节段或走行分布。

（3）寰枢椎半脱位型。

此型临床上少见，但是常会碰到诊断为此病的病历，临床上儿童有此症状的较多，但是儿童又不诊断颈椎病。应该注意相关鉴别诊断。

第一、二颈椎根据解剖形态不同又被称为寰椎和枢椎，某种原因可使二者部分丧失正常的对合关系，即寰椎枢椎半脱位，通常在儿童多见，主要为外伤、剧烈运动等而产生。但在成年人或老年人因颈部肌肉软组织的慢或急性损伤、炎症、外伤、感染等也可造成，并表现为颈项部疼痛，活动部分受限制、僵硬、偏斜，严重时可出现上肢麻木和脊髓受压的表现等。

寰枢椎半脱位的表现有与颈椎病的共同处，如颈项痛、僵硬、活动受限，严重时可有神经损害症状，因此如不引起注意，容易误诊为颈椎病。最好的区分方法是根据 X 线检查结果，在颈椎正位的开口相时可以发现寰椎的两个侧块不对称；侧位相对可以发现寰椎前弓（结节）与枢椎的齿状突距增大，正常应在 3mm 以内。过去由于一部分头晕的患者找不到原因,最后想到由于寰枢椎的旋转移位可能影响到椎动脉的供血,而出现症状。实际上成年人的寰枢椎半脱位较少,而且应该有外伤史才会出现,现阶段由于科技的发展寰枢椎半脱位是可以通过颈椎的动力位片子以及寰枢椎的 CT 平扫很容易做出鉴别。

4. 周围症状型

此周围症状型是由于椎体的退变不稳,甚至长时间形成骨刺压迫或刺激颈项部局部周围的组织出现相应的症状。

(1) 食道型。

食管压迫型颈椎病主要由于椎间盘退变继发前纵韧带及骨膜下撕裂、出血、机化钙化及骨刺形成所致。此种骨刺体积大小不一,以中、小者为多,矢状径多小于 5mm,在临床上相对少见。

典型症状:吞咽障碍。早期主要为吞咽硬质食物时有困难感及食后胸骨后的异常感(烧灼、刺痛等),渐而影响吞咽软食与流质饮食。

其他颈椎病症状:单纯的食管压迫型颈椎病患者少见,约 80% 的病例尚伴有脊髓脊神经根或椎动脉受压症状。因此应对其进行全面检查。

诊断依据:

①吞咽困难。

早期惧怕吞咽较干燥的食物,颈前屈时症状较轻,仰伸时加重。

②影像学检查。

包括 X 线平片及钡餐检查等,均可显示椎节前方有骨赘形成,并压迫食管引起痉挛与狭窄征,必要时可行 MRI 等检查。

(2) 枕神经痛。

枕神经痛是由于枕大、枕小神经,偶可因耳大神经、颈皮神经或锁骨上神经受刺激而引起枕部和后颈部及头部侧上方疼痛,头颈部活动、咳嗽、喷嚏时疼痛加剧。

典型症状:呈阵发性剧烈疼痛,位于枕部和后颈部,向头顶(枕大神经)、乳突部(枕小神经)和外耳部(耳大神经)放射,沿神经走行的上颈部偶有触痛。疼痛性质多为持续性钝痛,并伴阵发性加剧,也有间歇性发作。头颈部活动、咳嗽、喷嚏时疼痛加剧。

诊断依据:

①病史:可由于上段颈椎病、椎管内病变、环枕部先天畸形、脊柱结核、脊髓肿瘤、骨关节炎、转移性肿瘤、上呼吸道感染、扁桃体炎、流感、风湿病和糖尿病等引起。

②枕外隆凸下常有压痛，枕大和枕小神经通路也可有压痛，枕神经分布区可有感觉过敏或轻度感觉缺失，其他神经体征少见。

③X线摄片、CT、MRI等影像学检查有助于确定颈枕区病变。

（3）类冠心病型。

此类是由于颈椎椎体的失稳而出现的类似于冠心病症状的胸闷、气短、胸部时有不适的感觉，但是临床检查心电图及冠脉造影不能解释患者的症状，通过干预颈部后症状可以缓解的一类疾病。

此类颈椎病必须排除心源性的原因后才能确诊，很大一部分患者是经过反复的心内科治疗无效才到骨科就诊。

（4）混合症状型。

此类型是临床上2种及2种以上类型同时出现的现象。

5. 颈椎病常见的影像学误区及要求概要

近年来，随着影像诊断设备和检查技术的不断创新，内容和方法的不断丰富，特别是影像信息数字化、电子计算机辅助和图像重建成像成为当今影像发展的主要方向，影像学在颈椎外科的诊断中愈发具有重要的位置。颈椎影像学常用检查方法包括X线摄片、CT、MRI、数字式血管造影、核素扫描，各种检查方法有其各自的使用范围，正确合理运用影像学检查手段，对于颈椎病变（炎症、肿瘤、外伤、畸形等）的临床诊断，以及病变的准确位置、范围、发展阶段和病变与脊柱周围组织的关系，制定治疗方案，确定手术路径，判断预后等诸方面具有重要价值。根据患者的具体情况，具体的临床症状，根据临床需要采用合理的检查手段，合理运用检查方式，尽量用低的费用解决问题，以求最大的费用/效益比。临床上的检查手段不是越先进越贵就一定越好，关键是您需要看什么，根据需要选择合理的检查手段，比如说我需要看椎体的稳定性，可以用颈椎的动力位X线片，而不是用国内很少开展的动力位磁共振。

在做影像学检查前临床医生一定要想好做影像学检查的目的是什么？是看检查的哪一部分？检查结果与临床症状有没有相关性？关于颈椎病的影像学的常见误区较多，不但病人会说，就连我们的一些专科医生也说，细想其实与临床症状没有绝对的相关性，这就考验临床医生的专业水平了。

（1）颈椎的X线及CT、MRI报告：颈椎曲度变直。

颈椎的影像学变直是一个长期的过程或者是低头状态下的一种现象，因为整个颈椎有一个弧度，组成弧度的最小单位是两个椎体一个椎间隙，当曲度变直时，整个椎体或者椎间隙（椎间盘）后缘后纵韧带的张力就会增加，椎间盘里的髓核向后侧稍微移动，椎体后侧的压力就增大，就是椎体后缘的张力及压力增大，出现椎间盘脱出的可能性就增加，但是它与临床具体的压迫或刺激症状是没有关系的，所以曲度变直是一种病理现象，但不是引起症状的原因。这种现象就像您家里面灯不亮了一样，让一般电工（医生）看后笼统地说是电路有问题，但是专业的电工通过检查后能够说出您家的具体问题（开关、接头、线路或是灯管的某一个有问题），我们临床上要求的是查体看您的具体症状是由哪一个椎间隙引起的，就是找出引起您具体症状的原因或者是对您症状负责任的具体责任椎间隙，而不是笼统地说颈椎曲度变直。

（2）影像学报告：颈腰椎椎体增生。

经常有患者拿着片子说颈椎或腰椎的骨质增生，其实骨质增生是一个影像学现象，不是一个临床的诊断。骨质增生是一个慢性过程，不是今天有明天就没有的现象，患者的症状是一会加重一会减轻，骨质增生不会变化，患者的临床症状是由于增生退变周围软组织的无菌性炎症引起的症状，经过对症治疗后症状会立刻消失，增生不会有改变，所以说椎体的增生与临床症状不成比例，临床说骨质增生病，是一个错误的概念，它只是一个临床影像学现象。

（3）影像学报告：椎间盘膨出。

门诊经常碰到患者拿着 CT 或 MRI 报告：椎间盘脱出或膨出，特别是颈椎的很多椎间盘膨出，其实椎间盘及纤维环从 20 多岁就开始退变，有一些问题是正常的，关键是看患者的临床症状与报告的间隙是否相符。我们要求的是与临床症状相符的间隙出现可以解释的改变才是关键，就是找出患者的责任椎间隙并进行治疗。膨出、脱出是有问题，但不一定是引起患者症状的原因。临床上需要进行详细的查体，根据查体判定患者是属于哪一个神经的压迫或刺激，与脱出与膨出有无关系，是不是一条神经。过去临床上说椎间盘脱出实际上是现在的椎间盘脱出症，为什么呢？过去没有 CT 以及 MRI 检查，患者有临床症状后来院检查、查体，有明确的直腿抬高试验征阳性，或拇指背伸肌力的减弱，跟腱反射的减弱，足背或外踝外侧的感觉减退，才考虑椎间盘脱出，是有症状再检查确诊。但是现在很多时候都是腰痛没有下肢症状来就诊后，因为 CT 以及 MRI 检查普及，先做一个检查，结果报告有一些异常（正常退变情况），可能就与临床的症状没有关系，只能说是椎间盘脱出或膨出（不含症状），临床治疗后虽然症状消失，但复查影像学是不会有变化。所以临床上过度地依靠影像学会影响病情的诊断。一定要找到可以解释临床症状的影像学阳性结果，即我们说的责任椎间隙。

（4）项韧带钙化。

经常会有患者拍片子（X 线检查）的报告上有颈椎的项韧带钙化，其实项韧带的钙化与椎体的增生退变一样是一个慢性的过程，其形成的原理可能与髌骨的形成一样，是因为钙化点对应的椎体失稳，长期的应力刺激使项韧带反复地出现无菌性炎症，最后钙盐沉积形成钙化。项韧带钙化后局部形成一个整体，可以反过来影响前面的椎体，可以减少前面椎体间的不稳，达到椎体稳定的结果，所以说项韧带钙化说明了对应的椎间隙以前的一个稳定状态，不能反映出现在的症状。

（5）B超检查颈动脉斑块与颈椎病。

临床上经常见到一些头晕的患者，诊断为颈椎病，说是供血不良引起的，检查结果是颈动脉有斑块，实际上颈椎病引起的头晕一般是考虑椎动脉供血不良引起的，更多的是由于椎动脉的第二段问题引起的，与颈动脉关系不大，所以说颈动脉的斑块不是引起椎动脉型颈椎病的原因。临床上椎动脉型颈椎病与椎动脉的供血情况有明显的关系，与患者的左右旋转，及低头、仰头影响椎动脉供血有必然的关系。

（6）X线片报告：寰枢关节半脱位。

临床上经常有一些经常头晕的患者，找不到原因，最后拍张口位X线片，报告是寰枢关节间隙左右不对称，结果是：寰枢关节半脱位。其实现在因为CT以及MRI检查的普及，用普通的平片诊断寰枢关节半脱位的较少，普通的平片因为拍摄条件的限制以及拍摄人员要求的差异，造成普通平片结果假阳性率较高，而且又不结合临床，造成临床的误诊。过去由于认识的原因，将找不到原因的头晕归结到椎动脉寰枢椎拐弯处的椎动脉第三段，推测由于寰枢椎的旋转，造成椎动脉的痉挛引起头晕，但是临床上如果寰枢椎有问题，首先影响到的是患者的头部旋转活动，出现旋转活动受限，而不是头晕，正常成人出现问题会有外伤史（只有儿童会因为前面的咽喉炎等出现自发性的半脱位，但儿童是不会出现头晕的），一个合格的张口位X线片应该包含的内容较多，首先是看片子拍得正与不正的问题，如果拍摄的不是完全端正的张口位，得出寰枢椎半脱位错误诊断的概率是很大的，甚至是必然的。所以临床上怀疑诊断时，行寰枢椎的CT平扫，就可以明确地看出，半脱位是前后半脱位还是左右半脱位。

（7）X线片、CT及MRI报告：颈椎椎体失稳。

临床上有很多时候拍摄颈椎普通X线片、颈椎CT以及颈椎MRI检查后发现，椎体后缘有台阶样改变，个别影像学诊断报告里就会写道：颈椎椎体失稳。这是一个模糊的概念，其实颈椎椎体失稳是一个动态概念，而一般普通颈椎片是不包括动力位的，CT检查以及MRI检查都属于静态成像，而且均是在一个姿势下拍摄的，所以报告椎体失稳是不合理的。椎体失稳是要写清具体是过伸位（仰头）失稳、过屈位（低头）失稳还是中立位失稳，只有拍了颈椎的动力位 X 线片才能确定具体是哪一个姿势失稳，为以后的治疗以及姿势的注意确定客观的依据。

（8）X 线片报告：棘突偏斜。

有时候颈椎拍了普通的 X 线片后有个别的报告会写：第几颈椎棘突偏斜，有一些人就依此为根据对患者进行颈椎的复位，实际上引起颈椎棘突偏斜的原因很多，但是大部分都是先天棘突发育的原因引起的，如果是错位引起的棘突偏斜，一般不会是一个棘突的偏斜，不会仅仅是一个锥体上下两个椎间隙均同时出现移位，而且上下椎体受力的方向不一样。一般是某一个椎间隙有问题，只会是有问题椎间隙的相邻椎体发生旋转，而且旋转有问题的椎体上位与下位各个椎体的棘突连线相齐。临床上较少见的一种就是同时有相邻的几个椎间隙的纤维环以及韧带松弛，当姿势不良时会出现椎体的旋转而出现棘突的不齐现象。

第四章 颈椎病的药物治疗

颈椎病的症状繁多，因此颈椎病的用药相对较多，大体上现代医学用药可以分为非甾体抗炎药、镇痛药、麻醉药、激素类药、扩张血管类药、营养神经类药、脱水利尿药、消肿类药、镇静类药、松弛肌肉类药以及营养类药物等，传统的中药以及中成药是根据具体的症状辨证用药，采用分类比较复杂。

第一节 西药治疗

一、非甾体抗炎药（解热镇痛药）

颈椎病不少是由于无菌性炎症引起的疼痛，适当使用非甾体抗炎药，对于缓解患者痛苦以及消除疼痛所带来的一些精神、心理因素问题是必要的。但医生应用时必须要注意：不要等患者因疼痛而渴求时才给予，也不应该企望用解热镇痛药后一下子就使疼痛完全消失。解热镇痛药要从过去的"按需"给药，改变为"按时间"给药，并且在一开始就要给予相对足够的量，并在其他治疗方法的配合下使用，随着病痛的减轻，逐渐减少用药量。对有严重颈部疼痛的患者，一开始就可使用止痛作用较强的解热镇痛药。在其他治疗方法的配合应用下取得效果后，要开始有计划地逐渐减少解热镇痛药的用药量。但是，若减量太快又出现疼痛加重的现象时，要及时恢复到减量前的用量，维持一段时间后再逐渐小剂量地减少用量。作为医生，切不可指望只用非甾体抗炎药使患者从疼痛中完全解脱出来。实际上，非甾体抗炎药只是一种辅助治疗手段，主要是依靠医生的正确诊断，针对性地选择一些治疗软组织病变的有效措施，才能尽快地使患者从疼痛中解脱出来。使用非甾体抗炎药只是为了更好地实施这些有效的治疗手段而已。

常用的非甾体抗炎药有双氯芬酸钠、醋氯芬酸、布洛芬、芬必得（布洛芬缓释胶囊）、氨糖美辛、尼美舒利、西乐葆（塞来昔布）、依托考昔、艾瑞昔布等，颈椎病常用的非甾体抗炎药有以下几类。

（一）芳基乙酸类

双氯芬酸钠

【适应证/功能主治】

（1）急慢性风湿性关节炎、急慢性强直性脊椎炎、骨关节炎。

（2）肩周炎、滑囊炎、肌腱炎及腱鞘炎。

（3）腰背痛、扭伤、劳损及其他软组织损伤。

（4）急性痛风。

（5）痛经或附件炎、牙痛和术后疼痛。

（6）创伤后的疼痛与炎症，如扭伤、肌肉拉伤等。

（7）耳鼻喉严重的感染性疼痛和炎症（如扁桃体炎、耳炎、鼻窦炎等），应同时使用抗感染药物。

【规格型号】

0.1g×24s。

【用法用量】

口服：1次/d，100mg（1片）/次，或者1~2次/d，75mg（1片）/次，或遵医嘱。晚餐后用温开水送服，需整片吞服，不要压碎或咀嚼。

【不良反应】

（1）可引起头痛及腹痛、便秘、腹泻、胃烧灼感、恶心、消化不良等胃肠道反应。

（2）偶见头痛、头晕、眩晕。天门冬氨酸氨基转移酶（AST）、丙氨酸氨基转移酶（ALT）升高。

（3）少见的有肾功能下降，可导致水钠潴留，表现为尿量少、面部水肿、体重骤增等。极少数可引起心律不齐、耳鸣等。

（4）罕见：皮疹、胃肠道出血、消化性溃疡、呕血、黑便、胃肠道溃疡、穿孔、出血性腹泻、困睡、过敏反应如哮喘、肝炎、水肿。

（5）有导致骨髓抑制或使之加重的可能。

【禁忌】

①已知对本品过敏的患者。②服用阿司匹林或其他非甾体抗炎药后诱发哮喘、荨麻疹或过敏反应的患者。③禁用于冠状动脉搭桥手术（CABG）围手术期疼痛的治疗。④有应用非甾体抗炎药后发生胃肠道出血或穿孔病史的患者。⑤有活动性消化道溃疡/出血，或者既往曾复发溃疡/出血的患者。⑥重度心力衰竭患者。⑦已知对阿司匹林、布洛芬过敏的患者。⑧有胃肠道

炎性疾病（溃疡性结肠炎、克罗恩病），黑便或不明原因的血液疾病病史者。

【注意事项】

①避免与其他非甾体抗炎药，包括选择性COX-2抑制剂合并用药。②根据控制症状的需要，在最短治疗时间内使用最低有效剂量，可以使不良反应降到最低。③在使用所有非甾体抗炎药治疗过程中的任何时候，都可能出现胃肠道出血、溃疡和穿孔的不良反应，其风险可能是致命的，这些不良反应可能伴有或不伴有警示症状，也无论患者是否有胃肠道不良反应史或严重的胃肠事件病史。既往有胃肠道病史（溃疡性大肠炎、克罗恩病）的患者应谨慎使用非甾体抗炎药，以免使病情恶化，当患者服用该药发生胃肠道出血或溃疡时，应停药。老年患者使用非甾体抗炎药出现不良反应的频率增加，尤其是胃肠道出血和穿孔，其风险可能是致命的。④针对多种COX-2选择性或非选择性NSAIDs药物持续时间达3年的临床试验显示，本品可能引起严重心血管血栓性不良事件和中风的风险增加，其风险可能是致命的，所有的NSAIDs，包括COX-2选择性或非选择性药物，可能有相似的风险。有心血管疾病或心血管疾病危险因素的患者，其风险更大。即使既往没有心血管症状，医生和患者也应对此类事件的发生保持警惕。应告知患者严重心血管安全性的症状和（或）体征以及如果发生应采取的步骤。患者应该警惕诸如胸痛、气短、无力、言语含糊等症状和体征。而且当有任何上述症状或体征发生后应该马上寻求医生帮助。⑤和所有非甾体抗炎药（NSAIDs）一样，本品可导致新发高血压或使已有的高血压症状加重，其中的任何一种都可导致心血管事件的发生率增加。服用噻嗪类或髓袢利尿剂的患者服用非甾体抗炎药（NSAIDs）时，可能会影响这类药物的疗效。高血压病患者应慎用非甾体抗炎药（NSAIDs），包括本品。在开始本品治疗和整个治疗过程中应密切监测血压。⑥有高血压和（或）心力衰竭（如液体潴留和水肿）病史的患者应慎用。⑦NSAIDs，包括本品可能引起致命的、严重的皮肤不良反应，例如剥脱性皮炎、Stevens-Johnson综合征（SJS）和中毒性表皮坏死溶解症（TEN）。这些严重事件可在没有征兆的情况下出现。应告知患者严重皮肤反应的症状和体征，在第一次出现皮肤皮疹或过敏反应的其他征象时，应停用本品。⑧血液系统异常、高血压、心脏病患者慎用。⑨因含钠，对限制钠盐摄入量的病人应慎用。⑩对那些有胃肠道症状或曾有胃肠溃疡病史、严重肝功能损害的患者，如需应用双氯芬酸，应置于严密的医疗监护之下。⑪心、肾功能损害者正在应用利尿药治疗、进行大手术后恢复期患者以及由于任何原因细胞外液丢失的患者慎用。⑫用药过程中，如出现明显不良反应，应停药。⑬服

用需整片吞服,不能弄碎。⑭个别需要长期治疗的患者,应定期检查肝功能和血象,发生肝功损害时应停用。⑮有眩晕史或其他中枢神经疾病史的患者在服用期间,应禁止驾车或操纵机器。⑯应注意与锂制剂、地高辛制剂、保钾利尿剂、抗凝血剂、降糖药和甲氨蝶呤等配合使用的剂量及不良反应。⑰体重较轻的患者应降低用量。⑱本品应空腹(餐前)随足量饮水服用,对易发生胃肠道反应的患者,推荐在进餐的同时服用。⑲本品可能引起反应能力受损,特别是在饮酒时服用,可能影响驾驶或操作机器的能力,因此服用本品时应避免饮酒。

【儿童用药】
16 岁以下的儿童不宜服用。

【老年患者用药】
慎用。

（二）芳基丙酸类

1. 布洛芬

【适应证/功能主治】
用于缓解轻至中度疼痛如头痛、关节痛、偏头痛、牙痛、肌肉痛、神经痛、痛经。也用于普通感冒或流行性感冒引起的发热。

【用法用量】
抗风湿,口服:0.4~0.6g/次,3~4 次/d。

用于急性的轻、中度疼痛和发热,0.2~0.4g/次,4~6h/次,最大限量为 2.4g/d。缓释胶囊:成人及 12 岁以上儿童,0.3~0.6g/次,2 次/d。

【不良反应】
（1）16% 的长期用药者,可出现消化道不良反应,包括消化不良、胃烧灼感、胃痛、恶心和呕吐,一般不必停药,继续服用可耐受。出现胃溃疡和消化道出血者不足 1%。

（2）1%~3% 的患者可出现头痛、嗜睡、眩晕和耳鸣等神经系统不良反应。

（3）少见的不良反应有下肢水肿、肾功能不全、皮疹、支气管哮喘、肝功能异常、白细胞减少等。

【注意事项】
消化道反应为最常见的不良反应,大剂量时有骨髓抑制和肝功损害。严重肝肾功能不全者或严重心力衰竭者禁用。

【禁忌】
对阿司匹林或其他非甾体抗炎药过敏者对本品可有交叉过敏反应,禁用。

活动性或既往有消化性溃疡史，胃肠道出血或穿孔的患者禁用。孕妇及哺乳期妇女禁用。

【药物相互作用】

(1) 与肝素及口服抗凝药同用时，有增加出血的危险。

(2) 与呋塞米同用时，后者的降压作用减弱。

(3) 与维拉帕米、硝苯地平、丙磺舒同用时，布洛芬的血药浓度增高。

(4) 使甲氨蝶呤、地高辛、降糖药的作用增强或毒性增加。

2. 酮洛芬

【适应证/功能主治】

消炎作用较布洛芬为强，不良反应小，毒性低。口服易自胃肠道吸收。用于类风湿性关节炎、风湿性关节炎、骨关节炎、关节强硬性脊椎炎及痛风等。

【用法用量】

口服：50mg/次，150mg/d，3～4次/d；或开始100mg/次，3次/d，以后改为2次/d。为避免对胃肠道的刺激，应饭后服用，整个胶囊吞服。

【使用须知】

［注意］不良反应与布洛芬相似而较轻，一般易于耐受。主要为胃肠道反应。少数人出现嗜睡、头痛、心悸等。胃与十二指肠溃疡患者禁用。

［制剂］肠溶胶囊：每胶囊25mg；50mg。

【不良反应】

本品耐受性良好、副作用低，一般为肠、胃部不适或皮疹、头痛、耳鸣。

【注意事项】

肠胃病患者慎用。有支气管哮喘病史的患者，可能会引起支气管痉挛。并用抗凝血剂的患者，应随时监测其凝血酶原时间。孕妇及哺乳期妇女慎用。心功能不全及高血压患者慎用，过量服用可能引起头痛、呕吐、嗜睡、低血压，停药后即可自行消失。

【药物相互作用】

(1) 饮酒与其他非甾体抗炎药同时使用，会增加胃肠道副作用，也有引起溃疡的危险性。

(2) 与阿司匹林或其他水杨酸类药物同用时，不能增加疗效，而胃肠道副作用及出血倾向发生率增高。

(3) 与抗凝血药同用，增加出血危险。

(4) 本品可增强抗糖尿病药物作用；降低抗高血压药物的降压作用；与皮质激素类同用，可明显地减缓炎症症状。

（5）不宜与甲氨蝶呤同用，以防中毒。

（6）与丙磺舒和维拉帕米、硝苯地平同用时，要注意降低剂量；与地高辛同用时，注意调整地高辛剂量。

3. 洛索洛芬

【适应证/功能主治】

类风湿性关节炎、骨性关节炎、腰痛、肩周炎、颈肩腕综合征，以及手术后、外伤后和拔牙后的镇痛消炎，急性上呼吸道炎症的解热镇痛。

【不良反应】

洛索洛芬钠是一前体药物，在吸收入血前对胃肠道无刺激，也没有明显的治疗作用，只有吸收入血后转化成活性代谢物才发挥作用，因此，对胃肠道无明显刺激作用，耐受性好，不良反应较低。

消化系统不适较多见，如腹痛、胃部不适、恶心、呕吐、食欲不振、便秘、烧心等，有时会出现皮疹、瘙痒、水肿、困倦、头痛、心悸等，偶见休克、急性肾功能不全、肾病综合征、间质性肺炎以及贫血、白细胞减少、血小板减少、嗜酸性粒细胞增多以及 AST、ALT、ALP 升高等。

据文献报道：（本项包括不能计算发生率的不良反应报告）

总病例 13 486 例中，409 例（3.03%）报告有不良反应，主要有消化系统症状（胃及腹部不适感、胃痛、恶心及呕吐、食欲不振 2.25%）、浮肿及水肿（0.59%）、皮疹及荨麻疹（0.21%）、嗜睡（0.10%）。

重大不良反应的发生率不详。

休克：可能发生休克，故应注意观察，若出现异常，应立即停药并适当处置。

溶血性贫血，白细胞减少，血小板减少可能发生，故应进行血液检查等。注意观察，若出现异常应立即停药并给予适当处置。

皮肤黏膜眼综合征可能发生，故应注意观察，若出现异常应立即停药并给予适当处置。

急性肾功能不全、肾病综合征、间质性肾炎可能发生，故应注意观察，若出现异常应停药并给予适当处理。由于伴随急性肾功能不全可能出现高钾血症，故使用该药时应特别注意。

间质性肺炎：可能发生伴有发热、咳嗽、呼吸困难、胸部 X 线异常、嗜酸粒细胞增多等的间质性肺炎，若出现此类症状，应速停药并给予肾上腺皮质激素制剂等适当处置。

消化道出血：严重的消化性溃疡或大肠、小肠的消化道出血，例如：呕血、黑便，以及便血，有时伴有休克的发生。病人应注意观察，若出现异常，应立刻停药并给予适当处置。

肝功能障碍，黄疸：可出现 AST（GOT）、ALT（GPT）和 γ-GTP 升高，伴随着黄疸的肝功能障碍或突发肝炎。应注意观察，如有异常，应立刻停药并给予适当处置。

哮喘发作：可出现哮喘发作等急性呼吸性障碍。应注意观察，如有异常，应立刻停药并给予适当处置。

同类其他药品的重大不良反应：

再生障碍性贫血：据报道，其他非甾体类消炎镇痛剂，可能发生再生障碍性贫血。

其他不良反应：

过敏反应：皮疹、发热（发生率 0.1%~1% 或发生率不详），瘙痒感（发生率 0.05%~0.1%），荨麻疹（发生率 <0.05%）。发生过敏反应时应停药。

消化系统：腹痛、胃部不适感、食欲不振、恶心及呕吐、腹泻（发生率 0.1%~1% 或发生率不详），消化性溃疡、便秘、胃灼热、口腔炎（发生率 0.05%~0.1%），消化不良（发生率 <0.05%）。发生消化性溃疡时应停药。

精神神经系统：嗜睡（发生率 0.1%~1% 或发生率不详），头痛（发生率 <0.05%）。

血液：血小板减少（发生率 0.1%~1% 或发生率不详），贫血、白细胞减少、嗜酸粒细胞增多（发生率 <0.05%）。

肝脏：AST（GOT）、ALT（GPT）上升（发生率 0.1%~1% 或发生率不详），ALP 上升（发生率 <0.05%）。

其他：浮肿（发生率 0.1%~1% 或发生率不详），心悸、颜面热感（发生率 <0.05%）。

【禁忌】

以下患者禁用：

已知对本品过敏的患者。

服用阿司匹林或其他非甾体抗炎药后诱发哮喘、荨麻疹或过敏反应的患者。

禁用于冠状动脉搭桥手术（CABG）围手术期疼痛的治疗。

有应用非甾体抗炎药后发生胃肠道出血或穿孔病史的患者。

有活动性消化道溃疡/出血，或者既往曾复发溃疡/出血的患者。

重度心力衰竭的患者。

【注意事项】

避免与其他非甾体抗炎药,包括选择性COX-2抑制剂合并用药。

根据控制症状的需要,在最短治疗时间内使用最低有效剂量,可以使不良反应降到最低。

在使用所有非甾体抗炎药治疗过程中的任何时候,都可能出现胃肠道出血、溃疡和穿孔的不良反应,其风险可能是致命的。这些不良反应可能伴有或不伴有警示症状,也无论患者是否有胃肠道不良反应史或严重的胃肠事件病史。

既往有胃肠道病史(溃疡性大肠炎、克罗恩病)的患者应谨慎使用非甾体抗炎药,以免使病情恶化。当患者服用该药发生胃肠道出血或溃疡时,应停药。老年患者使用非甾体抗炎药出现不良反应的频率增加,尤其是胃肠道出血和穿孔,其风险可能是致命的。

针对多种COX-2选择性或非选择性NSAIDs药物持续时间达3年的临床试验显示,本品可能引起严重心血管血栓性不良事件、心肌梗死和中风的风险增加,其风险可能是致命的。所有的NSAIDs,包括COX-2选择性或非选择性药物,可能有相似的风险。

有心血管疾病或心血管疾病危险因素的患者,其风险更大。即使既往没有心血管症状,医生和患者也应对此类事件的发生保持警惕。应告知患者严重心血管安全性的症状和(或)体征以及如果发生应采取的步骤。

患者应该警惕诸如胸痛、气短、无力、言语含糊等症状和体征,而且当有任何上述症状或体征发生后应该马上寻求医生帮助。

和所有非甾体抗炎药(NSAIDs)一样,本品可导致新发高血压或使已有的高血压症状加重,其中的任何一种都可导致心血管事件的发生率增加。服用噻嗪类或髓袢利尿剂的患者服用非甾体抗炎药(NSAIDs)时,可能会影响这些药物的疗效。高血压病患者应慎用非甾体抗炎药(NSAIDs),包括本品。在开始本品治疗和整个治疗过程中应密切监测血压。

有高血压和(或)心力衰竭(如液体潴留和水肿)病史的患者应慎用。NSAIDs,包括本品可能引起致命的、严重的皮肤不良反应,例如剥脱性皮炎、Steven-Johnson综合征(SJS)和中毒性表皮坏死溶解症(TEN)。这些严重事件可在没有征兆的情况下出现。应告知患者严重皮肤反应的症状和体征,在第一次出现皮肤皮疹或过敏反应的其他征象时,应停用本品。

【孕妇及哺乳期妇女用药】

孕妇或可能妊娠的妇女,用药应权衡利弊(尚未确立妊娠期用药的安全性)。

因动物实验(大鼠)有延迟分娩及有胎动脉导管狭窄的报告,妊娠晚期妇女禁用。

哺乳期妇女避免用药，必须用药时，应停止哺乳（大鼠实验报告本品能通过被动扩散进入乳汁）。

【儿童用药】

尚未确立低出生体重儿、新生儿、婴儿、乳儿、幼儿或儿童用药的安全性。

【老年患者用药】

高龄者易出现不良反应，故应从低剂量开始给药，并观察患者状态，慎重用药。

【药物相互作用】

与香豆素类抗凝血药（华法林）合用时，会增强该类药的抗凝血作用，应密切观察，必要时应减量。（因本品抑制前列腺素的生物合成作用，从而抑制血小板聚集，降低血液凝固力，对该药的抗凝血起相加作用。）

与磺酰脲类降血糖药（甲苯磺丁脲等）合用时，会增强该类药的降血糖作用，应密切观察，必要时应减量。（本品在人体的蛋白结合率洛索洛芬为97.0%，反式-羟基代谢物为92.8%。因此与蛋白结合率高的药物合用时，会增加合用药物的血中活性形式，而增强该药的作用。）

与新喹诺酮类抗菌药（依诺沙星等）合用时，有可能增强该类药的诱发痉挛作用。（新喹诺酮类抗菌药会抑制中枢神经系统的抑制性神经传递物质GABA与受体结合，引起痉挛诱发作用。合用本品会增强新喹诺酮类药的抑制作用。）

与锂制剂（碳酸锂）合用时，可能使血中锂浓度上升而引起锂中毒，故注意血中锂浓度，必要时应减量。（虽尚未证实，但因本品抑制肾脏前列腺素的生物合成，而减少碳酸锂的肾排泄，并使血中浓度上升。）

与噻嗪类利尿药（氢氟噻嗪及氢氯噻嗪等）合用时，有可能减弱该类药的利尿及降压作用。（因本品抑制肾脏前列腺素生物合成作用，而减少水及钠排泄。）

（三）吡罗昔康及其衍生物（烯醇酸类）

1. 吡罗昔康

【适应证】

用于治疗风湿性及类风湿关节炎，有明显的镇痛、抗炎及一定的消肿作用，近期有效率可达85%以上。

【用量用法】

20mg/次（必要时可酌增剂量），1次/d，饭后服。1d总量一般不超过

40mg。1个疗程自2周至3个月不等。栓剂：塞肛20mg/d。针剂：肌内注射10~20mg/次，1次/d。

【药理作用】

（1）药效学：本品具有镇痛、抗炎及解热作用。本品通过抑制环氧酶使组织局部前列腺素的合成减少及抑制白细胞的趋化性和溶酶体酶的释放而起到药理作用。本品治疗关节炎时的镇痛、消肿等疗效与吲哚美辛、阿司匹林、萘普生相似。但由于本品抑制环氧酶-2所需的浓度高于抑制环氧酶-1的浓度，因此胃肠道的不良反应较多。

（2）药动学：口服吸收好。食物可降低吸收速度，但不影响吸收总量。血浆蛋白结合率高达90%以上。经肝脏代谢。半衰期平均为50 h（30~86 h），肾功能不全患者半衰期延长。由于半衰期较长，一次给药即可维持24h的血药浓度相对稳定，多次给药易致蓄积。一次服药20mg，3~5h血药浓度达峰值，血药有效浓度为1.5~2μg/mL。血药稳定浓度在开始治疗后7~12d方能达到。66%自肾脏排泄，33%自粪便排泄，内有<5%为原形物。

【不良反应】

（1）恶心、胃痛、纳减及消化不良等胃肠不良反应最为常见，发生率约为20%，其中3.5%需为此停服。服药量大于每日20mg时胃溃疡发生率明显增高，有的合并出血，甚至穿孔。

（2）中性粒细胞减少、嗜酸性粒细胞增多、血尿素氮增高、头晕、眩晕、耳鸣、头痛、全身无力、水肿、皮疹或瘙痒等，发生率1%~3%。

（3）肝功能异常、血小板减少、多汗、皮肤瘀斑、脱皮、多形性红斑、中毒性上皮坏死、Steven-Johnson综合征、皮肤对光过敏反应、视力模糊、眼部红肿、高血压、血尿、低血糖、精神抑郁、失眠及精神紧张等，发生率<1%。

（4）其他：用量小，每日20mg，4~7d即达稳态血药浓度。有报道其疗效优于吲哚美辛（消炎痛）、布洛芬及萘普生。长期服药应注意血象及肝、肾功能变化，并注意大便色泽有无变化。必要时应进行大便隐血试验。孕妇慎用。

2. 氯诺昔康

氯诺昔康（Lornoxicam），是替诺昔康的氯化物。其作用与吡罗昔康相似，具有镇痛、抗炎和解热作用。可选择性地抑制COX-2，其强度比吡罗昔康稍弱。激活阿片神经肽系统，发挥中枢性镇痛作用。本品解热作用较弱，所需剂量为抗炎剂量的10倍。口服吸收较慢，24 h达到血药峰浓度。食物可能减少其吸收率20%，并推迟其吸收速度。分布于全身，亦分布于滑膜液中。

【适应证/功能主治】

可用于妇产科和矫形手术后的急性疼痛、急性坐骨神经痛或腰痛。亦可用于慢性腰痛、关节炎、类风湿性关节炎和强直性脊柱炎。

【用法用量】

1. 肌注（>5s）或静注（>15s）

8mg/次，2次/d，最大量不超过24mg/d。口服剂型，疼痛时8～16mg/d，分2～3次服用，每日最大剂量16mg。

【不良反应】

（1）胃肠不良反应约16%，一般的不良反应和（或）中枢神经系统紊乱5%，皮肤反应2%。

（2）常见腹痛、腹泻、眩晕、头痛，以及血清尿素氮和肌酐升高，肝功能异常。

（3）偶见失眠、嗜睡、脱发、斑疹、水肿，血压增高或降低，心悸，肝功能障碍，耳鸣。

【注意事项】

出现胃肠出血时应停止用药。患胃肠疾病者初次使用本品时必须特别注意。长时间使用本品必须定期检查血象及肝肾功能。

【禁忌】

急性消化道出血或活动性溃疡、中重度肾功能受损、严重肝功能受损、严重心功能不全者及孕妇和哺乳期妇女禁用。18岁以下禁用。

慎用于老人、哮喘者、肝肾功能受损者以及有胃肠道出血或十二指肠溃疡病史者、凝血障碍者。

说明：上述内容仅作为介绍，药物使用必须经正规医院在医生指导下进行。

（四）昔布类及非酸性化合物

1. 塞来昔布

【适应证/功能主治】

（1）用于缓解骨关节炎的症状和体征。

（2）用于缓解成人类风湿关节炎的症状和体征。

（3）用于治疗成人急性疼痛。

【规格】

①0.1g；②0.2g。

【用法用量】

在决定使用本品前，应仔细考虑本品和其他治疗选择的潜在利益和风险。

根据每例患者的治疗目标,在最短治疗时间内使用最低有效剂量。

骨关节炎和类风湿关节炎,根据个体情况决定本品治疗的最低剂量。进食的时间对此使用剂量没有影响。

骨关节炎:本品缓解骨关节炎的症状和体征,推荐剂量为200mg,1次/d,口服,或100mg,2次/d,口服。

类风湿关节炎:本品缓解类风湿关节炎的症状和体征,推荐剂量为100~200mg,2次/d。

急性疼痛:推荐剂量为第1d首剂400mg,必要时,可再服200mg;随后根据需要,2次/d,每次200mg。

特殊人群:

肝功能受损患者:中度肝功能损害患者(Child-Pugh Ⅱ级),本品的每日推荐剂量应减少大约50%。不建议严重肝功能受损患者使用本品。

【不良反应】

在临床对照研究中,已有大约4250例骨关节炎(OA)患者,2100例类风湿关节炎(RA)患者和1050例术后疼痛患者接受本品治疗。其中超过8500例患者接受的每日总剂量达200mg(100mg每日2次或200mg每日1次)或更高,包括400多例患者接受每日总剂量达800mg(400mg每日2次)。约有3900例患者接受上述剂量6个月或6个月以上,其中约2300例患者达1年或1年以上,124例达2年或2年以上。

由于各个临床研究的情况不尽相同,直接比较两种药物在不同临床研究中的不良反应发生率是不恰当的,而且临床研究中的不良反应发生率也可能与临床实践中的情况有所不同。但是,临床试验中的不良反应信息确实可以为识别不良事件与药物使用的相关性及估计其发生率提供参考。

【禁忌】

本品禁用于对塞来昔布过敏者。

本品不可用于已知对磺胺过敏者。

本品不可用于服用阿司匹林或其他非甾体抗炎药后诱发哮喘、荨麻疹或过敏反应的患者。在这些患者中已有非甾体抗炎药诱发的严重的(极少是致命的)过敏反应报道。

本品禁用于冠状动脉搭桥手术(CABG)围手术期疼痛的治疗。

本品禁用于有活动性消化道溃疡/出血的患者。

本品禁用于重度心力衰竭患者。

2. 依托考昔

【适应证/功能主治】

本品适用于治疗骨关节炎急性期和慢性期的症状和体征，治疗急性痛风性关节炎。

【规格】

①30mg；②60mg；③90mg；④120mg。

【用法用量】

本品用于口服，可与食物同服或单独服用。

骨关节炎：推荐剂量为30mg，1次/d。对于症状不能充分缓解的病人，可以增加至60mg，1次/d。在使用本品60mg，1次/d，4周以后疗效仍不明显时，其他治疗手段应该被考虑。

急性痛风性关节炎：推荐剂量为120mg，1次/d。本品120mg只适用于症状急性发作期，最长使用8d。使用剂量大于推荐剂量时，尚未被证实有更好的疗效或目前尚未进行研究。因此，治疗骨关节炎最大推荐剂量为每天不超过60mg。治疗急性痛风性关节炎最大推荐剂量为每天不超过120mg。因为选择性环氧化酶-2抑制剂的心血管危险性会随剂量升高和用药时间延长而增加，所以应尽可能缩短用药时间和使用每日最低有效剂量。应定期评估患者症状的缓解情况和患者对治疗的反应。

老年人、性别、种族：老年人、不同性别和种族的人群均不需调整剂量。

肝功能不全：轻度肝功能不全患者（Child-Pugh评分5~6），本品使用剂量不应超过60mg，1次/d。中度肝功能不全患者（Child-Pugh评分7~9），应当减量，不应超过每隔1d 60mg的剂量，且可以考虑30mg，1次/d的使用剂量。对重度肝功能不全患者（Child-Pugh评分>9），目前尚无临床或药代动力学资料。

肾功能不全：患有晚期肾脏疾病（肌酐清除率<30mL/min）的患者不推荐使用本品。对于轻度肾功能不全（肌酐清除率≥30mL/min）的患者不需要调整剂量。

【禁忌】

以下患者禁用本品：对其任何一种成分过敏。有活动性消化道溃疡/出血，或者既往曾复发溃疡/出血的患者。服用阿司匹林或其他非甾体抗炎药后诱发哮喘、荨麻疹或过敏反应的患者。充血性心衰（纽约心脏病学会心功能分级Ⅱ~Ⅳ）。确诊的缺血性心脏病，外周动脉疾病和（或）脑血管病（包括近期进行过冠状动脉旁路移植术或血管成形术的患者）。

二、阿片类镇痛药

阿片类药物具有成瘾性，麻醉性镇痛药如吗啡、哌替啶、芬太尼、布桂嗪（强痛定）等，在急性剧烈性颈及上肢痛时，患者也可短暂使用，但是一般尽量少用或不用。

1. 布桂嗪（强痛定）

【适应证/功能主治】

用于偏头痛、三叉神经痛、炎症性及外伤性疼痛、关节痛、痛经、癌症等引起的疼痛。

【用量用法】

（1）口服：成人 3~4 次/d，60mg/次，小儿每次每千克体重 1mg。疼痛剧烈时用量可酌增。一般在口服后 10~30min 内出现疗效。

（2）皮下注射：成人 50mg/次。一般在注射后 10min 内出现疗效。

【注意事项】

①偶有恶心或头晕、困倦等，停药后即消失。②据国内报道，连续使用本品可致耐受和成瘾，故不可滥用。③镇痛作用为吗啡的 1/3，一般注射 10min 见效。④对内脏器官的止痛作用较差。

【规格】

①片剂：每片 30mg；60mg。②注射液：每支 50mg（1mL），100mg/2mL。

2. 哌替啶（杜冷丁）

杜冷丁学名哌替啶，又称作唛啶、德美罗、地美露，又称盐酸哌替啶。其盐酸盐为白色、无嗅、结晶状的粉末，能溶于水，一般制成针剂的形式。作为人工合成的麻醉药物，哌替啶（杜冷丁）普遍地使用于临床，它对人体的作用和机理与吗啡相似，但镇静、麻醉作用较小，仅相当于吗啡的 1/10~1/8，作用时间维持 2~4h。主要作用于中枢神经系统，对心血管、平滑肌亦有一定影响。毒副作用也相应较小，恶心、呕吐、便秘等症状均较轻微，对呼吸系统的抑制作用较弱，一般不会出现呼吸困难及过量使用等问题。

【适应证/功能主治】

（1）各种剧痛的止痛，如创伤、烧伤、烫伤、术后疼痛等。

（2）心源性哮喘。

（3）麻醉前给药。

（4）内脏剧烈绞痛（胆绞痛、肾绞痛需与阿托品合用）。

（5）与氯丙嗪、异丙嗪等合用进行人工冬眠。

【用法用量】

（1）口服：50~100mg/次。极量：150mg/次，600mg/d。

（2）皮下注射或肌注：75~100mg/次。极量：150mg/次，600mg/d。2 次用药间隔不宜少于 4h。

【注意事项】

（1）成瘾性比吗啡轻，但连续饮用亦会成瘾。

（2）不良反应有头昏、头痛、出汗、口干、恶心、呕吐等。过量可致瞳孔散大、惊厥、幻觉、心动过速、血压下降、呼吸抑制、昏迷等。

（3）不宜皮下注射，因对局部有刺激性。

（4）儿童慎用。1岁以内小儿一般不应静注本品或进行人工冬眠。

（5）不宜与异丙嗪多次合用，否则可致呼吸抑制，引起休克等不良反应。

（6）其他注意事项及禁忌证同吗啡。

【不良反应】

哌替啶（杜冷丁）引起胃肠道和泌尿道功能紊乱的作用弱于吗啡，因而不易引起便秘和尿潴留，而可引起恶心和呕吐。

即使在小剂量下（0.5mg/kg 静注）也能减少呼吸的分钟通气量，使呼吸次数减少，呼出气体中 CO_2 的含量增加。给予治疗剂量后呼吸抑制可持续 2~4h。

通常，哌替啶（杜冷丁）对心血管系统无严重影响，但有些病例可见外周血管阻力下降、心搏减慢、血压下降及中央静脉压升高（显然是由于组胺释放所致）。有报告1例发生严重的可逆性帕金森病。1例口服此药后发生多灶性肌阵挛及惊厥，停药4d后恢复。

当哌替啶（杜冷丁）用于产科时，主要的不良反应是新生儿的呼吸抑制。在分娩第一阶段给予50mg 哌替啶（杜冷丁），能缓解疼痛而不会引起任何重要的不良反应。如肌注100mg 时，可使新生儿出现明显的呼吸抑制。若母体给予哌替啶（杜冷丁）后1h 以上，胎儿尚未娩出，此新生儿最易出现呼吸抑制，这种迟发性作用显然是哌替啶（杜冷丁）的代谢产物（如去甲杜冷丁）对胎儿呼吸中枢的影响所致。产科麻醉临床指南（2008年）中也明确指出哌替啶对新生儿有一定的抑制作用，可导致新生儿呼吸抑制、Apgar 评分以及神经行为能力评分降低。大剂量哌替啶（杜冷丁）可引起昏迷、呼吸抑制、休克等症状。但也有个别敏感体质的病人在正常临床用药的剂量下出现严重的过敏性休克。

应用单胺氧化酶的患者，若给予此药时，能引起兴奋、谵妄、高热、惊厥及呼吸抑制。此药与吩噻嗪类或三环类抗抑郁药合用时，可使哌替啶（杜冷丁）的呼吸抑制作用增强。此药与苯巴比妥合用时，危险性增大，可能由于后者通过增强 N-去甲基化作用使哌替啶（杜冷丁）的毒性代谢产物（包括去甲杜冷丁）的产生增多。哌替啶（杜冷丁）可从血浆蛋白结合部位将丁哌卡因置换下来，而使后者的毒性增强。

长期应用哌替啶（杜冷丁）可发生生理依赖性、成瘾；成瘾症状出现较早，消失也较快。长期用药，对呼吸的不良反应可逐渐形成耐受性，对兴奋性作用的耐受性的发生要缓慢得多，因而如剂量不断增加，患者将会出现震颤、惊厥，对外界刺激的敏感性增强和幻觉。哌替啶（杜冷丁）停用后引起的戒断综合征与吗啡引起的略有不同，停用后出现明显的自主神经系统兴奋。有报告1例胆囊术后综合征患者，使用哌替啶（杜冷丁）成瘾后，突然发生精神症状。

纳洛酮或烯丙吗啡能拮抗哌替啶（杜冷丁）中毒所引起的呼吸抑制。

3. 吗啡

【适应证/功能主治】

是全世界使用量最大的强效镇痛剂。通常以制剂或溶液形式使用，注射液：每支5mg（0.5mL）或10mg（1.0mL）；片剂：每片5mg或10mg。

①镇痛：强大的镇痛作用，对一切疼痛均有效，对持续性钝痛比间断性锐痛及内脏绞痛效果强。它是通过模拟内源性抗痛物质脑啡肽的作用，激活中枢神经阿片受体而产生药理作用。②镇静：在镇痛的同时有明显镇静作用，有时产生欣快感，可改善疼痛患者的紧张情绪。③呼吸抑制：可抑制呼吸中枢，降低呼吸中枢对二氧化碳的敏感性。对呼吸抑制的程度与使用吗啡的剂量平行，过大剂量可致呼吸衰竭而死亡。④镇咳：可抑制咳嗽中枢，产生镇咳作用，但因有成瘾性，并不用于临床。⑤平滑肌：可使消化道平滑肌兴奋，可致便秘，并使胆道、输尿管、支气管平滑肌张力增加。⑥心血管系统：可促进内源性组胺释放而使外周血管扩张、血压下降；使脑血管扩张，颅压增高。亦因其可致成瘾而不用于临床。本品口服易吸收，皮下注射、肌内注射吸收均快。吸收后可分布于各种组织，可通过胎盘。表观分布容积为3.2~3.4L/kg，$T_{\frac{1}{2}}$为1.7~3h，约有1/3与血浆蛋白结合。主要在肝脏代谢，经肾排泄，清除率为15~23mL/（kg·min）；少量经乳腺排出。1次给药镇痛作用持续4~6h。

在WHO推荐的"癌症三级止痛阶梯治疗方案"中，提倡对重度疼痛病人使用吗啡，不主张用哌替啶。据统计发达国家的吗啡消耗量（每百万人约定日剂量）为发展中国家的27倍，是我国的91倍。为方便癌症病人的镇痛，1998年，中国国家药品监督管理局下发通知，"对癌症病人镇痛使用吗啡应由医师根据病情需要和耐受情况决定剂量"，即不受药典中关于吗啡极量的限制。

【禁忌】

①本品不良反应形式多样，常见：瞳孔缩小如针尖、视力模糊或复视，便秘、排尿困难、直立性低血压、嗜睡、头痛、恶心、呕吐等。少见：呼吸抑制、幻觉、耳鸣、惊厥、抑郁、皮疹、支气管痉挛和喉头水肿等。②连续

使用3~5d即产生耐药性，1周以上可致依赖（成瘾）性，需慎重。③禁用于脑外伤颅内高压、慢性阻塞性肺疾患、支气管哮喘、肺源性心脏病、甲状腺功能减退、皮质功能不全、前列腺肥大、排尿困难、肝功能减退的患者。④禁用于妊娠期妇女、哺乳期妇女、新生儿和婴儿。⑤慎用于老年人和儿童。⑥硬膜外腔注射本品用于手术后镇痛时，应严密监测呼吸及循环功能。⑦忌用于不明原因的疼痛，以防掩盖症状，贻误诊治。⑧禁与以下药物混合注射：氯丙嗪、异丙嗪、氨茶碱、巴比妥类、苯妥英钠、碳酸氢钠、肝素、哌替啶、磺胺嘧啶等。⑨胆绞痛需与阿托品合用，单用本药反加剧疼痛。

4. 芬太尼

【适应证/功能主治】

适用于各种疼痛及外科、妇科等手术后和手术过程中的镇痛；也用于防止或减轻手术后出现的谵妄；还可与麻醉药合用，作为麻醉辅助用药；与氟哌利多配伍制成"安定镇痛剂"，用于大面积换药及进行小手术的镇痛。

【规格型号】

制剂注射液：2mL：0.1mg。

【用法用量】

由于剂型及规格不同，用法用量请仔细阅读药品说明书或遵医嘱。

【不良反应】

①个别病例可能出现恶心和呕吐，约1h后自行缓解，还可引起视觉模糊、发痒和欣快感，但不明显。②妊娠期妇女、心律失常患者慎用。支气管哮喘、呼吸抑制、对本品特别敏感的患者以及重症肌无力患者禁用。

【禁忌】

贴片禁用于急性或术后疼痛、非阿片类镇痛剂有效者。慎用于颅内肿瘤、脑外伤、肝肾功能不全、儿童或18岁以下体重不足50kg的患者。

【注意事项】

①静脉注射时可能引起胸壁肌肉强直，如一旦出现，需用肌肉松弛剂对抗。静脉注射太快时，还能出现呼吸抑制，应注意。②有弱成瘾性，应警惕。③贴片与其他阿片类及镇静剂合用时，后者剂量应减少1/3。④贴片应从小剂量用起，50μg以上规格仅用于已耐受阿片类药物治疗的患者。⑤本品药液有一定的刺激性，避免涂抹于皮肤和黏膜表面或进入气管内。

【药物相互作用】

①与单胺氧化酶抑制剂（如苯乙肼、帕吉林等）不宜合用。②中枢抑制剂如巴比妥类、安定药、麻醉剂等可加强芬太尼的作用，如联合应用，本品的剂量应减少1/4~1/3。③与利托那韦合用增加芬太尼的毒性。④与M胆碱

受体阻断剂（尤其是阿托品）合用使便秘加重，增加麻痹性肠梗阻和尿潴留的危险性。⑤与西布曲明合用发生 5 - 羟色胺综合征。⑥与纳曲酮竞争阿片受体，引起急性阿片戒断症状。⑦纳洛酮、烯丙吗芬太尼的呼吸抑制和镇痛效果。⑧与钙通道阻滞剂、β肾上腺素受体阻断药合用可发生严重低血压。

5. 羟考酮

【规格型号】

片剂：5mg。控释片：5mg；10mg；20mg；40mg。

【适应证/功能主治】

适用于缓解中至重度疼痛，如关节痛、背痛、癌性疼痛、牙痛、手术后疼痛等（国外资料）。

【禁忌】

①对本药过敏者。②可疑或确诊的麻痹性肠梗阻患者。③慢性支气管哮喘或慢性阻塞性呼吸道疾病者。④高碳酸血症患者。⑤明显呼吸抑制者（包括缺氧性呼吸抑制）。⑥颅脑损伤者。⑦急腹症患者。⑧胃排空延迟者。⑨肺源性心脏病患者。⑩中重度肝功能障碍者。⑪重度肾功能障碍者。⑫慢性便秘者。⑬孕妇。⑭哺乳期妇女。

【不良反应】

①心血管系统：偶见血管扩张，可出现低血压（包括直立性低血压）。罕见面红、心悸、室上性心动过速。②神经系统：常见头晕、头痛、嗜睡、乏力。偶见紧张、失眠、意识模糊、感觉异常、焦虑、欣快、抑郁、噩梦、思维异常。罕见眩晕、抽搐、定向障碍、情绪改变、幻觉、激动、遗忘、感觉过敏、不适、言语障碍、震颤、晕厥。③代谢/内分泌系统：常见口干、多汗。偶见发热、寒战。罕见脱水、水肿（如外周性水肿）。④呼吸系统：偶见呼吸困难。罕见支气管痉挛。⑤肌肉骨骼系统：罕见张力异常（过高或过低）、肌肉不自主收缩。⑥泌尿生殖系统：可见排尿困难、输尿管痉挛。罕见闭经、性欲减退、阳痿。⑦消化系统：常见便秘（缓泻药可预防）、恶心（可用止吐药治疗）、呕吐（可用止吐药治疗）。可见胆道痉挛、血清淀粉酶一过性升高。偶见畏食、腹泻、腹痛、消化不良、呃逆。罕见胃炎、吞咽困难、嗳气、肠梗阻、味觉异常、口渴。⑧皮肤：偶见皮疹。罕见皮肤干燥、荨麻疹。⑨眼：罕见视觉异常、瞳孔缩小和绞痛。其他：罕见过敏反应、戒断综合征。此外，本药可产生耐受性和依赖性。⑩国外不良反应参考：A. 心血管系统：有研究表明，少于3%的患者用药期间可出现深部血栓性静脉炎、心力衰竭、出血、低血压、心悸及心动过速。此外，阿片类镇痛药可引起循环抑制、心脏停搏和休克，使用本药时上述不良反应也有可能发生。B. 中枢

神经系统：有研究表明，超过 3% 的患者用药期间可出现头痛（包括偏头痛）、失眠、眩晕及嗜睡；少于 3% 的患者可出现兴奋、焦虑、意识紊乱、神经质、神经痛、人格障碍及震颤。C. 消化系统：可出现便秘、恶心、呕吐、口干、奥迪（Oddi）括约肌痉挛以及胃液、胆汁和胰腺分泌减少等不良反应，其中治疗初期出现的恶心、呕吐和便秘呈剂量依赖性。D. 呼吸系统：本药可引起严重的不良反应，如呼吸抑制、呼吸暂停甚至呼吸停止。未使用过阿片类药物的患者口服本药控释片 80mg 或 160mg，可能会引起呼吸停止。E. 泌尿生殖系统：可导致性功能障碍。F. 眼：可引起瞳孔缩小。出现针尖样瞳孔，提示用药过量。G. 皮肤：可出现瘙痒和出汗，其中瘙痒通常发生在用药初期。H. 其他：a. 可出现衰弱无力。b. 长期用药可引起生理依赖性和耐受性。c. 阿片类药物所致的戒断综合征包括：不安、流泪、流涕、打呵欠、出汗、寒战、肌痛和瞳孔散大。其他可能出现的症状还包括：易激惹、焦虑、背痛、关节痛、衰弱、腹部痉挛性痛、失眠、恶心、食欲缺乏、呕吐、腹泻、血压升高、呼吸频率或心率增快。

【用法用量】

(1) 成人常规剂量（口服给药）：

①一般镇痛：使用本药控释片，每 12h 1 次，剂量取决于患者疼痛严重程度和既往镇痛药用药史。调整剂量时，只调整每次用药剂量而不改变用药次数，调整幅度是在上一次用药剂量上增减 25%~50%。

首次服用阿片类药物或曾用弱阿片类药物的重度疼痛患者，初始剂量一般为 5mg，每 12h 1 次。然后根据病情调整剂量直至理想效果。大多数患者的最高剂量为每 12h 200mg，少数患者可能需要更高的剂量（临床报道的最高剂量为每 12h 520mg）。

已接受口服吗啡治疗的患者，改用本药的日剂量换算比例为：口服本药 10mg 相当于口服吗啡 20mg。

②术后疼痛：使用本药复方胶囊，一次 1~2 粒（每粒含盐酸羟考酮 5mg，对乙酰氨基酚 500mg），间隔 4~6h 可重复用药 1 次。

③癌症、慢性疼痛：使用本药复方胶囊，1~2 粒/次，3 次/d。老年人剂量：老年患者（年龄大于 65 岁）的清除率较成人略低，成人剂量和用药间隔时间亦适用于老年患者。

(2) 儿童常规剂量：口服给药，常用剂量为一次 0.05~0.15mg/kg，每 4~6h1 次。一次用量最多可达 5mg。

三、麻醉类药

麻醉类药物一般是在麻醉或者进行局部封闭时应用，表面涂擦的应用较少。

盐酸利多卡因

【适应证/功能主治】

该品为局麻药及抗心律失常药。主要用于浸润麻醉、硬膜外麻醉、表面麻醉（包括在胸腔镜检查或腹腔手术时作黏膜麻醉用）及神经传导阻滞。该品可用于急性心肌梗死后室性早搏和室性心动过速，亦可用于洋地黄类中毒、心脏外科手术及心导管引起的室性心律失常。该品对室上性心律失常通常无效。

【用法用量】

麻醉

（1）成人常用量：

①表面麻醉：2%～4%溶液一次不超过100mg。注射给药时一次量不超过4.5mg/kg（不用肾上腺素）或7mg/kg（用1:200000浓度的肾上腺素）。

②骶管阻滞用于分娩镇痛：用1.0%溶液，以200mg为限。

③硬脊膜外阻滞：胸腰段用1.5%～2.0%溶液，250～300mg。

④浸润麻醉或静注区域阻滞：用0.25%～0.5%溶液，50～300mg。

⑤外周神经阻滞：臂丛（单侧）用1.5%溶液，250～300mg；牙科用2%溶液，20～100mg；肋间神经（每支）用1%溶液，30mg，300mg为限；宫颈旁浸润用0.5%～1.0%溶液，左右侧各100mg；椎旁脊神经阻滞（每支）用1.0%溶液，30～50mg，300mg为限；阴部神经用0.5%～1.0%溶液，左右侧各100mg。

⑥交感神经节阻滞：颈星状神经用1.0%溶液，50mg；腰麻用1.0%溶液，50～100mg。

⑦一次限量，不加肾上腺为200mg（4mg/kg），加肾上腺素为300～350mg（6mg/kg）；静注区域阻滞，极量4mg/kg；治疗用静注，第一次初量1～2mg/kg，极量4mg/kg，成人静滴每分钟以1mg为限；反复多次给药，间隔时间不得短于45～60min。

（2）小儿常用量：随个体而异，一次给药总量不得超过4.0～4.5mg/kg，常用0.25%～0.5%溶液，特殊情况才用1.0%溶液。

抗心律失常

（1）常用量：

①静脉注射：1～1.5mg/kg（一般用50～100mg）作首次负荷量静注2～3min，必要时每5min后静脉注射1～2次，但1h之内的总量不得超过300mg。

②静脉滴注：一般以5%葡萄糖注射液配成1～4mg/mL药液滴注或用输

液泵给药。在用负荷量后可继续以每分钟 1～4mg 速度静滴维持，或以每分钟 0.015～0.03mg/kg 体重速度静脉滴注。老年人、心力衰竭、心源性休克、肝血流量减少、肝肾功能障碍的患者应减少用量，以每分钟 0.5～1mg 静滴，即可用该品 0.1% 溶液静脉滴注，每小时不超过 100mg。

（2）极量：静脉注射 1h 内最大负荷量 4.5mg/kg 体重或 300mg。最大维持量为每分钟 4mg。

【不良反应】

（1）该品可作用于中枢神经系统，可能会引起嗜睡甚至昏迷、感觉异常、肌肉震颤、惊厥及呼吸抑制等不良反应。

（2）可引起低血压及心动过缓。当血药浓度过高时，可引起心房传导速度减慢、房室传导阻滞以及抑制心肌收缩力进而使心排血量下降。

【禁忌】

（1）对局部麻醉药过敏者禁用。

（2）阿-斯氏综合征（急性心源性脑缺血综合征）、预激综合征、严重心传导阻滞（包括窦房、房室及心室内传导阻滞）患者禁用。

【注意事项】

（1）防止误入血管，注意局麻药中毒症状的诊治。

（2）用药期间应注意监测血压、心电图，并备有抢救设备；心电图 P-R 间期延长或 QRS 波增宽，出现其他心律失常或原有心律失常加重者应立即停药。

（3）对其他局麻药过敏者，可能对该品也过敏，但利多卡因与普鲁卡因胺、奎尼丁间尚无交叉过敏反应的报道。

（4）该品严格掌握浓度和用药总量，超量可引起惊厥及心搏骤停。

（5）其体内代谢较普鲁卡因慢，有蓄积作用，可引起中毒而发生惊厥。

（6）某些疾病如急性心肌梗死病人常伴有 α_1-酸性蛋白及蛋白率增加，利多卡因蛋白结合也增加而降低了游离血药浓度。

四、肌肉松弛药

主要用于颈椎病疼痛伴有肌肉痉挛的患者，或有脊髓压迫而出现的部分症状。

1. 盐酸乙哌立松

【适应证/功能主治】

可用于缓解颈肩臂综合征、肩周炎、腰痛症的肌紧张状态。

可用于脑血管障碍、痉挛性脊髓麻痹、颈椎病、手术后遗症（包括脑、脊髓肿瘤）、外伤后遗症（脊髓损伤、头部外伤）、肌萎缩性侧索硬化症、婴儿脑性瘫痪、脊髓小脑变性、脊髓血管障碍、亚急性视神经脊髓病（SMON）及其他脑脊髓疾病的痉挛性麻痹。

【规格】

50mg。

【用法用量】

通常成人一次50mg（1片）（以盐酸乙哌立松50mg），3次/d，饭后口服。可视年龄、症状酌情增减。

【不良反应】

在总病例12315例中有416例（3.38%）不良反应的报告。

（1）严重的不良反应（发生率不明）。

休克：有可能发生休克现象，故应注意观察，当出现异常症状时，应停止用药，并采取适当措施。

（2）其他不良反应：

①肝脏：AST（GOT）、ALT（GTP）、ALP等的上升（<0.1%）。

②肾脏：尿蛋白、BUN的上升等（<0.1%）。

③血液：贫血（<0.1%）。

④过敏症：皮疹（0.1%~5%），瘙痒（<0.1%）。

⑤精神神经：困倦、失眠、头痛、四肢麻木（0.1%~5%），四肢僵硬、四肢颤动（<0.1%）。

⑥消化道：恶心、呕吐、食欲不振、胃部不适、腹痛、腹泻、便秘、口渴（0.1%~5%），口腔炎、腹胀感（<0.1%）。

⑦泌尿器：尿滞留、尿失禁、残尿感（<0.1%）。

⑧全身症状：无力感、站立不稳、全身怠倦感（0.1%~5%），肌紧张减退、头晕（<0.1%）。

⑨其他：热感（0.1%~5%），发汗、浮肿（<0.1%）。

注：有可能出现这些症状，当出现异常症状时停止治疗并非采取适当措施。

【禁忌】

对本品中任何成分有过敏史的患者禁用。

【注意事项】

（1）下列患者需慎重给药。

①有药物过敏病史的患者。

②有肝功能障碍的患者（有时会使肝功能恶化）。

（2）重要的一般性注意。

服用本剂时,有时会出现四肢无力、站立不稳、困倦等症状。当出现这些症状时,应减少用量或停止用药。用药期间,应注意不宜从事驾驶车辆等有危险性的机械操作。

【孕妇及哺乳期妇女用药】

(1) 对孕妇或可能怀孕的妇女用药的安全性尚未确立,因此,不应使用,如必须使用时,应在判断其治疗上的益处大于风险时,方可用药。

(2) 哺乳中妇女应避免用药,必须用药时,应停止哺乳。

2. 巴氯芬

【适应证/功能主治】

(1) 用于多发性硬化症引起的骨骼肌痉挛。

(2) 用于感染性、退行性、外伤性、肿瘤或原因不明的脊髓疾病引起的痉挛状态,如:痉挛性脊髓麻痹、肌萎缩性侧索硬化症、脊髓空洞症、横贯性脊髓炎、外伤性截瘫或麻痹、脊髓压迫、脊髓肿瘤和运动神经元病。

(3) 用于脑源性肌痉挛,如:由大脑性瘫痪、小儿脑性瘫痪、脑卒中和脑血管意外、脑部肿瘤、退行性脑病、脑膜炎、颅脑外伤引起的肌痉挛。

(4) 还可用于外括约肌痉挛所致的尿潴留。

【用法用量】

开始 5mg/次,3 次/d,每隔 3d 增加剂量,每次增加 5mg,直至所需剂量,通常合适的剂量为 75mg/d,根据病情可达每日 100~120mg。儿童一般每日 4 次,推荐维持剂量:12 个月至 2 岁,10~20mg/d;2~6 岁儿童,20~30mg;6~10 岁儿童,30~60mg(最大量 70mg)。

【不良反应】

用药过量主要表现为中枢神经系统抑制、惊厥等。对有精神障碍、消化性溃疡和括约肌张力高的患者慎用。停药时应逐渐减量。

【注意事项】

用药过量主要表现为中枢神经系统抑制、惊厥等。停药时应逐渐减量。

【禁忌】

对有精神障碍、消化性溃疡和括约肌张力高的患者慎用。

3. 氯唑沙宗

【适应证/功能主治】

用于各种急、慢性软组织(肌肉、韧带、筋膜)扭伤、挫伤,运动后肌肉劳损所引起的疼痛,由中枢神经病变引起的肌肉痉挛,慢性筋膜炎等。

【规格】

片剂:0.2g。

【用法用量】
口服：0.2~0.4g/次，3次/d。

【注意事项】
（1）本品为对症治疗药，用于止痛不得超过5d，症状不缓解请咨询医师或药师。

（2）对本品过敏者禁用。

（3）肝肾功能损害者慎用。

（4）当药品性状发生改变时禁用。

（5）如服用过量或发生严重不良反应时应立即就医。

（6）儿童必须在成人监护下使用。

（7）请将此药品放在儿童不能接触的地方。

【药理作用】
本品为中枢性肌肉松弛剂。它主要作用于中枢神经系统，在脊椎和大脑下皮层区抑制多突反射弧，从而对痉挛性骨骼肌产生肌肉松弛作用，达到止痛的效果。

【药物相互作用】
（1）本品与吩噻嗪类、巴比妥类等中枢神经抑制剂及单胺氧化酶抑制剂合用时有增强药效之作用，应减少本品用量。

（2）应用本品的同时饮酒或服用含酒精的药物、饮料等能增强药效，剂量应酌减。

（3）如正在服用其他药品，使用本品前请咨询医师或药师。

【不良反应】
不良反应以恶心等消化道症状为主，其次是头昏、头晕、嗜睡等神经系统反应。一般均轻微，可自行消失或停药后缓解。

五、活血、扩张血管药

活血、扩张血管药应用于椎动脉型、交感型以及脊髓型等颈椎病，主要作用是改善椎动脉的供血以达到缓解头晕症状以及脊髓缺血引起的相应临床症状。

1. 甲磺酸倍他司汀片

【适应证/功能主治】
本品适用于梅尼埃病、梅尼埃综合征、眩晕症伴发的眩晕、头晕感。

【规格】
6mg。

【用法用量】

通常成人 1~2 片/次（甲磺酸倍他司汀 6~12mg/次），3 次/d，饭后口服，可视年龄、症状酌情增减。

【不良反应】

在总病例 2254 例中，26 例（1.15%）有副作用的报告（市场销售后临床调查结果）：

(1) 胃肠道：偶有（0.1%~5%）恶心、呕吐。

(2) 过敏：偶有（0.1%~5%）皮疹。

【禁忌】

禁用于对甲磺酸倍他司汀或处方中任何辅料有过敏史的患者。

【注意事项】

(1) 对下列患者需慎重给药：

①有消化道溃疡病史者或活动期消化道溃疡的患者（由于本品具有组胺样作用，可能会通过影响 H2 受体而导致胃酸分泌）。

②支气管哮喘的患者（由于本品具有组胺样作用，可能会通过影响 H1 受体而导致呼吸道收缩）。

③肾上腺髓质瘤患者（由于本品具有组胺样作用，可能会导致肾上腺素分泌过度而使血压上升）。

(2) 孕妇及哺乳期妇女用药：对孕妇及可能妊娠的妇女，在治疗上只有在判断其有益性高于危险性时方可给药（怀孕期妇女给药的安全性尚未确立）。

(3) 老年用药：一般情况下，因老年人的生理代谢功能有所降低，故需注意减量服用。

(4) 儿童给药：未进行该项试验且无可参考文献。

(5) 药物过量：未进行该项试验且无参考文献。

【药物相互作用】

未进行该项实验且无可靠的参考文献。

【药理作用】

(1) 内耳循环障碍的改善作用：在土拨鼠的内耳微循环障碍的实验中，将本品腹腔给药，30min 后与对照组相比，血流增加到 148%。此现象为病理状态中观察到的特异现象。

(2) 增加膜迷路积水的土拨鼠的耳蜗血流量：将甲磺酸倍他司汀给予膜迷路积水的土拨鼠，引起耳蜗血流量显著增加。血流从 5.5mL/（100g·min）增加到 8.1mL/（100g·min），血流的增快被认为是耳蜗辐状动脉的平滑肌舒张所致。

(3) 脑内血流量的改善作用：在恒河猴的试验中，静脉注射甲磺酸倍他司汀可使恒河猴大脑和小脑组织的血流量分别从 70.4mL/(100g·min)增加到 81.1mL/(100g·min)和从 73.2mL/(100g·min)增加到 84.0mL/(100g·min)。

2. 桂利嗪

【适应证/功能主治】

用于脑血栓形成、脑栓塞、脑动脉硬化、脑出血恢复期、蛛网膜下腔出血恢复期、脑外伤后遗症、内耳眩晕症、冠状动脉硬化及由于末梢循环不良引起的疾病等治疗。近年来有关文献报道，本品可用于慢性荨麻疹、老年性皮肤瘙痒等过敏性皮肤病。

【规格】

25mg。

【用法用量】

口服，25~50mg/次，3次/d。

【不良反应】

常见嗜睡、疲惫，某些患者可出现体重增加（一般为一过性），长期服用偶见抑郁和锥体外系反应，如运动徐缓、强直、静坐不能、口干、肌肉疼痛及皮疹。

【禁忌】

本药品过敏史，或有抑郁症病史的病人禁用此药。

【注意事项】

（1）疲惫症状逐步加重者应当减量或停药。

（2）严格控制药物应用剂量，当应用维持剂量达不到治疗效果或长期应用出现锥体外系症状时，应当减量或停止服药。

（3）患有帕金森病等锥体外系疾病的患者，应当慎用本制剂。

（4）驾驶员和机械操作者慎用，以免发生意外。

【孕妇及哺乳期妇女用药】

哺乳妇女，由于本制剂随乳汁分泌，虽然尚无致畸和对胚胎发育有影响的研究报告，但原则上孕妇和哺乳期妇女不用此药。

【药物相互作用】

（1）与酒精、催眠药或镇静药合用时，加重镇静作用。

（2）与苯妥英钠、卡马西平联合应用时，可以降低桂利嗪的血药浓度。

（3）临床与抗氧化剂如虾青素联合应用时，对脑血栓形成、脑栓塞、脑动脉硬化、脑出血恢复期、蛛网膜下腔出血恢复期、脑外伤后遗症、内耳眩晕症、冠状动脉硬化及由于末梢循环不良引起的疾病治疗时有减少细胞损伤，促进康复作用。也对慢性荨麻疹、老年性皮肤瘙痒等过敏性皮肤病有促进作用。

3. 氟桂利嗪

【适应证/功能主治】

（1）脑动脉缺血性疾病，如脑动脉硬化、短暂性脑缺血发作、脑血栓形成、脑栓塞和脑血管痉挛。

（2）由前庭刺激或脑缺血引起的头晕、耳鸣、眩晕。

（3）血管性偏头痛的防治。

（4）癫痫辅助治疗。

（5）周围血管病：间歇性跛行、下肢静脉曲张及微循环障碍、足踝水肿等。

【不良反应】

（1）抑郁症：有抑郁病史的女性患者尤易发生此种反应。

（2）锥体外系反应：运动徐缓、强直、静坐不能、口颌运动障碍、震颤等，老年人较易发生。

（3）少见的不良反应报道有胃灼热感、恶心、胃痛、失眠、焦虑。其他还有乳溢、口干、肌肉疼痛及皮疹。如用药后出现神情呆滞、锥体外系副作用时应停药。

【禁忌】

（1）对本药或桂利嗪过敏、脑出血性疾病急性期、帕金森及锥体外系疾病、有抑郁症病史者禁用。

（2）妊娠及哺乳期妇女禁用。

【注意事项】

（1）①肝功能不全者；②驾驶员或机器操作者（可影响机械操作能力，以免发生意外）。

（2）药物对老人的影响：老年患者长期服用该药物更易发生锥体外系反应，应慎用。

（3）药物对妊娠的影响：虽然尚无致畸和影响胚胎发育的研究报告，但原则上孕妇禁用。

（4）药物对哺乳的影响：氟桂利嗪可随乳汁分泌，故哺乳期妇女禁用。

（5）服用氟桂利嗪时不得用含酒精的饮料冲服。

（6）氟桂利嗪口服对预防偏头痛有效，静脉内用药对治疗急性偏头痛有效。在治疗偏头痛时，氟桂利嗪与环扁桃酯、尼莫地平、美西麦角和普萘洛尔的疗效相似或更有效。

（7）氟桂利嗪对降低急性缺血性脑卒中的发病率或死亡率无效。

（8）与大多数钙通道阻滞剂不同，氟桂利嗪尚未被用于高血压和心绞痛的治疗。

（9）临床应用提示，特发性震颤患者及有特发性震颤家族史、锥体外系反应史或帕金森病史的65岁以上的患者更易发生氟桂利嗪诱导的帕金森病。对这些患者应避免长期治疗。

（10）慢性肾衰竭患者可以应用氟桂利嗪，并有改善肾功能的可能。

（11）用于治疗眩晕时，应在控制症状后及时停药，初次疗程通常不超过2个月。治疗慢性眩晕症1个月或突发性眩晕症2个月后，如症状未见任何改善，则应停药。

（12）应严格控制药物应用剂量，当应用维持剂量达不到治疗效果或长期应用出现锥体外系体征时，应当减量或停药。

（13）如治疗过程中疲惫现象逐渐加剧，则应停止氟桂利嗪治疗。

（14）驾驶员或机器操作者，如出现较重不良反应，除停药外应进行适当治疗。

（15）用药过量时可见过度镇静作用和乏力。处理可用药用炭、催吐药、洗胃及支持疗法，目前尚无特效解毒药。

【药物相互作用】

（1）在应用抗癫痫药物治疗的基础上加用氟桂利嗪可以提高抗癫痫效果。

（2）氟桂利嗪与催眠药或镇静剂合用，可加强镇静作用。

（3）放射治疗患者合用氟桂利嗪，可提高对肿瘤细胞的杀伤力10~20倍。

（4）氟桂利嗪与胺碘酮合用，可引起心动过缓、房室传导阻滞等病情的加重。故病态窦房结综合征或不完全房室传导阻滞的患者应避免合用胺碘酮。

（5）氟桂利嗪与β肾上腺素受体阻滞剂合用，可引起低血压、心动过缓和房室传导阻滞。如果合用应仔细监测心功能，特别是具有潜在心力衰竭或心动过缓的患者。

（6）氟桂利嗪与卡马西平合用，可增加卡马西平的毒性。

（7）氟桂利嗪与非甾体抗炎药合用，可增加胃肠道出血的风险。

（8）氟桂利嗪与口服抗凝血药合用，可增加胃肠道出血的风险。

（9）与苯妥英钠、卡马西平合用，可降低氟桂利嗪的血药浓度。

（10）与利福平合用，有可能降低氟桂利嗪的疗效。氟桂利嗪与酒精合用，可致中枢神经系统的过度镇静作用。

六、改善神经组织代谢药物

1. 甲钴胺

甲钴胺（Mecobalamin）是一种有机化合物，为内源性维生素 B_{12}，存在于血液、髓液中，与维生素 B_{12} 相比，其对神经元的传导有良好的改善作用，可通过甲基转换反应促进核酸-蛋白-脂肪代谢，其作为甲硫氨酸合成酶的辅酶，可使高半胱氨酸转化为甲硫氨酸，参与脱氧核苷合成胸腺嘧啶过程，促进核酸、蛋白合成，促进轴索内输送和轴索再生及髓鞘的形成，防止轴突变性，修复被损害的神经组织。口服给药后3h达到血药浓度峰值，其吸收呈剂量依赖性。可依次从血液、肾、肾上腺、胰、肝、胃组织中检测到本品，且浓度较高，而肌肉、睾丸、脑神经等处的浓度则较低。服用后8h，尿中总维生素 B_{12} 的排泄量为用药后24h排泄量的40%~80%。

【适应证/功能主治】

用于治疗缺乏维生素 B_{12} 引起的巨幼细胞贫血，也用于周围神经病。

【用法用量】

口服：500μg/次，3次/d。肌注或静注：500μg/次，每周3次。对巨幼红细胞性贫血患者，治疗2个月后改用维持量，即每1~3个月注射500μg。

【不良反应】

偶见皮疹、头痛、发热感、出汗、肌内注射部位疼痛和硬结。可引起血压下降、呼吸困难和严重过敏反应。

【注意事项】

(1) 从事汞及其化合物的工作人员，不宜长期大量服用该制剂。

(2) 如果服用1个月以上无效，则无须继续服用。

(3) 避免同一部位反复注射，且对新生儿、早产儿、婴儿、幼儿要特别小心。注意避开神经分布密集的部位。注意针扎入时，如有剧痛、血液逆流的情况，应立即拔出针头，换部位注射。

(4) 妊娠及哺乳期妇女用药的安全性尚不明确。

(5) 老年患者因脏腑功能减退，应酌情减少剂量。

(6) 给药时见光易分解，开封后立即使用的同时，应注意避光。为确保储存质量稳定，采用遮光保护袋，在使用时从遮光保护袋中取出。

【禁忌】

对本品过敏者禁用。

【药物相互作用】

氯霉素可减少本品的吸收。调节血脂药考来烯胺（消胆胺）可结合维生素 B_{12} 减少其吸收。

2. 腺苷钴胺

腺苷钴胺是一种有机化合物，是一种维生素 B_{12} 辅酶，主要用于巨幼红细胞性贫血、营养不良性贫血、妊娠期贫血，亦用于神经性疾患如多发性神经炎、神经根炎、三叉神经痛、坐骨神经痛、神经麻痹、营养性神经疾患以及放射线和药物引起的白细胞减少症。

【适应证/功能主治】

主要用于巨幼红细胞性贫血、营养不良性贫血、妊娠期贫血，亦用于神经性疾患如多发性神经炎、神经根炎、三叉神经痛、坐骨神经痛、神经麻痹、营养性神经疾患以及放射线和药物引起的白细胞减少症。

【用法用量】

由于剂型及规格不同，用法用量请仔细阅读药品说明书或遵医嘱。

【规格型号】

制剂片剂：0.25mg。

【不良反应】

口服偶可引起过敏反应；肌内注射偶可引起皮疹、瘙痒、腹泻、过敏性哮喘，长期应用可出现缺铁性贫血。

【注意事项】

①本品注射用制剂遇光易分解，启封或稀释后要尽快使用。②治疗后期可能出现缺铁性贫血，应补充铁剂。③不宜与氯丙嗪、维生素 C、维生素 K 等混合于同一容器中。④与葡萄糖液注射液有配伍禁忌。⑤与对氨基水杨酸钠不能并用。

【药物相互作用】

①氯霉素减少其吸收。②考来烯胺（消胆胺）可结合维生素 B_{12} 减少其吸收。

3. 胞磷胆碱

胞磷胆碱是一种价格较为低廉的普药，为脑代谢激活剂，能够促进脑细胞呼吸，改善脑功能，增强上行网状结构激活系统的功能，促进苏醒，降低脑血管阻力。

【适应证/功能主治】

（1）主要用于急性颅脑外伤、颅脑术后的意识障碍。

（2）脑梗死急性期意识障碍。

（3）可用于缺血性脑血管病、血管性痴呆、耳鸣及神经性耳聋。

（4）也可用于急性中毒、感染、大面积脑梗死所致的昏迷和意识障碍。

（5）有助于脑卒中后遗症、脑卒中后偏瘫患者上下肢功能的恢复，可与促进脑代谢及脑循环的药物同用。但只限于发病后 1 年内，并进行功能康复训练和通常口服药物疗法（脑代谢活化剂、脑循环药改善等）的病例中，下肢偏瘫比较轻者。

（6）下列疾病可与蛋白分解酶抑制剂并用治疗。

①急性胰腺炎。②慢性复发性胰腺炎急性发作期。③术后的急性胰腺炎。

【规格】

规格 2mL：250mg。

【不良反应】

（1）严重不良反应。偶见引起休克症状（不足0.1%），给药后应注意观察。若出现血压降低、胸闷、呼吸困难等症状，应立即停止给药，并进行适当的处置。

（2）其他的不良反应。口服偶可引起过敏反应；肌内注射偶可引起皮疹、瘙痒、腹泻、过敏性哮喘，长期应用可导致缺铁性贫血。

若出现以上不良反应时应停止给药。

【禁忌】

对本制剂任何成分有过敏史的患者。

七、激素类药物

糖皮质激素对炎症有明显的抑制作用，能抑制细菌性炎症和创伤性、过敏性、免疫性、化学性、物理性等因素所致的无菌性炎症；可抑制炎性细胞（如淋巴细胞、粒细胞、巨噬细胞等）到达炎症区域，并阻止炎症介质如激肽、组胺等发生的反应，抑制吞噬细胞功能，稳定溶酶体膜，阻止补体参与炎症反应，抑制炎症后组织损伤的修复等。同时，还能防止粘连和瘢痕形成，能减轻由此引起的严重的功能障碍症状。

由于创伤所致脊髓、神经的损害，应选用静脉滴注糖皮质激素进行治疗，以尽快减轻脊髓、神经的创伤性炎症；在对颈痛患者施行椎管内软组织松解术时，因病变复杂，手术需要在硬膜囊和神经根周围反复操作或需反复牵拉才能显露视野进行操作，为减轻手术操作的反应，术后在有效抗生素同时应用的情况下，也可连续应用糖皮质激素静脉滴注3d；因不恰当的颈、腰部手法造成的脊髓或神经根损伤时，也要尽快采用激素静脉滴注，以减轻创伤性炎症对脊髓或神经根带来的损害。

每日静脉滴注的常用药物为：10%葡萄糖盐水500mL+地塞米松10~15mg，一般连续应用3d即可，个别症状特别严重者可连续使用5~7d，之后再用其他方法接续治疗。也可在静脉滴注激素的同时就采用其他有效的治疗方法，这样，在停止静脉滴注激素时，其他治疗方法的疗效也接续了上去，既能充分发挥糖皮质激素，迅速减轻颈痛患者椎管内、外软组织的急性无菌性炎症所产生的剧烈性疼痛症状的作用,又能避免长期使用激素所带来的一些副作用,是应用激素治疗"扬长避短"最为有效的方法。

由于药物直接注射于椎管内、外的软组织的病变周围,所以有用量小、病变部位药物浓度高、作用持久、疗效高、全身不良反应小等诸多优点,极适合现代社会紧张的快节奏生活和工作情况。由于疗效确切,总的治疗次数也比其他治疗方法少得多,并且收效快而显著。因此,这些治疗方法逐渐被人们所认识,愈来愈得到广大颈痛患者的认可和接受。

采用糖皮质激素进行静脉滴注、病变部位局部注射、椎管内注射和其他各种特殊注射时,要注意全过程务必无菌操作。有高血压、糖尿病、心脏病及细菌性感染同时存在的颈痛患者,以及有消化道溃疡、出血倾向的患者,应用激素治疗要特别谨慎,要充分分析利弊。确需应用时,必须做好原有疾病的防范,并严密观察病情。在脊髓型颈椎病急性期用药可以用甲强龙注射液,但临床上用得最多的是复方倍他米松,它属于中效的激素类。

复方倍他米松注射液

【适应证/功能主治】

本品适用于治疗对糖皮质激素敏感的急性和慢性疾病。糖皮质激素疗法是常规疗法的一种辅助治疗,不能代替常规疗法。

肌肉骨骼和软组织疾病:类风湿性关节炎、骨关节炎、滑囊炎、强直性脊椎炎、上髁炎、脊神经根炎、尾骨痛、坐骨神经痛、腰痛、斜颈、腱鞘囊肿、外生骨疣、筋膜炎。

变态反应性疾病:慢性支气管哮喘(包括哮喘持续状态的辅助治疗)、花粉症、血管神经性水肿、过敏性气管炎、季节性或常年性过敏性鼻炎、药物反应、血清病、昆虫叮咬。

皮肤病:异位性皮炎(钱币状湿疹)、神经性皮炎(局限性单纯苔藓)、接触性皮炎、重症日光性皮炎、荨麻疹、肥大性扁平苔藓、糖尿病脂性渐进性坏死、斑秃、盘状红斑狼疮、银屑病、瘢痕疙瘩、天疱疮、疱疹样皮炎、囊肿性痤疮。

胶原病:播散性红斑狼疮、硬皮病、皮肌炎、结节性血管周围炎。

肿瘤:成人白血病和淋巴瘤的姑息治疗,小儿急性白血病。

其他疾患:肾上腺性腺综合征、溃疡性结肠炎、节段性回肠炎、口炎性腹泻、足部疾病(硬鸡眼下滑囊炎、僵拇、小趾内翻)、需结膜下注射的疾病、糖皮质激素奏效的恶病质、肾炎及肾病综合征。

本品可治疗原发性或继发性肾上腺皮质功能不全,但应适当补充盐皮质激素。

本品推荐用于：
（1）肌内注射治疗对全身用糖皮质激素类药物奏效的疾病。
（2）直接注入有适应证的病患软组织。
（3）关节内和关节周围注射治疗关节炎。
（4）皮损内注射治疗各种皮肤病。
（5）局部注射治疗某些足部炎性和囊性疾病。

【规格】

1mL：二丙酸倍他米松（以倍他米松计）5mg 与倍他米松磷酸钠（以倍他米松计）2mg。

【用法用量】

所需剂量有所不同，必须按疾病性质、严重程度及患者反应而实现剂量个体化。

起始剂量应维持或加以调节，直至取得满意疗效。若经适当时间治疗后未能取得满意的临床疗效，则应停用本品，并采用其他适宜的治疗方法。

全身给药：对于大多数疾病，全身治疗的起始剂量为 1～2mL，必要时可重复给药。给药方法是臀部深部肌内注射（IM），给药剂量和次数取决于病情的严重程度和疗效。对于严重疾病如已经适当抢救措施得到缓解的红斑狼疮患者，初始剂量可能需要 2mL。

多种的皮肤病经肌内注射本品 1mL 治疗后起效。可根据病情选择重复给药。

治疗呼吸道疾病时，肌内注射本品后数小时内症状得以缓解。对于支气管哮喘、花粉症、过敏性支气管炎和过敏性鼻炎，注射本品 1～2mL 可有效地控制症状。

治疗急性或慢性滑膜囊炎时，肌内注射本品 1～2mL 疗效极佳，必要时可重复给药。

局部用药：一般不需要合用局麻药，如要合用，可将本品与 1% 或 2% 盐酸普鲁卡因或利多卡因在注射器内（不可在药瓶内）混合，但应使用不含尼泊金类防腐剂的制剂。也可使用类似的局麻药，但不可用含有尼泊金甲酯、尼泊金丙酯及苯酚等的局麻药，使用时须先将药瓶中的混悬注射液适量抽入注射器内，然后抽入局麻药，振摇片刻。

治疗急性三角肌下、肩峰下、鹰嘴下和髌骨前滑膜囊炎时，滑囊内注射本品 1～2mL 后数小时内即可缓解疼痛，并使活动不受限制。治疗慢性滑囊炎时，一旦急性症状得以控制，可减少剂量。急性腱鞘炎、腱炎和腱鞘炎注射本品一次即可减轻症状。在这类疾病的慢性期，可能需要根据患者病情重复给药。

关节内注射本品 0.5～2mL 可在 2～4h 内解除类风湿关节炎和骨关节炎伴发的疼痛和僵硬症状。缓解的持续时间在两种疾病中变化很大，多数为 4 周以上。

关节内注射本品时关节和关节周围组织的耐受情况良好。关节内注射的推荐剂量：大关节（膝、髋、肩）为 1～2mL，中等关节（肘、腕、踝）为 0.5～1mL，小关节（足、手、胸）为 0.25～0.5mL。

皮损内注射本品对皮肤病有效。某些皮损虽未经局部用药但却出现疗效，这可能是由于药物的轻度全身性作用所致。皮损内注射本品治疗时推荐剂量均为皮内注射 $0.2mL/cm^2$，用结核菌素注射器和 26 号针头注射。本品在所有部位的注射总量每周不应超过 1mL。本品可有效地用于对糖皮质激素奏效的某些足部疾患，每次注射 0.25mL，连续 2 次可控制硬鸡眼下滑囊炎。对于某些疾病如僵拇、小趾内翻及急性痛风性关节炎，可使症状迅速得到缓解。多数情况下适合用结核菌素注射器和 25 号针头注射给药。给药时间间隔约 1 周时可使用以下推荐剂量：硬鸡眼或软鸡眼下滑囊炎为 0.25～0.5mL，跟骨骨刺下滑囊炎为 0.5mL，僵拇滑囊炎为 0.5mL，小趾内翻滑囊炎为 0.5mL，滑囊囊肿为 0.25～0.5mL，Morton's 神经痛（跖骨痛）为 0.25～0.5mL，腱鞘炎为 0.5mL，骰骨骨膜炎为 0.5mL，急性痛风性关节炎为 0.5～1mL。

在获得良好疗效后，应通过合适的时间间隔，由起始剂量逐渐减量，直至将剂量逐步减少至能够充分达到临床疗效的最低剂量，以此作为维持量。

当患者处于某些与已有疾病无关的应激状态时，则需要增加本品用量。如果在长期治疗后需要停药时，必须逐步减量。

【不良反应】

本品的不良反应与其他糖皮质激素不良反应类似，与剂量及疗程有关，可通过减低剂量而消除或减轻，这比较常用。

水和电解质紊乱：钠潴留、钾丢失、低血钾性碱中毒、体液潴留、易感患者发生充血性心力衰竭、高血压。

肌肉骨骼：肌肉乏力、糖皮质激素性肌病、肌肉消瘦、重症肌无力者的肌无力症状加重、骨质疏松、椎骨压缩性骨折、股骨头和肱骨头无菌性坏死、长骨的病理性骨折、关节不稳（由于反复关节内注射所致）。

胃肠道：消化性溃疡（可能以后发生穿孔和出血）、胰腺炎、腹胀、溃疡性食管炎。

皮肤：影响伤口愈合、皮肤萎缩、皮肤细薄和脆嫩、瘀点和瘀斑、面部红斑、多汗、皮试反应受抑、过敏性皮炎、荨麻疹、血管神经性水肿。

神经系统：惊厥、伴有视神经乳头水肿（假脑瘤）的颅内压增高、眩晕、头痛。

内分泌系统：月经失调、柯兴氏综合征样表现、胎儿子宫内发育或小儿生长受到抑制；继发性肾上腺皮质和垂体缺乏反应性，特别是在应激状态时，如创伤、手术或疾病；碳水化合物耐量减少，表现为隐性糖尿病，糖尿病患者对胰岛素或口服降糖药的需要量增加。

眼：后囊下白内障、眼内压增高、青光眼、突眼。

代谢反应：由于蛋白分解代谢而引起负氮平衡。

精神症状：欣快、情绪波动、严重抑郁至明显的精神症状、性格改变、失眠。

其他：过敏样或过敏性反应和血压降低或休克样反应。

与注射糖皮质激素有关的其他不良反应包括头面部皮损内注射偶尔伴发的失明、色素沉着或色素减退、皮下和皮肤萎缩、无菌性脓肿、关节内注射后潮红及 Charcot 关节样病变。

【禁忌】

全身真菌感染、对倍他米松或其他糖皮质激素类药物或本品中任一成分过敏的患者禁用。

【注意事项】

本品含苯甲醇，禁止用于儿童肌内注射。

本品不得供静脉注射或皮下注射。

使用本品时必须严格执行无菌操作规定。

本品含有 2 种倍他米松酯，倍他米松磷酸钠为其中之一，此药很快在注射部位分散。为此医师在使用本品时应考虑到其中所含的可溶性成分有可能引起全身性作用。

给特发性血小板减少性紫癜患者肌内注射本品时应慎重。

肌内注射糖皮质激素类药物时，为避免局部组织萎缩，应将药物注入大块肌肉的深部。

软组织、皮损内和关节内注入糖皮质激素可引起局部和全身作用。

为了排除化脓性感染，需对关节液进行检查。避免在曾有感染的关节内局部注射药物。关节疼痛与局部水肿明显加重、关节活动进一步受限，发热和不适提示发生化脓性关节炎。如经确诊，应给予相应的抗菌治疗。

不应将糖皮质激素类药物注入不稳固关节、感染部位或椎间隙。在患骨关节炎的关节内反复注射时可增加关节损坏，将糖皮质激素类药物直接注入肌腱内可造成延缓性肌腱破裂，故应避免。

在关节内注射糖皮质激素后症状得到改善的患者应注意避免过度使用好转的关节。

由于接受糖皮质激素注射治疗的患者偶可发生过敏样反应，因而在给药前应采取适当的预防措施，特别是对有药物过敏史的患者。长期使用糖皮质激素疗法时，应在权衡利弊后考虑将注射给药改为口服给药。

患者病情发生缓解或恶化，患者对药物各自的反应及患者面临情绪或身体应激状态如严重感染、手术或外伤，这时需调整药物剂量。对于长期或大剂量使用糖皮质激素的患者，在停药后需观察 1 年。

糖皮质激素类药物可掩盖某些感染征象，在使用这类药物时可出现新的感染，同时可见机体抵抗力减弱和不能将感染控制于局限范围内。

长期使用糖皮质激素可产生后囊下白内障（特别是小儿）和可能损伤视神经的青光眼，同时可促使眼部发生继发性真菌或病毒感染。常量和大剂量糖皮质激素类药物可引起血压升高、水钠潴留及排钾增多。对于合成衍生物如果不是大剂量使用，则较少可能发生上述反应。可考虑限制饮食中的盐和补充钾。糖皮质激素类药物均可促使钙排泄。

在糖皮质激素用药期间，患者不应接种天花疫苗。使用糖皮质激素类药物特别是大剂量的患者，不应接受其他免疫疗法，因可能发生神经并发症和缺乏抗体反应。但对于接受糖皮质激素作为替代疗法的患者，如艾迪生病，则可进行免疫疗法。

以免疫抑制剂量使用糖皮质激素类药物的患者，应警惕避免接触水痘或麻疹，如已接触，应向医师咨询。这对小儿特别重要。对于活动性结核，糖皮质激素疗法应限于暴发性或播散性结核患者。这时糖皮质激素应与适宜的抗结核疗法同时使用。

糖皮质激素类药物用于静止期结核或结核菌素反应的患者时，由于结核可能恢复活动性，故需严密观察。长期使用糖皮质激素治疗的患者应接受预防性化疗。如果在化疗方案中采用利福平，则应考虑该药对糖皮质激素类药物代谢中肝清除的促进作用，可能需要调节糖皮质激素的剂量。

在用糖皮质激素治疗期间，为了控制病情应使用最小剂量，在可能减量时应逐步减小。

药物性继发性肾上腺皮质功能不全可由糖皮质激素撤药过快所致，可通过逐步减量得以缓解。这种相对性功能不全在停药后可持续数月，因而如果在此期间发生应激状态，则应重新给予激素疗法；如果患者已使用糖皮质激素类药物，则需增加剂量。由于盐皮质激素的分泌可能受损，故应同时给予盐和（或）盐皮质激素。

对于甲状腺功能减退或肝硬化患者，糖皮质激素类药物的作用有所增强。

对于眼部单纯疱疹的患者，由于可能发生角膜穿孔，因而建议慎用糖皮质激素类药物。

采用糖皮质激素疗法时可见精神错乱。糖皮质激素类药物可加重原有的情绪不稳或精神病倾向。

存在下列情况者应慎用糖皮质激素类药物：有可能发生穿孔、脓肿或其他脓性感染的非特异性溃疡性结肠炎、憩室炎、新近进行过小肠吻合术、活动性或隐匿性胃溃疡、肾功能不全、高血压、骨质疏松症及重症肌无力。

由于糖皮质激素疗法的并发症取决于用药剂量和持续时间，因此须对每一患者权衡利弊来做出决定。

对于某些患者，糖皮质激素类药物可改变精子活动力与数目。

运动员慎用。

【孕妇及哺乳期妇女用药】

对于糖皮质激素类药物未进行设有对照的人生殖研究，因而只有在权衡药物对母体与胎儿的利弊后才在孕妇或育龄期妇女中使用得宝松。妊娠期接受大剂量糖皮质激素类药物的母亲生下的婴儿应仔细观察肾上腺机能减退的征象。由于得宝松对哺乳婴儿可能产生不良反应，故在考虑药物对母亲的重要性时应做出停药或停止哺乳的决定。

【儿童用药】

本品含苯甲醇，禁止用于儿童肌内注射。

【老年患者用药】

尚缺乏老年患者用药的研究资料。

【药物相互作用】

同时使用苯巴比妥、利福平、苯妥英或麻黄碱可促进糖皮质激素类药物的代谢，从而降低其疗效。

对于同时使用糖皮质激素与雌激素的患者，应注意观察糖皮质激素作用过强的症状。

同时使用糖皮质激素类药物与排钾利尿剂可加重低钾血症，同时使用糖皮质激素类药物与强心苷有增加与低钾血症有关的心律失常或洋地黄中毒的可能，糖皮质激素类药物可促进两性霉素B所致的钾流失。对于使用上述任何一种合并用药的所有患者，应密切监测血清电解质，特别是血钾浓度。

同时使用糖皮质激素类药物与香豆素抗凝剂可增加或减弱抗凝作用，因此可能需要调整药物剂量。

非甾体抗炎药或乙醇与糖皮质激素的共同作用可增加胃肠道溃疡的发生

率或加重溃疡。

糖皮质激素类药物可降低血水杨酸类药物的浓度。对于凝血酶原过少的患者，联合使用阿司匹林与糖皮质激素类药物时应慎重。

给糖尿病患者使用糖皮质激素类药物时可能需要调整抗糖尿病药的用量。

同时使用糖皮质激素疗法可抑制机体对生长激素的反应。

药物/实验室检验相互作用：糖皮质激素类药物可能影响检查细菌感染的四唑氮蓝试验，出现假阴性结果。

【药物过量】

症状：糖皮质激素类药物包括倍他米松急性过量一般不会导致危及生命的状况。除非极大的剂量，无特殊禁忌证的患者，数天内过量使用糖皮质激素一般很少产生不良反应。特殊禁忌证为糖尿病、青光眼、活动性消化性溃疡，使用洋地黄、香豆素类抗凝药或排钾利尿药的患者。

处理：对于糖皮质激素的代谢性效应或基础病变或加杂症的有害作用或药物相互作用引起的并发症，应作适当处理。给患者保持足量体液摄入，监测血清和尿中电解质，特别注意钾和钠的平衡。必要时对电解质紊乱予以治疗。

【药代动力学】

倍他米松磷酸钠和二丙酸倍他米松在注射部位被吸收并发挥治疗作用和其他局部和全身的药理作用。

倍他米松磷酸钠可溶于水，在组织中代谢为倍他米松。2.63mg 倍他米松磷酸钠的糖皮质激素的生物效应与 2mg 倍他米松相当。二丙酸倍他米松使药物可持久发挥作用。因该成分微溶，使吸收减慢，从而可长久地减轻症状。

血药浓度	肌内注射	
	倍他米松	
	磷酸钠	二丙酸
血浆峰浓度	给药后 1h	缓慢吸收
单剂量给药后血浆半衰期	3~5h	逐渐代谢
排泄	24h	多于 10d
生物半衰期	36~54h	

倍他米松经肝脏代谢，其主要与蛋白结合。在患肝病的病人中可能出现其清除率减慢即延迟。

八、利尿脱水药

利尿脱水药可以消除急性神经根炎症水肿，对颈椎病急性发作、椎间盘突出有缓解症状的作用，常用以下几种药物。

1. 20%甘露醇

甘露醇在医药上是良好的利尿剂,降低颅内压、眼内压及治疗肾药、脱水药、食糖代用品,也用作药片的赋形剂及固体、液体的稀释剂。

甘露醇注射液（Injectio Mannitou）作为高渗降压药,是临床抢救特别是脑部疾患抢救常用的一种药,具有降低颅内压药物所要求的降压快、疗效准确的特点。甘露醇进入体内后能提高血浆渗透压,使组织脱水,可降低颅内压和眼内压,从肾小球滤过后,不易被肾小球重吸收,使尿渗透压增高,带出大量水分而脱水,用于颅脑外伤、脑瘤、脑组织缺氧引起的水肿、大面积烧伤后引起的水肿、肾衰竭引起的腹水青光眼。并可防治早期急性肾功能不全。

【适应证/功能主治】

（1）组织脱水药。用于治疗各种原因引起的脑水肿,降低颅内压,防止脑疝。

（2）降低眼内压。可有效降低眼内压,应用于其他降眼内压药无效时或眼内手术前准备。

（3）渗透性利尿药。用于鉴别肾前性因素或急性肾衰竭引起的少尿。亦可应用于预防各种原因引起的急性肾小管坏死。

（4）作为辅助性利尿措施治疗肾病综合征、肝硬化腹水,尤其是当伴有低蛋白血症时。

（5）对某些药物逾量或毒物中毒（如巴比妥类药物、锂、水杨酸盐和溴化物等）,本药可促进上述物质的排泄,并防止肾毒性。

（6）作为冲洗剂,应用于经尿道内做前列腺切除术。

（7）术前肠道准备。

【规格】

250mL：50g。

【用法用量】

（1）成人常用量。

①利尿。常用量为按体重 1~2g/kg,一般用20%溶液250mL静脉滴注,并调整剂量使尿量维持在每小时 30~50mL。②治疗脑水肿、颅内高压和青光眼。按体重 0.25~2g/kg,配制为15%~25%浓度于30~60min内静脉滴注。当病人衰弱时,剂量应减小至 0.5g/kg。严密随访肾功能。③鉴别肾前性少尿和肾性少尿。按体重 0.2g/kg,以 20%浓度于 3~5min 内静脉滴注,如用药后 2~3h 以后每小时尿量仍低于 30~50mL,最多再试用 1 次,如仍无反应则应停药。已有心功能减退或心力衰竭者慎用或不宜使用。④预防急性肾小

管坏死。先给予 12.5~25g，10min 内静脉滴注，若无特殊情况，再给 50g，1h 内静脉滴注，若尿量能维持在每小时 50mL 以上，则可继续应用 5% 溶液静滴；若无效则立即停药。⑤治疗药物、毒物中毒。50g 以 20% 溶液静滴，调整剂量使尿量维持在每小时 100~500mL。⑥肠道准备。术前 4~8h，10% 溶液 1000mL 于 30min 内口服完毕。

（2）小儿常用量。

①利尿：按体重 0.25~2g/kg 或按体表面积 60g/m^2，以 15%~20% 溶液 2~6h 内静脉滴注。

②治疗脑水肿、颅内高压和青光眼：按体重 1~2g/kg 或按体表面积 30~60g/m^2，以 15%~20% 浓度溶液于 30~60min 内静脉滴注。病人衰弱时剂量减至 0.5g/kg。

③鉴别肾前性少尿和肾性少尿：按体重 0.2g/kg 或按体表面积 6g/m^2，以 15%~25% 浓度静脉滴注 3~5min，如用药后 2~3h 尿量无明显增多，可再用 1 次，如仍无反应不再使用。

④治疗药物、毒物中毒：按体重 2g/kg 或按体表面积 60g/m^2 以 5%~10% 溶液静脉滴注。

【不良反应】

①水和电解质紊乱最为常见。a. 快速大量静注甘露醇可引起体内甘露醇积聚，血容量迅速大量增多（尤其是急、慢性肾功能衰竭时），导致心力衰竭（尤其有心功能损害时），稀释性低钠血症，偶可致高钾血症；b. 不适当的过度利尿导致血容量减少，加重少尿；c. 大量细胞内液转移至细胞外可致组织脱水，并可引起中枢神经系统症状。②寒战、发热。③排尿困难。④血栓性静脉炎。⑤甘露醇外渗可致组织水肿、皮肤坏死。⑥过敏引起皮疹、荨麻疹、呼吸困难、过敏性休克。⑦头晕、视力模糊。⑧高渗引起口渴。⑨渗透性肾病或称甘露醇肾病，主要见于大剂量快速静脉滴注时。其机理尚未完全阐明，可能与甘露醇引起肾小管液渗透压上升过高，导致肾小管上皮细胞损伤有关。病理表现为肾小管上皮细胞肿胀，空泡形成。临床上出现尿量减少，甚至急性肾衰竭。渗透性肾病常见于老年肾血流量减少及低钠、脱水患者。

【禁忌】

①已确诊为急性肾小管坏死的无尿患者，包括对试用甘露醇无反应者，因甘露醇积聚引起血容量增多，加重心脏负担；②严重失水者；③颅内活动性出血者，因扩容加重出血，但颅内手术时除外；④急性肺水肿，或严重肺瘀血。

【注意事项】

(1) 除作肠道准备用外，均应静脉内给药。

(2) 甘露醇遇冷易结晶，故应用前应仔细检查，如有结晶，可置热水中或用力振荡待结晶完全溶解后再使用。当甘露醇浓度高于15%时，应使用有过滤器的输液器。

(3) 根据病情选择合适的浓度，避免不必要地使用高浓度和大剂量。

(4) 使用低浓度和含氯化钠溶液的甘露醇能降低过度脱水和电解质紊乱的发生机会。

(5) 用于治疗水杨酸盐或巴比妥类药物中毒时，应合用碳酸氢钠以碱化尿液。

(6) 下列情况慎用：①明显心肺功能损害者，因本药所致的突然血容量增多可引起充血性心力衰竭；②高钾血症或低钠血症；③低血容量，应用后可因利尿而加重病情，或使原来低血容量情况被暂时性扩容所掩盖；④严重肾功能衰竭而排泄减少使本药在体内积聚，引起血容量明显增加，加重心脏负荷，诱发或加重心力衰竭；⑤对甘露醇不能耐受者。

(7) 给大剂量甘露醇不出现利尿反应，可使血浆渗透浓度显著升高，故应警惕血高渗发生。

(8) 随访检查：①血压；②肾功能；③血电解质浓度，尤其是Na^+和K^+；④尿量。

【老年患者用药】

老年人应用本药较易出现肾损害，且随年龄增长，发生肾损害的机会增多。适当控制用量。

【孕妇及哺乳期妇女用药】

(1) 甘露醇能透过胎盘屏障。

(2) 是否能经乳汁分泌尚不清楚。

2. 氢氯噻嗪

【适应证/功能主治】

(1) 水肿性疾病：排泄体内过多的钠和水，减少细胞外液容量，消除水肿。常见的包括充血性心力衰竭、肝硬化腹水、肾病综合征、急慢性肾炎水肿、慢性肾衰竭早期、肾上腺皮质激素和雌激素治疗所致的钠、水潴留。

(2) 高血压：可单独或与其他降压药联合应用，主要用于治疗原发性高血压。

(3) 中枢性或肾性尿崩症。

(4) 肾石症：主要用于预防含钙盐成分形成的结石。

(5) 也可用于解除尿路感染引起的尿频、尿急、尿痛症状。

【用法用量】

(1) 成人常用量：口服。①治疗水肿性疾病，每次 25～50mg，每日 1～2 次，或隔日治疗，或每周连服 3～5d。②治疗高血压，每日 25～100mg，分 1～2 次服用，并按降压效果调整剂量。

(2) 小儿常用量：口服。每日按体重 1～2mg/kg 或按体表面积 30～60mg/m²，分 1～2 次服用，并按疗效调整剂量。小于 6 个月的婴儿剂量可达每日 3mg/kg。

【不良反应】

内分泌代谢：

①水、电解质紊乱较常见，表现为口干、恶心、呕吐和极度疲乏无力、肌肉痉挛、肌痛、腱反射消失等。

②高血糖症。本品可使糖耐量降低，血糖、尿糖升高，可能与抑制胰岛素释放有关。一般患者停药即可恢复，但糖尿病患者病情可加重。

③高尿酸血症。本品能干扰肾小管排泄尿酸，少数可诱发痛风发作。由于通常无关节疼痛，故而高尿酸血症容易被忽视。停药后即可恢复。

④长期用药可致血胆固醇、三酰甘油、低密度脂蛋白和极低密度脂蛋白水平升高，高密度脂蛋白降低，有促进动脉粥样硬化的可能。

心血管系统：

由于利尿而引起器官血流量减少，常会头晕。老年人可有局部缺血，如肠系膜梗死或瞬间脑缺血。少见直立性低血压。

血液系统：

较少出现溶血性贫血、再生障碍性贫血、血小板减少、骨髓发育不良及粒细胞减少或增加症等。

过敏反应：

可见皮疹、荨麻疹和光敏性皮炎等，后者症状可表现为慢性光敏状态，停药后仍会持续半年。这种光敏反应与磺胺类或吩噻嗪类药物有交叉反应。

其他不良反应：

胆囊炎、胰腺炎、性功能减退、光敏感、色觉障碍等较为罕见。长期应用本品可出现乏力、倦怠、眩晕、食欲缺乏、恶心、呕吐、腹泻及血压降低等症状，减量或调节电解质失衡后症状即可消失。

【注意事项】

(1) 交叉过敏：与磺胺类药物、呋塞米、布美他尼、碳酸酐酶抑制剂有交叉反应。

(2) 对诊断的干扰：可致糖耐量降低，血糖、尿糖、血胆红素、血钙、血尿酸、血胆固醇、甘油三酯、低密度脂蛋白浓度升高，血镁、钾、钠及尿钙降低。

(3) 下列情况慎用：

① 无尿或严重肾功能减退者，因本类药效果差，应用大剂量时可致药物蓄积，毒性增加；② 糖尿病；③ 高尿酸血症或有痛风病史者；④ 严重肝功能损害者，水、电解质紊乱可诱发肝昏迷；⑤ 高钙血症；⑥ 低钾血症；⑦ 红斑狼疮，可加重病情或诱发活动；⑧ 胰腺炎；⑨ 交感神经切除者（降压作用加强）；⑩ 有黄疸的婴儿。

(4) 随访检查：

① 血电解质；② 血糖；③ 血尿酸；④ 血肌酶、尿素氮；⑤ 血压。

(5) 应从最小有效剂量开始用药，以减少副作用的发生，减少反射性肾素和醛固酮分泌。

(6) 有低钾血症倾向的患者，应酌情补钾或与保钾利尿药合用。

【孕妇及哺乳期妇女用药】

(1) 能通过胎盘屏障。对高血压综合征无预防作用。故孕妇使用应慎重。

(2) 哺乳期妇女不宜服用。

【药物相互作用】

(1) 肾上腺皮质激素、促肾上腺皮质激素、雌激素、两性霉素B（静脉用药），能降低本药的利尿作用，增加发生电解质紊乱的机会，尤其是低钾血症。

(2) 非甾体类消炎镇痛药尤其是吲哚美辛，能降低本药的利尿作用，与前者抑制前列腺素合成有关。

(3) 与拟交感胺类药物合用，利尿作用减弱。

(4) 考来烯胺（消胆胺）能减少胃肠道对本药的吸收，故应在口服考来烯胺1h前或4h后服用本药。

(5) 与多巴胺合用，利尿作用加强。

(6) 与降压药合用时，利尿降压作用均加强。

(7) 与抗痛风药合用时，后者应调整剂量。

(8) 使抗凝药作用减弱，主要是由于利尿后机体血浆容量下降，血中凝血因子水平升高，加上利尿使肝脏血液供应改善，合成凝血因子增多。

(9) 降低降糖药的作用。

(10) 洋地黄类药物、胺碘酮等与本药合用时，应防止因低钾血症引起的副作用。

（11）与锂制剂合用，因本药可减少肾脏对锂的清除，增加锂的肾毒性。

（12）乌洛托品与本药合用，其转化为甲醛受抑制，疗效下降。

（13）增强非去极化肌松药的作用，与血钾下降有关。

（14）与碳酸氢钠合用，发生低氯性碱中毒机会增加。

【药物过量】

应尽早洗胃，给予支持、对症处理，并密切随访血压、电解质和肾功能。

九、维生素类药物

在应用其他各种治疗方法治疗颈痛的同时，配合使用适量的 B 族维生素药物，可以起到促进神经功能恢复、增加治疗效果的作用，且不良反应较小。

（1）维生素 B_1。口服，20~30mg/d，3 次/d；针剂每支 100mg，肌内注射或椎管内注射与椎管外软组织病变部位注射配伍使用。能促进神经组织的能量供应，改善神经组织的代谢和功能。肌内注射可致疼痛，应深注大肌肉内，并每次更换注射处。

（2）维生素 B_6。10~20mg/d，3 次/d。可以合成多种转氨酶的辅酶，并对细胞免疫和体液免疫的建立和维持有一定作用，可调整自主神经的功能。

（3）维生素 B_{12}。口服用腺苷 B_{12}，500μg/次，3 次/d；针剂每支 250~500μg，每次 25~100μg，1 次/d。肌内注射或椎管内注射与椎管外软组织病变部位注射配伍使用。为细胞生长分裂和维持神经组织髓鞘完整所必需的物质。常同维生素 B_1 配合使用。

（4）维生素 C。口服，0.1~0.3g/次，3 次/d，或 0.5~1g 加入液体内静脉滴注。参与胶原蛋白的合成，并有清除自由基的作用。

（5）维生素 E。胶囊型，口服，100mg/次，1 次/d。维生素 E 能使多种不饱和脂肪酸免受氧化，从而保持细胞膜和细胞器的完整性与稳定性；维生素 E 能保护巯基不被氧化而保持许多酶的活性；维生素 E 能降低组织的基础代谢，提高氧利用率，使机体对缺氧的耐受力增高。此外，维生素 E 能抑制人体过氧化脂质的生成和沉积，减少脑组织及其他组织细胞中脂褐质的形成，因此，有预防和延迟衰老的作用。人体在 40 岁之后，组织、器官渐趋老化，在同样的劳动条件和外界环境下，容易产生劳损性病变和其他疾病。在人体的新陈代谢过程中可产生一种使人衰老的"游离基"物质，这种物质随年龄增加而不断增多，它的含量愈多，人的衰老愈明显，而维生素 E 可干扰"游离基"对人体的致衰作用。因此，对颈部椎管狭窄症及关节退变为基础引起的颈痛患者，在运用其他治疗方法的同时，常配合使用维生素 E，除少数人有胃肠不适、乏力等现象外，均未发现其他毒副作用。临床常作为治疗肌痉挛、改善肌力以及治疗运动神经元疾病的辅助用药。

十、抗过敏类以及镇静类药

一些出现急性的疼痛、眩晕等症的患者症状较重，或者是疾病长期不愈，心理负担加重，会出现紧张焦虑不能休息，这样会形成恶性循环，不利于症状的缓解，适当地用一些镇静药会明显缓解患者的症状。

1. 地西泮

【适应证/功能主治】

（1）焦虑症及各种功能性神经症。

（2）失眠，尤其对焦虑性失眠疗效极佳。

（3）癫痫：可与其他抗癫痫药合用，治疗癫痫大发作或小发作，控制癫痫持续状态时应静脉注射。

（4）各种原因引起的惊厥，如子痫、破伤风、小儿高热惊厥等。

（5）脑血管意外或脊髓损伤性中枢性肌强直或腰肌劳损、内镜检查等所致肌肉痉挛。

（6）其他：偏头痛、肌紧张性头痛、呃逆、炎症引起的反射性肌肉痉挛、惊恐症、酒精戒断综合征，还可治疗家族性、老年性和特发性震颤，可用于麻醉前给药。

【规格】

制剂片剂：2.5mg，5mg；注射液：2mL：10mg。

【用法用量】

由于剂型及规格不同，用法用量请仔细阅读药品说明书或遵医嘱。

【不良反应】

（1）本品可致嗜睡、轻微头痛、乏力、运动失调，与剂量有关。老年患者更易出现以上反应。偶见低血压、呼吸抑制、视力模糊、皮疹、尿潴留、忧郁、精神紊乱、白细胞减少。高剂量时少数人出现兴奋不安。

（2）长期应用可致耐受与依赖性，突然停药有戒断症状出现。宜从小剂量用起。

【禁忌】

（1）对本品或其他 BDZ 类药物过敏者禁用。

（2）新生儿、妊娠期（尤其是妊娠前3个月与末3个月）、哺乳期妇女禁用。

【注意事项】

（1）青光眼、重症肌无力、粒细胞减少、肝肾功能不全者慎用。

（2）驾驶机动车和高空作业人员、老年人、婴儿及体弱患者慎用。老年人剂量减半。

【药物相互作用】

（1）与中枢神经系统抑制药（如乙醇、全麻药、可乐定、镇痛药）、吩噻嗪类、单胺氧化酶 A 型抑制药、三环类抗抑郁药、筒箭毒、三碘季胺酚合用，作用相互增强。

（2）与抗高血压药和利尿降压药合用，降压药作用增强。

（3）与地高辛合用，地高辛血药浓度增加。

（4）与左旋多巴合用，左旋多巴疗效降低。

（5）与影响肝药酶细胞色素 P450 的药物合用，可发生复杂的相互作用：卡马西平、苯巴比妥、苯妥英、利福平为肝药酶的诱导剂，可增加本品的消除，使血药浓度降低；异烟肼为肝药酶的抑制剂，可降低本品的消除，使半衰期延长。

2. 异丙嗪（非那根）

盐酸异丙嗪是一种常见的止咳药物，是一种抗组胺药，能竞争性阻断组胺 H1 受体，对抗组胺所致毛细血管扩张，并降低其通透性。因此，能够平复因为气管受刺激而引起的咳嗽。

【适应证/功能主治】

（1）用于各种过敏症（如哮喘、荨麻疹等）、孕期呕吐、乘船等引起的眩晕。

（2）可与氨茶碱等合用治疗哮喘。

（3）与哌替啶等配成冬眠注射液，用于人工冬眠。

【不良反应】

（1）主要不良反应为嗜睡、口干。

（2）如超剂量使用可致口、鼻、喉发干，腹痛、腹泻、呕吐、嗜睡、眩晕。严重过量可致惊厥，继之中枢抑制。

（3）儿童用本药若剂量较大，可产生谵妄（症状为胡言乱语、精神兴奋）。

【注意事项】

（1）幽门梗阻、前列腺肥大、膀胱颈阻塞、闭角型青光眼、甲亢及高血压病人慎用。

（2）用药期间应避免驾驶车辆、操纵机器或从事高空作业。

（3）有肾功能减退者、有癫痫史者慎用。

（4）3 个月以下的小儿不宜使用。

（5）急性中毒时可致嗜睡、眩晕和口、鼻、喉发干以及腹痛、腹泻、呕吐等。严重中毒者可致惊厥，继之中枢抑制。此时可用安定静注，忌用中枢兴奋药。

（6）凡吩噻嗪类药物所需注意事项，均适用于本品。

（7）光致敏者不能再用。

【禁忌】

孕妇在临产前 1~2 周禁用。

【药物相互作用】

与中枢抑制药、抗胆碱药（如阿托品）或三环类抗抑郁药配伍，作用会加强。忌与碱性及生物碱类药物配伍。避免与哌替啶（杜冷丁）、阿托品多次合用。不宜与氨茶碱混合注射。

3. 盐酸帕罗西汀

【适应证/功能主治】

盐酸帕罗西汀能够有效改善各种强迫症（OCD）、广泛性焦虑症（GAD）、惊恐障碍、社交障碍、创伤后应激障碍（PTSD）等各种类型的抑郁症。包括伴有焦虑的抑郁症及反应性抑郁症。

常见的抑郁症状：乏力，睡眠障碍，对日常活动缺乏兴趣和愉悦感，食欲减退。治疗疗效满意后，继续服用该品可防止抑郁症的复发。

【用法用量】

口服，建议每日早餐时顿服，药片完整吞服勿咀嚼。

成年人：抑郁症和社交恐怖症/社交焦虑症：一般剂量为每日 20mg。服用 2~3 周后根据病人的反应，每周以 10mg 量递增，每日最大量可达 50mg，应遵医嘱。

强迫性神经症：一般剂量为每日 40mg，初始剂量为每日 20mg，每周以 10mg 量递增，每日最大剂量可达 60mg。

惊恐障碍：一般剂量为每日 40mg，初始剂量为每日 10mg，根据病人的反应，每周以 10mg 量递增，每日最大剂量可达 50mg。惊恐障碍治疗早期其症状有可能加重，故初始剂量为 10mg。与所有的抗抑郁药一样，治疗期间应根据病情调整剂量。病人应治疗足够长时间以巩固疗效，抑郁症痊愈后应维持治疗至少几个月，强迫性神经症和惊恐障碍所需维持治疗的时间更长。停药方法与其他精神科药物相似，需逐渐减量，不宜骤停。

老人：老人服用该品后，其血药浓度较成人高，为慎重起见，初始剂量宜酌减，每日最大剂量不宜超过 40mg。

儿童：因该品对儿童的疗效及安全性数据尚不完善，故不推荐儿童使用。

肾/肝功损害：由于严重肾功能损害（肌酐清除率＜30mL/min 或更严重

肝功能损害）的病人，服用该品后血药浓度较健康人高，因此推荐剂量为每日 20mg，如果需要增加剂量，也应限制在服药范围的低限。

【不良反应】

据文献资料报道盐酸帕罗西汀临床对照研究观察到的主要不良反应为中枢神经系统：嗜睡、失眠、激动、震颤、焦虑、头晕；胃肠道系统包括便秘、恶心、腹泻、口干、呕吐和胃肠胀气；其他还有乏力、性功能障碍（包括阳痿、性欲下降）。多数不良反应的强度和频率随用药的时间而降低，通常不影响治疗。曾有不安、幻觉、轻躁狂、红－绿色盲、呕吐及血清素综合征的报道。与其他 5－羟色胺再摄取抑制剂一样，有报道服用该品造成短暂的血压改变，此情况多发生于有潜在高血压或焦虑患者，但少有心动过速的报道。曾有发生意识障碍的报道。也有报道肝功能异常，但少有严重的肝功能异常，若肝功能检查持续升高应考虑停服该品。还有报道异常出血（多为瘀血和紫癜），也有血小板减少症的少量报道。很少有惊厥、躁狂、急性青光眼、尿潴留及外周水肿的报道，偶有报道光敏反应、皮疹（包括伴有瘙痒或血管神经水肿的荨麻疹）、Neroleptic Malignant 综合征（通常发生在合用或最近停用精神安定类药的患者）。低钠血症者较少见，主要发生在老年人，通常在停药后迅速恢复。也有疑为高催乳素血症/溢乳症的症状报道。该品较三环类抗抑郁药所引起的不良反应如口干、便秘和嗜睡少见。锥体外系反应包括口－面部肌张力障碍罕见报道，大多发生有潜在运动障碍的病人或正服用精神科类药物者。也有报道迅速停药而引起的综合症状（如头晕、感觉障碍、睡眠障碍、激动、震颤、恶心、出汗恐怖症/社交焦虑症、意识模糊）。建议终止治疗前逐渐减量。

【禁忌】

对该品过敏者禁用。

【注意事项】

①闭角型青光眼、癫痫病、肝肾功能不全等患者慎用或减少用量。②出现转向躁狂发作倾向时应立即停药。③用药期间不宜驾驶车辆、操作机械或高空作业。④服用该品的患者应避免饮酒。

【孕妇及哺乳期妇女用药】

目前尚无孕妇及哺乳期妇女服用该品的安全性资料，因此不宜服用，除非医生认为利大于弊时方可考虑使用。

【儿童用药】

该品在儿童用药的安全性和有效性尚不明确，不宜使用。

【老年患者用药】

酌情减少用量，日剂量不要超过40mg。

【药物相互作用】

（1）该品与色氨酸合用，可造成高血清素综合征，表现为躁动、不安及胃肠道症状。再者可出现肌张力增高、高热或意识障碍，故该品不宜与色氨酸合用。

（2）转氨酶的药物酶的诱导剂或抑制剂，可影响该品的代谢和药代动力学性质，当该品与已知的药物代谢抑制剂合用时，应使用剂量范围的低限，而与已知的酶诱导剂合用时，无须考虑调整初始剂量。

（3）服用该品的患者应避免饮酒。

（4）服用该品前后2周内不能使用单胺氧化酶抑制剂，在停用单胺氧化酶抑制剂2周后，开始服用本药应慎重，剂量应逐渐增加。

（5）该品和锂盐合用时应慎重，注意监测血锂浓度。

（6）与苯妥英钠及其他抗惊厥药合用时，会降低本药的血药浓度，并可增加不良反应的发生。

（7）该品与华法林合用，可导致出血增加。

（8）该品与三环类抗抑郁药阿米替林、丙米嗪合用，可使后者的血浓度增高。

（9）该品可明显增加丙环定的血浆水平，若出现抗胆碱作用时应减少丙环定的剂量。

【药物过量】

药物过量时可引起P－Q间隔延长、恶心、呕吐、瞳孔放大、口干、烦躁、头痛、眩晕、肌震。

十一、消肿药

各型颈椎病的急性期有炎性水肿的患者，加用一些消肿的药物可以加快疾病的恢复，虽然这些药物属于进口药，但都属于植物提取药，应用后可以消除部分水肿。

1. 马栗种子提取物片

马栗种子提取物片（Extract of Horse Chestnut Seeds Tablets）是一种用于治疗腿部静脉功能障碍导致的不适（慢性静脉功能不全）的药物，如腿部的疼痛和沉重感，夜间小腿抽筋、发痒与腿部肿胀等。解除骨及关节于创伤及手术后的肿胀，因经期障碍出现的下腹疼痛及腰痛。

【适应证/功能主治】

解除骨及关节于创伤及手术后的肿胀，因经期障碍出现的下腹疼痛及腰痛。

关联病证：慢性静脉功能不全。
【用法用量】
一次服用 1~2 片，2 次/d，或遵医嘱。
【不良反应】
少数病例可能出现皮肤发痒，恶心或胃肠不适现象。
【注意事项】
当依剂量指示服用时，不需特别注意。

2. 草木樨流浸液片

【适应证/功能主治】
（1）治疗因创伤、外科手术等引起的软组织损伤肿胀。
症状如：扭挫伤、骨折、慢性劳损、烧烫伤、整形手术、静脉曲张、静脉炎、淋巴回流障碍等各种原因所致软组织损伤肿胀。
（2）治疗各期内痔、混合痔、炎性外痔、血栓性外痔等各种类型痔引起的出血、脱出、疼痛、肿胀、瘙痒等。也可用于痔手术后肿胀、疼痛的治疗。
【规格】
每片 400mg 含草木樨流浸液 25mg。
【用法用量】
饭前口服。
（1）用于创伤、骨折、慢性劳损、烧烫伤、静脉曲张、静脉炎及淋巴回流障碍等疾患：每日 3 次，每次 2~4 片。
（2）用于手术：术前 1~3d 开始服用，每日 3 次，每次 4 片，术后连服 7d。如病情需要，可继续服用。
（3）用于痔疮急性发作：每日 3 次，每次 4 片；病情稳定后，每日 3 次，每次 2 片。
（4）根据年龄与症状可酌情增减或遵医嘱。
【不良反应】
至今为止尚未发现明显不良反应。
【禁忌】
对本品中任何成分过敏者禁用。
【注意事项】
（1）有效期后不宜服用。
（2）勿置于儿童可及之处。
（3）平素有胃肠疾患者改为饭后服用。
（4）使用本品期间，如出现任何不良事件和（或）不良反应，请咨询医生。

（5）同时使用其他药品，请告知医生。

【孕妇及哺乳期妇女用药】

没有实验证据表明该药可能会引起胚胎致病或胎儿畸形以及影响新生儿形态学改变和发育。但是正如所有药物一样，妊娠初期应谨慎使用。

【儿童用药】

根据年龄适当减量服用。或遵医嘱。

【老年患者用药】

老年患者视情况酌减。或遵医嘱。

【药物相互作用】

尚缺乏本品药物相互作用的研究资料。

【药物过量】

尚缺乏本品药物过量的报道。一旦过量，应立即停药，给予对症和支持治疗。

【药理作用】

本品中含有的香豆素（Cumarin）不同于具有强力抗凝血作用的羟基香豆素（Hydroxycoumarin），其主要成分是香豆素酸（Cumarin acid），不至于造成血液凝血因子以及凝血过程的异常变化。

（1）本品能降低由于各种原因（创伤、骨折、劳损、组织缺氧、手术等）造成的血管壁通透性增高，增强毛细血管强度，抑制血清蛋白丧失，维持正常胶体渗透压，减少渗出，从而起到抗水肿的作用。

（2）本品能增强血管强度和弹性，改善动脉、静脉血流量，促进血液循环及增加血液流量，从而预防和治疗静脉曲张、静脉炎等静脉功能不全。

（3）本品能扩张淋巴管，增加淋巴液流量，促进淋巴循环，从而减轻淋巴循环障碍引起的软组织浮肿。

（4）本品能预防和治疗血栓和栓塞的形成（如骨科、妇产科等外科手术后）。

（5）本品能有效抑制炎症介质合成和释放，缓解炎症反应程度，有明显消炎镇痛作用。

（6）本品能通过复活网状内皮系统和改善末梢循环的作用，增加新生肉芽细胞生成，促进创面修复。

（7）本品通过抑制肾小管钠和氯的重吸收，起到利尿的作用。

十二、骨质疏松基础用药

老年颈椎病患者常会合并骨质疏松等，服用活性维生素D类不但可以促进钙的吸收，还会增加患者肌肉的协调性，有利于病患的恢复。钙剂，是组成骨骼的必要因素，临床上钙剂很多，但是钙剂不是量越多越好，一天的总进食量在 800~1200mg 就行，尽量不超过 2000mg，过量有可能增加心脏的毒性。

1. 阿法骨化醇软胶囊

【适应证/功能主治】

(1) 骨质疏松症。

(2) 肾性骨病（肾病性佝偻病）。

(3) 甲状旁腺功能亢进（伴有骨病者）。

(4) 甲状旁腺功能减退。

(5) 营养和吸收障碍引起的佝偻病和骨软化症。

(6) 假性缺钙（D-依赖型Ⅰ）的佝偻病和骨软化症。

【规格】

①0.25μg；②1μg。

【用法用量】

口服。

(1) 骨质疏松症患者：首剂量 0.5μg/d。

(2) 其他指征：首剂量成人 1 μg/d，老年病人 0.5 μg/d，体重 20 kg 以上的儿童无肾性骨病者 1 μg/d。

为了防止高血钙的发生，应根据生化指标调节阿法骨化醇的剂量。服药初期必须每周测定血钙水平，剂量可按 0.25~0.5 μg/d 的增量逐步增加，大多数成年患者的剂量可达 1~3 μg/d。当剂量稳定后，每 2~4 周测定 1 次血钙。

对于骨软化症患者，不能因为其血钙水平没有迅速升高而加大阿法骨化醇的用量，其他疗效指标，如血浆碱性磷酸酶水平，可作为调整剂量更有用的指标。或遵医嘱。

【不良反应】

除了引起患有肾损伤的病人出现高血钙、高血磷外，尚无其他不良反应的报道（对于进行高钙血症透析的患者应考虑其透析液钙内流的可能性）。但长期大剂量服用或患有肾损伤的病人可能出现恶心、头昏、皮疹、便秘、厌食、呕吐、腹痛等高血钙征象，停药后即可恢复正常。

【禁忌】

(1) 禁用于高钙血症、高磷酸盐血症（伴有甲状旁腺机能减退者除外）、高镁血症。

(2) 具有维生素 D 中毒症状。对本品中任何成分或已知对维生素 D 及类似物过敏的患者不能服用阿法骨化醇。

【注意事项】

阿法骨化醇可以增加肠道钙磷吸收,所以应监测血清中的钙磷水平,尤其是对肾功能不全的患者。在服用阿法骨化醇治疗的过程中,至少每3个月进行1次血浆和尿(24h收集)钙水平的常规检验。如果在服用期间出现高血钙或高尿钙,应迅速停药直至血钙水平恢复正常(大约需1周时间)。然后可以按末次剂量减半给药。当出现骨骼愈合的生化指标(如血浆中碱性磷酸酯酶水平趋向正常)时,如不适当地减少阿法骨化醇的用量,则可能发生高血钙症,一旦出现高血钙症就应立即中止钙的补充。

【孕妇及哺乳期妇女用药】

妊娠期服用阿法骨化醇的安全性尚无足够的证据,虽然动物实验表明其无害,但同其他药物一样,只有在妊娠期需要用药而又无其他替代品,则可以使用阿法骨化醇。

哺乳期用药的安全性尚未最后确定,但服用阿法骨化醇时,母乳中1,25-二羟基维生素D_3的含量可能有所增加,由于这会影响婴儿的钙代谢,故哺乳期应考虑停药。

【儿童用药】

参见用法用量,或遵医嘱。

【老年患者用药】

参见用法用量,注意事项等,或遵医嘱。

【药物相互作用】

高血钙患者服用洋地黄制剂可能加速心律失常,所以洋地黄制剂与阿法骨化醇同时应用时必须严密监视病人的情况。

服用巴比妥酸盐或其他酶诱导的抗惊厥药的病人,需要较大剂量的阿法骨化醇才能产生疗效。

同时服用矿物油(长期)、考来烯胺(消胆胺)、硫糖铝和抗酸铝制剂时,可能减少阿法骨化醇的吸收。

含镁的抗酸制剂或轻泻剂与阿法骨化醇同时服用可能导致高镁血症,因而对慢性肾透析病人应谨慎使用。

阿法骨化醇与含钙制剂及噻嗪类利尿剂同时服用时,可能会增加高血钙的危险。

由于阿法骨化醇是一种强效的维生素D衍生物,应避免同时使用药理剂量的维生素D及其类似物,以免产生可能的加合作用及高血钙症。

【药物过量】

表现:高血钙临床表现为肌病、疲劳、虚弱、头晕、瞌睡、头痛、恶心、口干、便秘、腹泻、胃灼热、呕吐、腹痛或其他胃肠不适、肌肉痛、骨痛、关节痛、瘙痒或心悸。

治疗：出现高血钙应停止服用阿法骨化醇。严重高血钙可能需要支持性措施，并用利尿剂和输液，或皮质类甾醇进行治疗。早期治疗急性超剂量采用洗胃和（或）服用矿物油，以减少钙的吸收并促进粪便排泄。

2. 骨化三醇

【适应证/功能主治】

（1）用于佝偻病，如维生素 D 依赖性佝偻病、低血磷性维生素 D 抵抗型佝偻病等。

（2）骨质疏松症（主要用于绝经妇女及老年性骨质疏松症）。

（3）用于特发性、假性及术后甲状旁腺功能低下。大剂量静脉给药可用于肾衰竭所致假性甲状旁腺功能减退。

（4）用于肾性骨营养不良，如慢性肾衰竭患者（尤其是进行血液透析或腹膜透析者）所致肾性骨营养不良。

（5）用于骨软化症。

【用法用量】

每天口服 $0.3 \sim 0.5 \mu g$，分 2 次服。

【不良反应】

（1）本药不良反应发生率很低，如小剂量（每日小于 $0.5 \mu g$）单独给药，尚未观察到不良反应。

（2）注射给药偶有注射部位疼痛、红肿和过敏反应。

（3）长期大剂量用药可引起软弱无力、嗜睡、头痛、恶心、呕吐、肌肉酸痛、骨痛、口腔金属味等。

【注意事项】

青年患者只限于青年特发性骨质疏松症及糖皮质激素过多引起的骨质疏松症。

孕妇不宜用（动物实验摄入过量维生素 D 致畸）。

长期大剂量使用或与钙剂合用可能会引起高钙血症和高钙尿症。

对维生素 D 及其类似物过敏、具有高钙血症、有维生素 D 中毒征象者禁用。

【药物相互作用】

（1）在骨化三醇治疗期间禁止使用药理学剂量的维生素 D 及其衍生物制剂，以避免可能发生的附加作用和高钙血症。

（2）与噻唑类利尿剂合用会增加高钙血症的危险。对正在进行洋地黄类药物治疗的病人，应谨慎制定骨化三醇的用量，因为这类病人如发生高钙血症可能会诱发心律失常。

（3）含镁药物可能诱发高镁血症，因而长期接受透析的病人使用本品进行治疗时应避免合用含镁的制剂。

（4）使用二苯乙内酰胺或苯巴比妥等酶诱导剂可能会增加骨化三醇的代谢，从而使其血浓度降低。

（5）考来烯胺（消胆胺）能降低肠道对本品的吸收，应避免合用。

说明：上述内容仅作为介绍，药物使用必须经正规医院在医生指导下进行。

第二节　中药辨证治疗

内服中药治疗颈椎病，是传统的主要治法，颈椎病虽与外伤、劳损有关，但脏腑失调、气滞郁结、气滞血瘀为其病理变化。调整脏腑的功能、调畅气机、疏肝理气、活血化瘀为其治疗的目的。内服中药可具有强健筋骨、补益气血、活血化瘀、祛风除湿、舒筋活络、散寒止痛等，对治疗颈椎病可取得较好的疗效，由于病理变化的减轻或消除，在颈椎病临床治愈的同时，其他全身伴随症状多随之消失。在内服中药的过程中，还应调整患者工作、生活中的不良习惯，避免再次劳损而使颈椎病加重，还可配合其他疗法，如针灸、推拿、理疗等综合治疗，以增强疗效，加速康复。

一、辨证治疗

（一）痹证类

1. 风寒湿型

（1）症状：颈、背、肩疼痛，起病突然，可向患侧上肢放射，疼痛呈冷痛、酸痛，得热痛减，遇寒加重，颈部强硬，活动不利，甚至活动幅度减小，可伴有患肢麻木无力。风气胜者，疼痛部位可上下游走、部位变动；寒气胜者，疼痛较重，甚至白天不能工作、晚上不能睡眠，位置较为固定；湿气盛者，疼痛困重，缠绵难愈。舌淡、苔薄白、脉浮或紧。

（2）病机：气候骤变，或夜卧少被，或汗出当风等风寒湿之邪侵袭，伤于风者，上先受之，首先侵犯颈背部，痹阻颈部经脉，致气血运行不通而为疼痛，寒邪为病，故呈冷痛，且得热痛减，遇寒加重，血脉痹阻，新血则不达，失于濡养则麻木无力。

（3）治则：祛风除湿，散寒止痛。

（4）方药：蠲痹汤加减。羌活、防风、当归、赤芍、黄芪、姜黄、葛根、桂枝、甘草。偏于风者可用防风汤加减，偏于寒者可用乌头汤加减，偏于湿者可用薏苡仁汤加减。

2. 气滞血瘀型

（1）症状：颈部疼痛较重，呈胀痛或刺痛，疼痛拒按，颈部因痛不敢活动，屈伸不利，疼痛向上肢放射，可伴有麻木无力，疼痛多因精神刺激诱发或加重，晚上因疼痛影响睡眠，肌肉可有萎缩，皮肤枯燥无华，舌质紫暗或有瘀斑瘀点，脉细涩或弦。

（2）病机：多因情志刺激或外伤、劳损致颈部气滞血瘀而发病，偏于气滞者呈胀痛，遇情志刺激而诱发或加重，偏于血瘀者刺痛，疼痛较重，拒按，不敢活动，夜卧难眠，瘀血内阻，新血则不达，患肢失于气血的营养故见肌肉萎缩，麻木无力，皮肤枯燥无华，舌质紫暗或有瘀点、瘀斑，脉细涩或弦，均为气滞血瘀之象。

（3）治则：理气活血，祛瘀止痛。

（4）方药：身痛逐瘀汤加减。川芎、红花、桃仁、赤芍、当归、羌活、葛根、秦艽、桑枝、延胡索、柴胡、地龙、甘草。

3. 气血虚弱型

（1）症状：颈部疼痛，疼势不剧，呈酸痛、隐痛，向患肢放射，上肢隐痛、肌肉萎缩、麻木无力、活动不利，疼痛劳累后加重，休息后减轻，多伴有身倦乏力、头晕、健忘、心悸、面色无华、舌淡、苔薄白、脉细无力。

（2）病机：气血虚弱，不能充养颈、臂筋骨，不荣则痛，故颈、臂隐痛；不能充养肌肉经脉，则见肌肉萎缩、麻木无力；不能营养脑、心、面，则见头晕、健忘、心悸、面色无华，劳则气耗；气血更虚，故劳累加重，休息减轻，身倦乏力、脉细无力均为气血虚弱之象。

（3）治则：补气养血，荣筋止痛。

（4）方药：八珍汤加减。党参、白术、茯苓、当归、白芍、熟地黄、黄芪、甘草、川芎、桑枝、葛根。

4. 肝肾亏虚型

（1）症状：颈部疼痛、萎缩无力，呈隐痛，上肢隐痛、麻木无力，可有肌肉萎缩，腰膝酸软、耳鸣、耳聋。偏有阴虚者，多有五心烦热、盗汗、舌质红、脉细数；偏于阳虚者，可有形寒肢冷，舌淡，脉沉细。

（2）病机：肝肾亏虚，精血不足，肝虚不能养筋，肾亏不能养骨，筋骨失养，不荣则痛，故颈部隐痛、萎缩无力；不能充养患肢，故麻木无力；腰为肾之府，膝为筋之会，肝肾不能充养腰膝故腰膝酸软；肾开窍于耳，肾虚不能上充于耳则耳鸣、耳聋；肾阴不足，不能制阳则见五心烦热、盗汗、舌红、脉细数；肾阳虚不能温煦则见形寒肢冷。

（3）治则：滋补肝肾，舒经活络。

（4）方药：偏阴虚者六味地黄丸加味。熟地黄、山茱萸、山药、白芍、云苓、牡丹皮、泽泻、当归、羌活、桑枝、甘草。

偏阳虚者金匮肾气丸加味。附子、肉桂、熟地黄、山茱萸、白芍、山药、当归、云苓、羌活、甘草、桑枝。

5. 痰湿型

（1）症状：颈部疼痛、沉着困重、活动无力，患肢疼痛，麻木无力，病程较长，缠绵难愈，胸脘满闷，苔白腻、脉弦滑。

（2）病机：痰湿上流于颈部，痹阻经脉，气血运行不通，故颈、上肢疼痛；痰湿性黏滞重着，故颈、臂沉重困乏、缠绵难愈；经络被阻，气血不荣则见麻木无力；痰浊流于胸脘、阻遏气机，故胸脘满闷，苔腻、脉弦滑均为痰浊之象。

（3）治则：健脾化痰，舒筋通络。

（4）方药：导痰汤加味。半夏、天南星、枳实、茯苓、陈皮、白术、桑枝、威灵仙、葛根、生姜、甘草。

（二）眩晕类

1. 肝肾不足型

（1）症状：头晕目眩，头、颈活动诱发或加重，头、颈隐隐作痛，颈痿软无力，患肢可疼痛，麻木无力，腰膝酸软，神疲健忘，耳鸣、耳聋、四肢不温，或五心烦热，舌淡或红、脉沉细或弦细。

（2）病机：肝肾不足、精血亏虚，不能上荣于头故头晕目眩，头颈旋转活动，经络可被堵，精血更难上荣故活动后诱发或加重；精血不足、筋骨失养，故头、颈隐痛、痿软无力，上肢麻木无力；不能充养腰膝则见腰膝酸软；不能上充于脑、耳，则见神疲健忘、耳鸣、耳聋；阴虚不能制阳，可见五心烦热、舌红、脉细；阳虚不能温运，可见四肢不温、舌淡、脉沉。

（3）治则：补肝肾，益精血。

（4）方药：偏于阴虚者左归丸加味。熟地黄、山药、枸杞子、山茱萸、菟丝子、川牛膝、鹿角胶、龟甲胶、葛根。

偏于阳虚者右归丸加味。制附子、肉桂、熟地黄、山药、山茱萸、枸杞子、鹿角胶、菟丝子、杜仲、当归、威灵仙。

2. 气血亏虚型

（1）症状：头晕眼花，头、颈活动诱发或加重，头后、颈部隐痛，患肢疼痛、麻木无力，甚至肌肉萎缩、过劳加重，多伴气短懒言、倦怠乏力、心悸、少眠，面色㿠白，唇甲不华，舌淡、脉细弱。

（2）病机：气血不足、脑失濡养故头晕眼花，头、颈活动可挤压经脉，气血被阻，故诱发或加重；气血不能上荣头颈、臂，故头颈隐痛、患肢麻木无力，甚至肌肉萎缩，劳则气耗，故过劳加重；气血不能上荣于心、脑，故见心悸、少眠、面色㿠白；气虚则气短懒言、倦怠乏力，脉细弱为气血不足之象。

（3）治则：补气养血，健运脾胃。

（4）方药：归脾汤加味。黄芪、白术、茯苓、党参、龙眼肉、白芍、当归、酸枣仁、远志、木香、葛根、甘草。

3. 痰浊上蒙

（1）症状：眩晕、头重如裹，颈旋转等活动时加重，颈部沉重疼痛，可有上肢酸沉痛麻无力，病程较长，缠绵难愈，胸脘痞闷、恶心、呕吐、少食，苔白腻、脉濡滑。

（2）病机：痰浊上蒙清阳，则眩晕头重如裹，颈部旋转等活动加重；清道被阻，则眩晕加重；痰浊阻遏气血不能上荣于颈、上肢，则见颈、臂隐痛、麻木无力；痰浊黏滞，故缠绵难愈；痰浊阻遏胸脘，气机不畅，中阳被困，故胸脘满闷、恶心、呕吐、少食，苔白腻、脉濡滑为痰浊之象。

（3）治则：燥湿化痰，健脾和胃。

（4）方药：半夏白术天麻汤。半夏、白术、天麻、陈皮、远志、茯苓、枳实、生姜、菊花、石菖蒲、葛根。

4. 肝阳上亢

（1）症状：头晕、头痛、耳鸣、失眠、健忘、情绪异常、腰部酸痛、舌红、脉弦等。

（2）病机：多因肝肾阴虚，阴不制阳，以致肝阳升动太过；或因郁怒焦虑，气郁化火，耗伤阴血，阴不制阳而成。肝阳素盛，心肝火旺，肝阴暗耗，风阳上扰，水不涵木，肝阳上亢。

（3）治则：平肝潜阳，滋阴清火。

（4）方药：天麻钩藤饮加减。天麻、钩藤、石决明、杜仲、牛膝、桑寄生、益母草、黄芩、夜交藤、茯苓、栀子。

5. 肾精不足

（1）症状：头晕而空，精神萎靡，失眠多梦，健忘，腰膝酸软，齿摇耳鸣，或有遗精滑泄，发枯脱落，颧红形瘦，咽干，舌淡嫩，苔白，脉细弱。

（2）病机：肾为先天之本，藏精生髓，脑为髓海，肾精亏则髓海不足，上下俱虚，故头晕而空；脑为元神之府，髓海空虚则精神萎靡，失眠健忘；腰为肾之府，肾虚则腰膝酸软，肾开窍于耳故耳鸣，偏阴虚则形瘦咽干，偏阳虚则形寒肢冷，舌嫩红脉细为肾虚之象。

（3）治则：补肾填精，充养脑髓。

（4）方药：河车大造丸加减。紫河车、龟甲、黄柏、杜仲、怀牛膝、天门冬、生地、麦冬、党参、茯苓。

6. 痰瘀阻窍

（1）症状：眩晕而头重昏蒙，神疲气短，伴胸闷恶心，肢体麻木或刺痛，唇甲发绀，肌肤甲错或皮肤如蚁行状，或头痛，舌质暗有瘀斑，苔薄白，脉滑或涩。

（2）病机：饮食伤脾，脾失健运则湿聚生痰，痰阻则气滞，气滞则血瘀，痰湿中阻则清阳不升，浊阴不降，加之瘀血阻窍故头晕、头重昏蒙。痰浊中阻，气机不利故胸闷恶心，唇甲发绀，肌肤甲错为血瘀之征，舌有瘀斑脉滑为痰瘀阻窍之象。

（3）治法：活血化痰，通络开窍。

（4）方药：涤痰汤和通窍活血汤。胆南星、枳壳、茯苓、川连、水蛭、陈皮、石菖蒲、竹茹、红花、丹参、麝香（冲服，或白芷代）、石决明、赤芍、桃仁、川芎、菊花、牛膝、葱、姜、大枣。

（三）痿证类

1. 肝肾亏损型

（1）症状：单侧或双侧下肢麻木、发沉、步态不稳、行走困难、双足有踩棉花感，可向上发展而出现单侧或双侧上肢麻木、无力，四肢可痿软瘦削，颈部强硬、活动不利，痿软无力，可伴腰膝酸软、耳鸣耳聋、头目眩晕、遗精早泄，尿频，大便乏力，舌红少苔或舌淡，脉细数或沉细无力。

（2）病机：肝肾亏损、精血不足，筋骨无以充养则肢体痿软无力、麻木、瘦削、活动困难，不能充养腰膝则腰膝酸软；不能上充于耳则耳鸣、耳聋；不能上荣于脑，则头晕目眩；肾虚不能控制精关，则遗精早泄；不能控制二便，则见尿频、大便乏力，舌红少苔，脉细数为肝肾阴虚之象，舌淡，脉沉细无力为肾阳虚之象。

（3）治则：滋补肝肾，强筋壮骨。

（4）方药：虎潜丸加味。黄柏、龟甲、知母、熟地黄、白芍、锁阳、干姜、当归、牛膝、鹿角胶、陈皮。

2. 湿热郁滞型

（1）症状：起病缓慢，逐渐出现肢体困重，单足或双足痿软，或微肿而热，恶热喜凉，麻木无力，行走困难，步态不稳，可向上发展，小腿，甚至上肢也可出现痿软麻木无力，颈部酸痛，胸脘痞闷，小便短赤、大便溏泄，舌质红，苔黄腻，脉濡数。

（2）病机：湿热下注、浸淫筋脉、阻遏气血，则两足痿软，微肿而热，恶热喜凉；湿热较重，可向上浸淫，则可见四肢麻木无力，下肢行走困难、步态不稳；湿热上注于颈，则颈部酸痛；湿热阻于胸脘，则见胸脘满闷；湿热流注膀胱，则见小便短赤不尽，甚至排尿困难；湿热下注大肠则大便溏泄不爽，苔黄腻、脉濡数均为湿热之象。

（3）治则：清热利湿，通利经脉。

（4）方药：二妙散加味。黄柏、苍术、防己、粉草薢、龟甲、车前子、薏苡仁、牛膝。

3. 气滞血瘀型

（1）症状：一侧或两侧下肢痿软无力，先从足开始，逐渐向上发展，走路困难、步态不稳，甚至上肢也出现痿软麻木无力，颈部疼痛、痛处固定不移、拒按，皮肤枯燥无泽，甚至肌肤甲错，舌质紫暗，或有瘀斑瘀点，脉弦细或细涩。

（2）病机：气滞血瘀、瘀血内阻，新血则不达，筋脉肌肉失养，则痿软无力；足为体末，故先从足开始，步态不稳、行走困难；瘀血内阻于颈，则见颈部疼痛、拒按；瘀血内停，肌肤失养则见皮肤枯燥无华、肌肤甲错，舌质紫暗、有瘀斑瘀点，均为内有瘀血之象，偏于血瘀者脉细涩，偏于气滞者脉弦细。

（3）治则：活血化瘀，舒筋活络。

（4）方药：身痛逐瘀汤加减。川芎、桃仁、红花、羌活、没药、当归、五灵脂、香附、牛膝、地龙、秦艽、葛根、甘草。

痿证类症状可单独出现，也可夹杂出现，治疗时，可综合考虑，适当兼顾。痿证类一般病情较重，有的可致瘫痪，甚则影响生命。对于较重者，可首选手术治疗，中药可作为辅助疗法，或手术后后遗症的治疗。痿证类临床上多与痹证类、眩晕类合并出现，亦须综合治疗，选方用药。

少数颈椎病患者，以影响交感神经为主，临床表现多样，甚至没有颈部症状，有的以头痛为主，有的以耳鸣、耳聋为主，有的以视物昏花为主，有的以咽部异物感为主，有的以心悸、心痛为主，有的以胃痛为主，有的以哮喘为主，有的以高血压为主，由于病例较少，临证中，可参考有关病证辨证治疗，在此不再详述。

二、中成药治疗

中医对颈椎病的认识与西医大不相同。颈椎病属于中医"痹证"范畴，认为身处异常的外部环境，或自己对身体的使用和管理不当是颈椎病发病的根本因素。中医治疗颈椎病的特点是，不仅仅将颈椎病的认识着眼于局部的、互不关联的症状表现上，而是依据整体观念，把全身脏腑、经络、气血作为一个紧密联系的整体，将内在脏腑的功能与颈部筋骨、肌肉、关节的功能有机结合，注重两者之间在发病方面的相互影响，在治疗方面的互相促进作用。比如，表现为颈、肩、臂部疼痛的，视为感受风、寒、湿邪侵袭所致的痹证；具有头痛、眩晕、耳鸣等表现的，则认为与痰浊、肝风或虚损有关；表现为手臂麻木无力、感觉异常的，则认为是气血不和、经络不通所致。在辨证施治时，分为风寒湿痹、经络受阻、肝肾不足、气血虚弱、痰湿困阻及外伤血瘀等证型。在中医药悠久的发展历程中，积累了大量卓有成效的中成药组方，其特点是药性温和，安全有效，服用方便，便于储存携带。中成药的给药方法丰富多彩，有内服、有外用、有贴敷、有熏洗，剂型有丸散膏丹，还有应用现代工艺开发出来的胶囊剂和注射剂，提高了中成药的疗效，扩大了应用范围。但无论怎样，中成药治疗颈椎病，仍然要以中医理论基础为依据，分类型进行辨证论治。总的来说，以温补肝肾、养血益精为主，祛风胜湿、活血通络为辅。以下介绍一些临床常用来治疗颈椎病的中成药。

1. 舒筋通络颗粒

【功能主治】

补肝益肾，活血舒筋。

【适应证】

用于颈椎病属于肝肾阴虚、气滞血瘀证，症见头晕、头痛、胀痛或刺痛，耳聋、耳鸣，颈项僵直，颈、肩、背疼痛，肢体麻木，倦怠乏力，腰膝酸软，口唇色暗，舌质暗红或有瘀斑。

【主要成分】

骨碎补、牛膝、川芎、天麻、黄芪、威灵仙、地龙、葛根、乳香。

【规格】

每袋装12g。

【用法用量】

开水冲服。1袋/次，3次/d。疗程1个月。

【不良反应】

个别患者服药后出现口干、口苦等症状，偶见胃部不适，轻度恶心及腹胀、腹泻。

【禁忌】

孕妇禁用。

【注意事项】

（1）有胃部疾病者或出血倾向者慎用，或遵医嘱。

（2）本品服用后偶见胃部不适，轻度恶心及腹胀、腹泻等症状，停药后自行消失。

2. 颈舒颗粒

【主要成分】

三七、当归、川芎、红花、天麻、肉桂、人工牛黄。

【功能主治】

活血化瘀，温经通窍止痛。

【适应证】

适用于神经根型颈椎病瘀血阻络证，症见颈肩部僵硬、疼痛，患侧上肢窜痛等。

【规格】

每袋装6g。

【用法用量】

温开水冲服，6g（1袋）/次，3次/d。疗程1个月。

【不良反应】

偶见轻度恶心。

【禁忌】

孕妇忌用。

【注意事项】

（1）忌生冷、油腻食物。

（2）有高血压、心脏病、肝病、糖尿病、肾病等慢性病严重者应在医师指导下服用。

（3）儿童、经期及哺乳期妇女、年老体弱者应在医师指导下服用。

（4）服药7d症状无缓解，应去医院就诊。

（5）对本品过敏者禁用，过敏体质者慎用。

（6）本品性状发生改变时禁止使用。

（7）儿童必须在成人监护下使用。

（8）请将本品放在儿童不能接触的地方。

（9）如正在使用其他药品，使用本品前请咨询医师或药师。

3. 颈复康颗粒

【主要成分】

黄芪、党参、川芎、白芍、桃仁、生地黄、红花、地龙、葛根、穿山甲、威灵仙、丹参、王不留行、羌活、秦艽、乳香、没药、生石决明等。

【功能主治】

活血通络，散风止痛。

【适应证】

用于颈椎病引起的脑供血不足，头晕，颈项僵硬，肩背酸痛，手臂麻木等症。

【规格】

每袋装5g。

【用法用量】

服法：60℃以下温开水冲服，1~2袋/次，2次/d。饭后服用为宜，少量黄酒为引，效果更佳。15d为1个疗程，总疗程为一个半月。

【注意事项】

孕妇忌服本品，经期停药。消化性溃疡、肾性高血压等患者慎用。如有外感发热、咽痛，暂停服用，服药后如有恶心、出汗过多等症状可减少剂量或停药。脾胃虚弱者慎服，肾性高血压者慎服。

4. 龙血竭胶囊（症状偏于疼痛为主可选用）

【主要成分】

龙血竭300g，淀粉36g，羧甲基淀粉钠6g，乳糖6g，制成1000粒。

【功能主治】

活血散瘀，定痛舒络，敛疮生肌。

【适应证】

用于跌打损伤，瘀血作痛。

【规格】

每袋装0.3g。

【用法用量】

口服，4~6粒/次，3次/d。

【注意事项】

如偏于畏寒喜暖，可辅以祖师麻片共同内服治疗。亦可配以伤湿祛痛膏、狗皮膏外贴治疗。

【禁忌】

孕妇禁用。

5. 壮骨伸筋胶囊

【主要成分】

淫羊藿、熟地黄、鹿衔草、骨碎补（炙）、肉苁蓉、鸡血藤、红参、狗脊、茯苓、威灵仙、葛根、延胡索（醋制）、山楂、洋金花。

【功能主治】

补益肝肾，强筋壮骨，活血止痛。

【适应证】

用于肝脏两虚，寒湿阻络所致的神经根型颈椎病，症见肩臂疼痛，麻木活动障碍。

【规格】

每袋装0.3g。

【用法用量】

口服，6粒/次，3次/d，4周为1个疗程。

【不良反应】

有报道视力损害、急性尿潴留的个例。

【禁忌】

关节红肿热痛者禁用，不可久服，高血压、心脏病、青光眼患者禁用。孕妇忌用。

【注意事项】

本品含洋金花，不宜超量服用。高血压、心脏病慎用。

6. 根痛平片

【主要成分】

牛膝、白芍、葛根、桃仁（去皮）、红花、续断、没药（醋炙）、乳香（醋制）、狗脊（砂烫去毛）、伸筋草、地黄、甘草等。

【功能主治】

舒筋活血，通络止痛。

【适应证】

用于风寒阻络所致颈椎病。症见肩颈疼痛，活动受限，上肢麻木等。

【规格】

每片0.3g。

【用法用量】

口服，5片/次，3次/d。

【不良反应】

未见报道。

【禁忌】

严重肝肾功能不良者忌用，胃溃疡、十二指肠溃疡、急性胃炎、胃出血患者忌用，孕妇忌用。

7. 丹七片

【主要成分】

丹参、三七。

【功能主治】

活血化瘀，通脉止痛。

【适应证】

用于血瘀气滞，心胸痹痛，眩晕头痛，经期腹痛。

【规格】

糖衣片，片心重 0.3g。

【用法用量】

口服，3~5 片/次，3 次/d。

【不良反应】

未见报道。

【禁忌】

孕妇慎服。

8. 全天麻胶囊

【主要成分】

天麻。

【功能主治】

平肝息风。用于肝风上扰所致的眩晕、头痛、肢体麻木。

【规格】

每粒装 0.5g。

【用法用量】

口服，2~6 粒/次，3 次/d。

【不良反应】

未见报道。

【禁忌】

对本品过敏者禁用，过敏体质者慎用。

9. 木瓜丸

【主要成分】

木瓜 80g，当归 80g，川芎 80g，白芷 80g，威灵仙 80g，狗脊（制）40g，牛膝 160g，鸡血藤 40g，海风藤 80g，人参 40g，制川乌 40g，制草乌 40g。

【功能主治】

祛风散寒，除湿通络。

【适应证】

用于风寒湿痹，四肢麻木，周身疼痛，腰膝无力，步履艰难。

【规格】

每粒袋 0.2g。

【用法用量】

口服，30 丸/次，2 次/d。

【禁忌】

热痹实证者禁用，孕妇禁用。

10. 强力天麻杜仲胶囊

【主要成分】

天麻、杜仲、牛膝、当归、羌活、独活、生地黄等。

【功能主治】

祛风活血，舒筋止痛。用于中风引起的筋脉掣痛、四肢麻木、行走不便、腰腿酸痛、头痛、头昏等。

【用法用量】

胶囊剂：60 粒/盒，口服，5 粒/次，1~2 次/d。辅以活血药如独一味胶囊、小活络丸内服治疗。

【不良反应】

尚不明确。

【禁忌】

尚不明确。

【注意事项】

本品含制草乌、制附子。

11. 眩晕宁颗粒

【主要成分】

泽泻、白术、茯苓、陈皮、半夏（制）、女贞子、墨旱莲、菊花、牛膝、甘草。

【功能主治】

健脾利湿，益肝补肾。用于痰湿中阻、肝肾不足引起的眩晕症，症见头晕目眩，头痛头昏，胸闷恶心，腰膝酸软，口苦。

【规格】

每袋装 8g。

【用法用量】

开水冲服，8g/次，3~4 次/d。

【不良反应】

未见报道。

【禁忌】

孕妇禁用，外感者及糖尿病患者禁服。

12. 通天口服液

【主要成分】

川芎、赤芍、天麻、羌活、白芷、细辛、菊花、薄荷、防风、茶叶、甘草。

【功能主治】

活血化瘀，祛风止痛。用于瘀血阻滞、风邪上扰所致的偏头痛，症见头部胀痛或刺痛、痛有定处、反复发作、头晕目眩，或恶心呕吐、恶风。

【规格】

每 1mL 相当于饮片 0.53g。

【用法用量】

口服。第 1d 服法：分即刻、服药 1h 后、服药 2h 后、服药 4h 后各服 10mL，以后每 6h 服 10mL。第 2d、第 3d 服法：10mL/次，3 次/d，3d 为 1 个疗程。

【不良反应】

偶有胃部不适，头胀，妇女月经量多。

【禁忌】

出血性脑血管病、阴虚阳亢患者和孕妇禁服。

第三节　长安朱氏骨伤流派特色用药

陕西省中医药研究院陕西省中医医院骨伤科，成立于1956年，由著名中医骨伤名家朱兴恭先生成立，科室有许多朱兴恭先生家传名方，现在一直应用，后不断地发展，由陕西省中医药管理局批准为长安医学朱氏骨伤流派传承项目，现将我们常用的成方介绍如下。

1. 热敷药

【主要成分】

花椒、生川乌、生草乌、皂角、生半夏、透骨草、白附子、羌活、独活、艾叶、甘松、木通、木贼、天花粉、地骨皮、栀子、红丹、狼毒、硫黄、红花、蛇床子、枯矾、皂矾、白鲜皮、料姜石。

【功能主治】

消肿止痛，追风透骨，散寒祛湿。用于关节脱位复位前，筋骨闪挫，风湿骨痛，慢性腰痛等疼痛经久不消者。

【用法用量】

外用：

（1）浸洗：适用于手足、前臂、小腿等部位。将药物置于适宜容器中，加适量水煎煮30min，取出药袋，待药液温度适宜时，浸洗或浸泡手足部位。30~60min/次，2次/d。

（2）温热敷：适用于颈、背、腰、腿等部位。第一次用药时，将药物装于细密纱布或无纺布内，并用水浸透，置于适宜容器内蒸30min，取出药袋。用毛巾包住热敷或待药袋温度适宜时，敷于患处（亦可在药袋外用热水袋保温，以达到热敷时间延长的目的）。30~60min/次，1~2次/d。以后使用时直接将药袋置于适宜容器上蒸热即可，每袋药可以连续使用3~5d。

【不良反应】

本品初敷后个别患者有皮肤瘙痒感觉，继续使用多数患者会自行消退，若症状未见缓解，停止用药；个别患者有皮肤过敏反应，应停止用药或就诊。

【禁忌】

对上述药物有过敏史的禁用，孕妇及婴幼儿以及用药部位皮肤破损者禁用。

【注意事项】

本品有毒，不可内服。用药时应控制好温度以免皮肤烫伤，不要用食用容器蒸煮该药。

【贮藏】

干燥密封。

2. 展筋丹

【主要成分】

螃蟹、土鳖虫、制乳香、制没药、全蝎、红花、三七、鹿茸。

【性状】

本品为棕色或棕褐色水丸，气特异，味苦、微腥、咸。

【功能主治】

舒筋通络，祛瘀止痛。用于瘀血阻滞，筋脉挛急等引起的骨、关节及肌肉的各种急慢性损伤、疼痛及活动不力等。

【规格】

每瓶装34g。

【用法用量】

口服。2.4~3g（35~45丸）/次，2次/d。

【不良反应】

尚不明确。

【禁忌】

尚不明确。

【注意事项】

服药期间忌食生、冷、刺激性食物及牛、羊、鸡肉，有破伤者，忌食黄豆芽。孕妇禁服。

【贮藏】

密封。

【包装】

药用塑料瓶，34g/瓶。

3. 接骨丹

【主要成分】

鹿茸、三七、续断、牛膝、杜仲、制没药、制乳香、制马钱子、麻黄。

【性状】

本品为棕色或棕褐色水丸，气特异，味苦、微腥、咸。

【功能主治】

强筋壮骨，活血化瘀，止痛。用于跌打损伤、筋骨疼痛、手足麻木、腰酸背痛、筋肉闪挫、扭伤等。

【规格】

每瓶装27g。

【用法用量】

口服。1.8~2.4g（30~40丸）/次，2次/d。

【不良反应】

尚不明确。

【禁忌】

尚不明确。

【注意事项】

孕妇慎用。

【贮藏】

密封。

4. 骨刺丸

【主要成分】

骨碎补、熟地黄、肉苁蓉、鸡血藤、川芎、制乳香、制没药、三七、制马钱子。

【性状】

本品为棕褐色大蜜丸，气微苦，微甜、微麻舌。

【功能主治】

补肾活血，散结止痛。用于肾气不足，瘀血阻滞等引起的骨、关节及肌肉的各种急慢性疼痛、肿胀等。

【规格】

每丸重6g。

【用法用量】

口服。1丸/次，2次/d。

【不良反应】

尚不明确。

【禁忌】

尚不明确。

【注意事项】

切勿整丸吞服，如合并有外感、发热、月经来潮时暂停，孕妇禁服。

【贮藏】

密封。

【包装】

10丸/盒。

5. 定痛膏

【主要成分】

当归、川芎、赤芍、羌活、独活、细辛、木香、香附、娑罗子、生川乌、生草乌、肉桂、干姜、南星、延胡索、伸筋草、透骨草、白花蛇舌草、蛇床子、苦参、栀子、黄柏、虎杖、三七、续断、牛膝、杜仲、制没药、制乳香、制马钱子、麻黄、花椒、威灵仙、大黄、天花粉、乌梅。

【性状】

本品为无纺布背衬层、凝胶以及中药膏剂基质组成。

【功能主治】

活血化瘀，止痛消肿，温经通络。用于各种急慢性疼痛，跌打损伤，筋骨疼痛，手足麻木，腰酸背痛，筋肉闪挫，扭伤等。

【规格】

80mm×100mm。

【用法用量】

外用首次外贴一般观察 3~6h，无皮肤反应可贴 24h，同一部位两次贴药应间隔 0.5h 以上。

【不良反应】

个别病人有皮肤过敏现象。

【禁忌】

感染类及皮肤有破损禁用。

【注意事项】

孕妇慎用。

【贮藏】

密封。

6. 定痛消肿膏

【主要成分】

白芷、细辛、栀子、大黄、娑罗子、虎杖、黄柏、南星。

【性状】

粉末发酵调制膏剂。

【功能主治】

活血化瘀，消肿止痛。用于跌打损伤，筋骨肿痛，腰酸背痛，筋肉闪挫，扭伤等。

【规格】

每盒装 30g。

【用法用量】

外用涂抹于特制无纺布限制贴内。

【不良反应】

部分会有皮肤过敏现象。

【禁忌】

尚不明确。

【注意事项】

孕妇慎用。

【贮藏】

密封。

7. 复原活血膏

【主要成分】

葛根、柴胡、当归、红花、花椒、桃仁、白芍、三七、血竭、生草乌、生南星、生大黄、麻黄、五灵脂、虎杖、木香。

【性状】

硬膏制剂。

【功能主治】

温经通络，活血止痛。用于筋骨疼痛，手足麻木，腰酸背痛，筋肉闪挫，扭伤等。

【规格】

100mm×100mm 白布上涂抹直径 60mm 的无铅硬膏。

【用法用量】

贴于干燥患处皮肤，一次可贴 24h。

【不良反应】

极个别有皮肤过敏。

【禁忌】

皮肤破损禁用。

【注意事项】

孕妇慎用。

【贮藏】

密封。

第四节　颈椎病的分型辨证用药经验介绍

随着社会的发展，经济的全面提升，且伴随着工作性质的变化，体力劳动人群的减少及相对应的脑力人群的增加，长期的伏案工作带来了新的问题——颈椎病。颈椎病是以颈椎退行性改变为病理基础的常见病、多发病，以其高发病率受到越来越多的关注。临床上西医根据颈椎病表现的多样化以及相应病理特点将颈椎病分为椎动脉型、脊髓型、交感神经型、神经根型、颈型颈椎病等。在中医学方面，自古就有对颈椎病的论述，虽然没有明确的颈椎病名及病源的描述，但主要散见于头晕、痹证、颈肩痛等病名之下。在《金匮要略方论》中曾指出："人年五十六，其病脉大者，痹挟脊行……皆因劳而得之。"除此之外，祖国传统医学在防治颈椎病方面也取得了一定的成果。现就目前中医中药治疗手段在颈椎病运用方面作一综述，以期能为临床医生提供有益的参考建议。

一、椎动脉型颈椎病

（1）洪国灿、顾凌、胡维认为补益、祛风湿、活血化瘀等类别药物是治疗椎动脉型颈椎病方剂的主要组成药物。大多的内服方剂虽名称各异，但多为半夏白术天麻汤、补阳还五汤、天麻钩藤饮等代表方剂加减化裁而成。椎动脉型颈椎病属于中医眩晕和痹证范畴，中医认为本症由积劳伤颈，感受外邪，内损肝肾，风、痰、瘀使清窍被蒙和失养所致。《灵枢·卫气》云"上虚则眩"，气虚清阳不展，血虚脑失所养；《素问·至真要大论》云"诸风掉眩，皆属于肝"，肝肾不足，阴不制阳，肝阳上亢；食劳倦伤脾，聚湿生痰，痰浊中阻或上扰清窍；跌扑损伤，久病血瘀，瘀血阻窍，气血不通，脑络闭阻，脑失所养等，是本病发生的关键所在。在治疗椎动脉型颈椎病方面或从气血治，或从肝治，或从肾治，或从痰瘀治，在治法上有补肾、平肝、补益气血、活血化瘀、豁痰祛瘀等。

半夏白术天麻汤源自《医学心悟》，原治风痰眩晕。方中以半夏燥湿化痰，降逆止呕，以天麻化痰息风，而止头痛，两者合用，为治风痰眩晕头痛之要药。以白术为臣，健脾燥湿，与半夏、天麻配伍，祛湿化痰、止眩之功益佳。佐以茯苓健脾渗湿，与白术相合，尤能治痰之本；橘皮理气化痰；生姜可调和脾胃。现代药理研究表明半夏具有降低全血黏度，明显抑制红细胞聚集和提高红细胞变形能力的作用；白术有抗氧化和抗凝血作用；天麻主要成分天麻素具有改善脑循环、解痉、扩张脑血管的作用。

补阳还五汤是清代名医王清任《医林改错》中的名方，功能补气、活血、通络。方中重用黄芪以大补元气，取气旺血行之义，故为君药；当归活血通络，补血养血；川芎、赤芍、桃仁、红花活血祛瘀。诸药合用，使气旺血行，祛瘀通络。现代药理研究表明，黄芪能够改善微循环，改善血液流变，并具有增强机体抗氧化、提高机体抗脂质过氧化及清除氧自由基作用，能抑制血栓形成及降低血小板的黏附率；桃仁、红花、当归、川芎、赤芍具有抑制血小板聚集及抗凝作用，改善血流瘀滞，恢复正常的血液供应。补阳还五汤加减可使椎基底动脉缺血减轻，改善椎动脉（VA）及基底动脉（BA）的缺血，从而使患者的眩晕等临床症状好转或消失。

天麻钩藤饮出自胡光慈编著的《中医内科杂病证治新义》，本方具有平肝息风、清热安神、补益肝肾之功效。主治肝阳上亢、肝风内动之证。现代药理研究表明，天麻钩藤饮中有多味中药可直接扩血管、镇静、镇痛。其中钩藤具有扩张血管、镇静、降压、增加血液流速并降低血管阻力的作用；天麻具有改善血液流变学指标，促进细胞能量代谢，增强抗损伤能力，拮抗兴奋性氨基酸神经毒性及维持细胞膜稳定性的作用。

(2) 齐兵献、樊成虎提到：治疗椎动脉型颈椎病的中药范围极广，尤以补益药、活血化瘀药、解表药、祛风湿药、平肝息风药运用最多，占总体用药的 84.75%。由此可以反证本病的病因病机总体属于正虚邪实，正虚以肝肾亏虚，气血虚弱为主，这与中医历来对椎动脉型颈椎病病因病机的认识基本相符。肝乃风木之脏，其性主升主动；肾主骨生髓，脑为髓海，肾精亏虚，髓海失充；或肝肾阴亏，水不涵木，阴不维阳，阳亢于上，亦可发为本病。《河间六书》曰："诸风掉眩，皆属肝木。"即是说肝主藏血，为风木之脏，肝阴耗伤，肝木失养，虚风内动上扰清窍则眩晕。气虚则清阳不振，清气不升，血虚则脑失所养，故见头晕目眩。张景岳曰：因虚致眩，无虚不能作眩。"眩晕一证，虚者居其八九，而兼火兼痰者，不过十中一二耳。"本病标实为风、火、痰以及瘀血阻滞，同时劳损、外伤等亦是发病的重要因素。而不论是外邪、劳损还是外伤瘀血，其最终都将导致气血运行不畅、经脉失养出现眩晕伴有恶心、呕吐等而发为本病。丹溪则曰："无痰不作眩。"认为痰湿中阻，清阳不升，浊阴不降，引起眩晕。明代虞抟提出"血瘀致眩"论点。脾主升清，脾气亏虚，则清阳不升，气血运行无力，"气行则血行，气滞则血瘀"，从而导致瘀血阻滞而发本病。

二、脊髓型颈椎病

(1) 杨峰、谭明生、移平等对脊髓型颈椎病患者行椎管减压（前路／后路）术后患者采用补阳还五汤口服，结果发现，CSM 术后应用中药调理，患者脊髓功能改善较单纯手术患者更为明显，减压手术配合中药活血祛瘀、温阳通络、补益肝肾能够达到较单纯手术治疗更佳的治疗效果。乔若飞等将补阳还五汤应用于脊髓损伤造模后的大鼠，发现补阳还五汤能促进大鼠脊髓损伤节段 HIF-1α、VEGF 表达，改善局部缺血缺氧环境，减轻因脊髓损伤缺血缺氧时对脊髓造成的损伤，从而促进神经功能恢复。

(2) 姜宏教授提出"益气逐瘀方"，方中生黄芪为君药，取其升提中气的功效，放入方中可达到祛瘀不伤正的作用。现代药理学研究表明，黄芪有强化免疫系统、改善血液流变学等方面的作用，有利于促进椎间盘重吸收。当归为臣药，具有活血功效，有利于改善椎间盘血供；川芎为血中之气药，有行气活血止痛功效，现代研究发现其具有改善血管功能、镇痛镇静、保护神经细胞功效；白芥子长于温化寒痰，利气散结，善驱皮里膜外之痰，为臣药。防己祛风除湿、利水消肿；威灵仙在本方中的作用有二：其一，此药软坚散结消骨鲠，取象比类，对突出的髓核也应具有"消融"作用；其二，其辛散走窜之性又可引诸药入络，具有一定的镇痛作用；地龙助白芥子化痰散结通络。以上药物均为佐药。风寒湿者加桂枝、细辛、秦艽以散寒除湿；气滞血瘀者加枳壳、陈皮增强理气功效；痰湿阻络者加法半夏、生薏苡仁等化痰除湿；肝肾不足者加杜仲、桑寄生以补肝肾、强筋骨；气血亏虚者加白术、熟地黄补益气血。诸药合用，使外邪得除，水湿得行，痰瘀得消，气血运行通畅，通则不痛，诸症可愈。

三、交感神经型颈椎病

赵波、曾芙蓉、郭珀宏提到半夏白术天麻汤辨证加味辅助治疗交感神经型颈椎病患者的效果良好，能够显著控制临床症状，改善自主神经功能。中医学理论中，并无交感神经型颈椎病这一病名，但是根据其中医证候可以归属于"眩晕""掉眩"范畴，其中医病因包括阴虚水盛、髓海失养、阴盛阳虚，以致阳气为外浮，出现头晕目眩之症，因此针对此类患者应以燥湿化痰、滋阴潜阳为根本原则。现代中医学研究认为，交感神经型颈椎病为本虚标实之症，本虚为气血不足，标实为痰涎风火，半夏白术天麻汤能够平肝息风、燥湿化痰，功效显著。半夏白术天麻汤中半夏可降逆和胃，燥湿化痰，天麻可平肝潜阳，以息肝风，二者共为君药；茯苓可健脾利湿，除痰消脾；陈皮可理气化痰；生姜和大枣均具有调和营卫的功效；甘草司调和之职。全方共用，则可达息风平肝、燥湿化痰之效，眩晕自愈。现代药理研究表明，天麻中的有效成分在交感神经型颈椎病患者中应用能够降低脑血管的阻力，增加血流量，对于控制临床症状具有重要的作用；茯苓中的有效成分具有较强的抗炎作用，并且还可营养神经，增强自主神经功能。

四、神经根型颈椎病

（1）孙楠楠提到：神经根型颈椎病属中医"痹证"范畴。为风寒湿邪阻滞经络所致。治当活络止痛，温经散寒。葛根汤方中葛根解痉止痛，桂枝温通经脉、调和营卫，麻黄发汗解表、祛风散寒，白芍柔肝止痛，甘草、生姜、大枣健脾和胃。诸药合用，共奏解痉止痛、温经通络之效。药理研究证实，葛根含有多种异黄酮成分，可促进局部血管内血流量的增加，同时还可舒展平滑肌，延缓椎间盘退变。

（2）刘沛霖提到：神经根型颈椎病的发生多因先天禀赋不足、气血亏虚，兼以风寒湿邪侵袭，客于颈肩部经络，经络痹阻，不通则痛；而痹病日久，瘀血入络，与风湿相搏，内成瘀阻，闭塞经络，进而引起颈项僵硬、关节畸形；风湿阻络，气血亏虚，清阳不升，髓海失养，则见头晕、头痛；而气血不足，筋脉失于荣养，发为肩背酸痛、手臂麻木。《济生方·痹》云："皆因体虚，腠理空疏，受风寒湿气而成痹也。"而《素问·痹论》则曰："风寒湿三气杂至，合而为痹也。"故中医治疗该病当以活血益气、通络除痹为主。本研究所用活血通络中药组方中党参益气健脾，当归养血活血，鸡血藤舒筋活络，秦艽祛风利湿，威灵仙祛湿通络，羌活散寒祛风，防风胜湿止痛，桃仁活血化瘀，红花祛瘀散结，细辛解表散寒，桂枝温经通络，白芍养血止痛，川牛膝散瘀消肿，延胡索行气活血，地龙止痉通络，杜仲补肾强筋，而诸药合用则共奏活气血、通痹络之功效。现代药理学研究证实，芍药可有效扩张局部组织血管，加速病变区域血液循环，并有助于缓解神经根缺氧缺血状态；花椒酰胺则能够通过上调 TGF-β1 和下调 MMP-3 水平，维持椎间盘细胞外基质合成和降解平衡，进而达到延缓椎间盘退变的作用；而威灵仙则具有促进椎间盘突出吸收的作用，在刺激血管内皮细胞增殖和再生神经血管生长方面效果确切。

五、颈型颈椎病

（1）覃仕化、陈伟认为颈椎病的发生与肾气虚衰、劳损、风寒湿邪等有关。颈背部是太阳经行之处，若太阳经脉受到寒邪侵犯，则寒主凝滞收引，气血不畅，患者筋脉肌肉拘急。桂枝加葛根汤的主要药物为大枣、甘草、生姜、芍药、麻黄、桂枝、葛根等。其中葛根为君药，具有生津舒筋、升阳解肌的作用；桂枝性温，味辛甘，可温通太阳经脉，解肌回阳、振奋气血，是治疗风湿痹痛的主要药物，且可达到镇痛消炎的作用，促进脑冠循环增加，且可清热解痉。葛根与桂枝联合应用，可缓解气血阻滞所致的颈项疼痛，发挥舒挛通络、解肌缓急的作用。麻黄属臣药，可发汗利表、祛风散寒，对颈部拘挛有缓解作用；白芍能够柔肝止痛，与炙甘草联合应用，能够滋阴化津；大枣、生姜可健脾和胃。诸药联合应用，可起到舒经止痛、化瘀通痹的作用。现代研究显示桂枝加葛根汤，能够对局部和全身血流灌注改善，发挥降压、消炎、镇痛的作用，且可促进软组织肌肉的营养，更好地改善神经压迫症状。

（2）王婧提到葛根汤方中葛根解肌退热、生津透疹，生地黄清热凉血，麻黄发汗散寒，桂枝发表解肌，白芍补血止痛，生姜散寒解表，甘草缓急定痛，大枣补中益气，羌活胜湿止痛。诸药配伍，可达温经活血、通络止痛之效。另加延胡索活血止痛，威灵仙通络止痛，防风祛风除湿，荆芥发表散风。药理研究证实，葛根能解除肌肉痉挛，生地黄能提高免疫功能，麻黄能增加汗腺分泌，桂枝能解热、镇痛，白芍能解痉、镇痛，生姜能解热、镇痛，甘草能调节机体免疫、抗脑缺血，大枣能增强肌力、抗疲劳，羌活能解热、镇痛、抗炎，延胡索、威灵仙镇痛，荆芥、防风解热降温。

（3）黄子亮、罗湘艳、黄海珍认为颈椎病属于"痹证"范畴，在《黄帝内经》中就对颈椎病进行了描述。中医认为风寒湿邪致颈部筋骨局部气血失和，日久瘀血痰湿痹阻，或低头久坐，而致足太阳经经气不行，不通则痛。按照中医辨证可将颈椎病分为风寒阻络型、气滞血瘀型、风寒湿型、气血亏虚型、肝肾不足型，其中以风寒阻络型最常见，因此治疗应以祛风散寒为主。羌活胜湿汤加减出自《内外伤辨惑论》，具有祛风胜湿，解肌发表之功效，由羌活、独活、葛根、藁本、川芎、防风、蔓荆子、甘草等药物组成。其中羌活、独活为君药，具有散寒除湿之功效，两药合奏药效更强；防风为臣药，具有祛风胜湿之功效；葛根、藁本、川芎、蔓荆子为佐药，具有解表退热、祛风散寒、止痛、活血之功效；甘草为使药，具有调和诸药之功效。有大量的研究证实，羌活胜湿汤具有显著的抗炎、镇痛作用，不仅仅限于治疗寒湿在表的病证，对风寒侵入人体全身所形成的病证均有较好的疗效。现代药理学研究表明，方中葛根具有改善心脑血管循环、降血脂、降血糖等作用，对改善头晕、头痛、颈部僵硬、肢体麻木等症状有一定的效果。

第五章　物理疗法（附温热疗法）

物理疗法是利用各种物理因素（如力、声、热、电、光、磁、气体、水、机械等）作用于人体，达到保健、预防和治疗疾病的目的。物理疗法又称物理因子治疗，简称理疗，具有效果好、简单易行和安全可靠等特点。

一、作用机理

（1）可使炎症吸收及消散。故可消除软组织及神经根的炎症及水肿。

（2）改善血液循环。几乎各种物理疗法均可引起机体组织发生充血，充血改善了局部营养，增强了网状内皮系统功能，有消炎、止痛作用。肩关节周围炎病人肩部的肌肉、韧带、关节囊组织往往有变性、粘连。血液循环改善后可促进粘连吸收，使变性组织恢复弹性。对颈椎病，则可改善脊髓神经根及颈部软组织的血液供应和营养。

（3）缓解肌肉痉挛和镇痛。物理治疗的温热作用对肌肉痉挛引起的疼痛有解痉镇痛作用。由于充血，局部贫血消失，引起疼痛的微小动脉痉挛亦消失，感觉神经的过敏状态亦可因血运的增加而消除，这些都有利于疼痛的缓解。

（4）兴奋作用。理疗可兴奋神经系统及肌肉组织。故适用于肌肉萎缩及神经麻痹及皮肤感觉障碍的患者。

（5）延缓及减轻椎间关节、关节囊、韧带的钙化和骨化过程。

（6）增强肌肉张力，改善小关节功能，减轻或消除颈椎不稳。

（7）松解粘连及软化疤痕。

（8）改善全身的钙、磷代谢及自主神经系统功能。

二、电疗法

电疗法是应用电治疗疾病的方法。根据电的频率不同，分为3大类：①低频电疗法，是采用0~1000Hz的低频电流，包括直流电药物离子导入疗法、电兴奋疗法、直流电疗法等。②中频电疗法，采用1~100kHz中频电流，包括等幅正弦中频电疗法、调制中频电疗法、干扰电疗法、音乐电疗法等。

③高频电疗法，采用 100～300kHz 的高频电流，包括短波疗法、超短波疗法等。常用的电疗法如下。

（一）超短波疗法

运用波长 1～10m，频率 30～300MHz 超短波治疗疾病的方法称为超短波疗法。

1. 治疗作用

超短波的作用较深，可使局部温度升高，具有促进血液循环，加速代谢产物、无菌性炎症、水肿消散吸收，降低肌肉张力、缓解肌肉痉挛等作用。

2. 治疗方法

电板分别放置于颈椎前后，间隔 2～3cm，微热或温热量，每次 20～30min，每日 1 次，10 次为 1 个疗程。

（二）离子透入疗法

离子透入疗法是促进离子进入皮肤的一种治疗方法。具有祛风散寒、活血化瘀、舒筋活络、通经止痛的作用，适用于软组织损伤、无菌性炎症及颈、肩、腰、腿痛等。

1. 治疗作用

人体中含有多种元素，分为宏量元素、微量元素 2 大类，微量元素有铁、铜、锌、锰、钴等 40 余种，对维持人体正常生理活动和机体内环境的动态平衡，神经、肌肉、骨骼等组织的生长、发育、代谢等有着重要作用，尤以铁、铜、锌等元素的作用更显著。离子透入法具有直流电与药物的双重作用，电解质溶于水中，发生离子电离现象，根据同性相斥的原理，药物阳离子在阳极下导入机体，阴离子在阴极下导入机体，促使对机体有利的离子进入机体，从而调整机体内环境以治疗疾病。同时也可刺激人体腧穴、经络而产生作用，部分药物还随血液、淋巴液进入机体产生作用。

2. 治疗方法

用直流电或感应电配合离子液机械地将离子导入人体，将选择的药物煎液浓缩取汁储存备用。选用一定规格的中药离子导入治疗仪，先将二电极板套上布套，再将药汁 10～30mL 滴于二极板布套上，根据辨证分经确定治疗部位。正极在上、负极在下，正极放在颈部，属阳明经病负极放在手三里、合谷等；属少阳经病负极放在外关、天井等；属太阳经病负极放在支正、后溪等；属太阴经病负极放在尺泽、列缺等。由于电极板有一定面积，对于多经同病者，可同时治疗，将二电极板及布套置于选定部位，开启治疗仪，调节电流输出量，使患者适宜为止，每次 20min，每日 1 次，10 次为 1 个疗程。

3. 常用中药

川乌、草乌、川芎、威灵仙、鸡血藤、没药、红花、丹参、桑枝、透骨草等。

4. 注意事项

正、负电极不可错置，局部皮肤溃破者慎用。

（三）干扰电流疗法

将两种不同频率的中频电流，通过两组 4 个电极交叉地输入人体，在机体深部组织产生一个干扰场以治疗疾病的方法称干扰电流疗法。

1. 治疗作用

干扰电流疗法能引起肌肉收缩、加速血液回流，使局部温度升高，改善局部血液循环，促进渗出、水肿的吸收。可提高痛阈，有明显的止痛作用。还能调节自主神经，对交感神经型颈椎病有治疗作用。

2. 治疗方法

选用 90~100Hz、50~100Hz 治疗，电流强度以人体感觉阈、运动阈和可以耐受的最大限度为准，每次治疗 20~30min，差额选 1~2 种，每种差额作用时间 1~10min，每日 1 次，10 次为 1 个疗程。

3. 注意事项

血栓性静脉炎、严重心脏病忌用。

（四）音频电流疗法

音频是指人耳能够听到或感受到的声波震动的频率。人耳能够感受到声波的频率一般在 20~20000Hz 之间。应用频率在 1000~5000Hz 的正弦波交流电治疗疾病的理疗方法称为音频电流疗法，又称等幅中频电疗法。目前常用的音频电流理疗仪器的频率为 2000Hz 左右。

1. 作用原理

音频电流可以刺激粘连的纤维组织，包括神经纤维、肌纤维及结缔组织等，使其活动而逐渐松解，同时音频电流能够促进局部的血液循环，改善其营养、代谢，因而使粘连松解、瘢痕软化。因此，音频电流疗法具有消炎、镇痛、增加局部组织血流量及促进神经功能恢复等作用。由于颈椎病患者存在疼痛、肌肉痉挛和神经损伤等病理过程，因此，音频电流疗法广泛应用于颈椎病的治疗。

2. 治疗方法

将包绕电极的纱布浸湿，两电极放在病变部位上下两端或左右两侧，颈椎病将一电极放于颈部，另一电极放在上背部、肩部或上肢。电流强度以患者能耐受为度，每次 20~30min，每日 1 次，10 次为 1 个疗程。

3. 注意事项

患者在进行音频电流治疗时,特别在家庭中进行自我治疗时,应注意以下几点。

(1) 电极与电极连接的夹子、导线等不可直接接触患者的皮肤,以免造成患者皮肤灼伤。正确的方法是:在电极表面包裹数层湿纱布,同时,可能接触皮肤的导线、夹子等必须套一层塑料或橡胶绝缘物质。如果患者在治疗的过程中感到皮肤发热,甚至出现皮肤剧烈的疼痛感,一定要立即停止治疗,检查电极、夹子、导线是否有外露和与皮肤直接接触的情况,防止皮肤灼伤。

(2) 电极禁止置放于左侧胸部心前区,心脏病患者禁忌将电极置放于心前区附近,以免对心脏产生不良影响。治疗电流强度不可过强,在理疗中如果出现心脏不适等情况,应立即停止理疗。

(3) 包裹电极的纱布应保持湿润,以利于导电。如果纱布干燥,可用生理盐水或冷开水浸湿并拧干。

(4) 电极、导线不可过度扭曲,以免造成表面绝缘层破坏,灼伤患者的皮肤。

(五) 微波电疗法

利用波长为 10~15 cm 的超高频电磁波,经辐射器作用于人体进行治疗,常用微波电波长为 10~15cm,频率为 $(2~3) \times 10^8$ 周/s。

微波对人体组织的穿透能力与振荡频率有关,频率愈高,穿透能力愈弱,目前微波穿透组织的深度可达 4~5cm。

1. 治疗作用

可使局部深层温度升高,促进血运加快,引起继发性静脉扩张,增加组织的营养和代谢。并能加速炎症的消散和吸收,对神经有抑制作用,可缓解局部肌肉的紧张、痉挛。

2. 注意事项

活动性肺结核、严重心功能不全、恶性肿瘤患者不宜使用。

(六) 正弦调制中频电疗法

由低频电流调制为中频电流进行治疗,其频率为 2~5kHz,调制用的低频率为 10~150Hz。

1. 治疗作用

正弦调制中频电流作用于机体时,有明显的舒适振动感,可使皮肤痛阈升高而达到止痛作用,且即时止痛效果较为突出。对交感神经有抑制作用,能改善脑血流和上肢血液循环,并改善心肌血液供应使心率下降。电流经过组织时,由于肌肉收缩可感到轻微震颤而起到按摩作用,可使血管扩张,改善局部血液循环,促进渗出物、水肿的消散吸收。

2. 治疗方法

干扰电疗法用一般电极即可，用半波型电流时，加厚衬垫。强度以能耐受为度，每次20~30min，每日1次，10次为1个疗程。

3. 注意事项

急性炎症、有出血倾向、恶性肿瘤者忌用。

（七）五行波生物电疗法

容大五行波生物电技术，通过5种波形，对应金木水火土阴阳五行的能量变化，调制出对应六经能态变化的波形组合治疗处方，主波副波君臣佐使，使输出的能量与经络形成能量共振，疏通经络、补益气血，调整阴阳平衡，实现脏腑中正平和，排除风寒湿邪毒，拔出病根，解决病因问题。针对性强，效果显著，是目前唯一实现五行生克调理经络电能量的技术。

土曰稼穑，代表了生化、承载、受纳等性质，在经为脾。

木曰曲直，代表了生长、升发、条达、舒畅的功能，在经为肝。

水曰润下，代表了滋润、下行、寒凉、闭藏的性质，在经为肾。

火曰炎上，代表了温热、向上等性质，在经为心。

金曰从革，代表了沉降、肃杀、收敛等性质，在经为肺。

容大生物电五行波形，是根据"五脏相形"的中医基础理论，五行波配属五经，结合五行生克，从整体上调节人体的阴阳平衡。

（1）脾应土，其脉动慢而缓，其波为方形，宁静温和、淳厚庄重，主身之肌肉。

（2）肝应木，其脉动延以长，其波为长方形，朝气蓬勃、兴发舒展，主身之筋膜。

（3）心应火，其脉动雄以明，其波为三角形，热烈愉悦、活力四射，主身之血脉。

（4）肺应金，其脉动促以清，其波为圆形，铿锵至满、短促有力，主身之皮毛。

（5）肾应水，其脉动沉以柔，其波为曲形，深远透彻、舒缓绵长，主身之骨髓。

在临床中应用不同波形组合的处方，突出本经致病的主波，治疗相应经脉本经为主失调所致的本因，同时，结合五行生克、相乘相侮的关系，加入辅波调制，对表征进行调节，根据生物电自动循经走穴的特点，实现主副波经脉的上下左右的升降，虚证补其根本，实证泻其标结。

三、光疗法

光疗法是应用日光或人工光源防治疾病和促进机体康复的方法。现代应用的人工光源有可见光线、红外线、紫外线等。光的基本效应是热效应、光电效应、光化学效应、荧光效应。治疗颈椎病多选用红外线、激光等。

（一）红外线疗法

在太阳光谱中，波长 0.76~400μm 的一段称红外线，为不可见光线，由热光源产生，对视网膜不产生光感，有强烈的热效应。

1. 治疗作用

使局部温度升高、血管扩张、血流加速，改善局部血液循环，促进机体新陈代谢。能增强白细胞吞噬功能和免疫作用，促进局部渗出物的吸收和炎症的消散。降低神经兴奋性，可消除疼痛，缓解肌肉紧张、痉挛。

2. 治疗方法

（1）红外线辐射器：红外线灯、白炽灯、石英红外线等。

（2）剂量：照射距离一般为 30~60cm，时间为 15~30min，可根据病人感受、皮肤红斑反应、医生手温感而定，一般病人应有舒适热感，皮肤出现绯红色红斑为宜，可通过距离来进行自我调节。

（3）频率与疗程：每日 1 次，10 次为 1 个疗程。

3. 注意事项

有出血倾向、高热病人、活动性结核、重度动脉硬化者禁用。治疗过程中如有疲乏无力、睡眠不好、头晕等应停止治疗。防烫伤。

（二）特定电磁波治疗

特定电磁波治疗仪又称 TDP 辐射器、神灯等。其辐射光谱为连续光谱，包含了很大部分红外线和远红外线。

1. 治疗作用

特定电磁波治疗仪能起一系列热的效应，同时其辐射板上的涂料为人体需要的 30 多种微量元素，当辐射板加热到一定温度（40℃），多种微量元素受热激发，辐射出特定的电磁波，调整干扰病变区机体内相同微量元素的辐射波，产生热疗所不具备的综合效应，使病变部位血管扩张，血液循环加快，增强新陈代谢，加快局部组织的修复能力，促进渗出物水肿的吸收，而达消炎、消肿、止痛、止痒作用，缓解肌肉紧张、痉挛，用以治疗内、外、妇、儿等科疾病，尤其是骨科颈椎病、肩周炎、骨质增生、椎间盘脱出、跟骨刺等。

2. 治疗方法

照射距离 20~30cm，每次 45min，每日 1 次，10 次为 1 个疗程。

（三）紫外线疗法

紫外线的光谱范围为 100~400nm。紫外线在日光中虽只占 1%，但它是一种非常重要的自然界物理因子，是各种生物维持正常新陈代谢所不可缺少的。在医学上已广泛应用人工紫外线。

1. 紫外线的生物学效应

紫外线的生物学作用很复杂，包括对酶系统、活性递质、原生质膜、细胞代谢、机体免疫功能和遗传物质等的直接和间接作用。这是因为这部分光线的光子能量最大，能对原子的电子层产生作用，使原子从低能级跃迁到高能级而处于激发态，或使某些化学键断开，或使某些共价分子发生均裂而形成自由基等。由于紫外线照射能引起一系列的光学反应，因此能产生复杂的生物学效应，包括：红斑反应、色素沉着、促进维生素D生成、抑制变态反应、光敏反应（包括光毒反应和光变态反应）、杀菌作用、荧光反应等。

2. 紫外线的治疗作用

（1）增强机体免疫功能：当机体受到超过生理水平的刺激时，就要动员防御机制。红斑剂量的紫外线照射是一种较强的刺激，照射后产生组胺、类组胺等生物学高活性物质，经血液循环可作用到交感神经系统和垂体肾上腺系统，因此在一定程度上可加强全身性的适应和防卫功能。紫外线照射可使血液中各种体液免疫成分的含量增多，活性增强，白细胞吞噬功能增强；可加速抗体的生成，加速抗体的蓄积；可增强巨噬细胞系统的功能，提高巨噬细胞的吞噬活性。

（2）抗炎作用：紫外线照射首先可促进红斑部位的血液和淋巴循环，促进新陈代谢，使组织温度升高，进一步动员皮肤内巨噬细胞系统的功能，增加抗体的生成，提高组织细胞活性，加强巨噬细胞的吞噬功能，使白细胞数量增加，且吞噬功能加强。

（3）加速组织再生：强红斑量紫外线照射引起的细胞分解产物（如氨基酸、嘌呤、核糖核酸、组胺等）可刺激成血管细胞和结缔组织细胞的成长，同时还可作为受损细胞的营养物质；弱红斑量紫外线照射可加强核酸的合成和加速细胞的分裂；中等红斑量紫外线照射后约3h内DNA的合成和细胞分裂明显受到抑制，在数小时或1d内恢复正常，随后出现DNA合成和细胞分裂的加速阶段，于2~3d内达高峰，以后逐渐恢复；由于紫外线红斑促进血液供给，提高血管壁的渗透性，故有利于血中营养物质进入损伤的组织内，改善细胞的再生条件。

（4）调节神经功能：紫外线红斑有明显的镇痛作用。紫外线红斑对交感神经节有"封闭"作用，即当其兴奋性升高时，以局部红斑量紫外线照射，可降低其兴奋性。

（5）生成维生素D：预防和治疗佝偻病和骨软化症。

(6) 增强药物作用：如对风湿性关节炎患者用红斑量紫外线局部照射，可提高水杨酸钠的疗效。

(7) 调节内分泌功能。

3. 治疗方法

由于紫外线敏感性有明显个体差异，所以用生物剂量作为紫外线治疗照射的剂量单位。所谓一个生物剂量也就是最小红斑量（MED），即紫外线灯管在一定距离内（常用50cm）垂直照射下引起最弱红斑反应（阈红斑反应）所需的照射时间。

（1）红斑量紫外线照射法：按不同治疗目的采用不同强度的红斑量开始照射，以后根据皮肤反应和病情适当增加剂量（约为前量的30%～50%，以达到经常保持红斑反应为目的。但在某些情况下如肉芽组织新鲜，并将长满伤口，需要促进上皮生长时，重复照射时反而要进行减量。此法用于局部照射治疗，每次照射面积一般在400～600cm^2，每日或隔日1次，4～6次为1个疗程。

（2）亚红斑量紫外线照射法：用亚红斑量（少于1个生物量）开始照射。如1/8～1/2生物量开始，隔次或每隔2次增1/4～1/2生物量，达3～5个生物量为止，每日1次，20～24次为1个疗程。多用于全身照射。照射距离采用100cm。紫外线全身照射的剂量进度可分3种，即基本进度、缓慢进度和加速进度。一般多采用基本进度，对体弱和敏感性升高者，可用缓慢进度，对体质好者可用加速进度。

（四）穴位激光照射疗法

穴位激光照射疗法，是利用低功率激光束直接照射穴位以治疗疾病的方法，又称激光针疗法或光针。

1. 使用方法

在使用仪器之前，应详细检查有无漏电、混线现象，检查地线是否接好，以防触电或烧毁仪器等事故的发生。

治疗时要选择合适的体位。照射前，可将电流调整旋钮置于第二或第三挡上，然后开启电源开关，这时指示灯亮，氦氖激光机发出鲜红色的激光。若启动后激光管不亮或出现闪辉现象，表明启动电压过低，应立即断电，并将电流调节旋钮沿顺时针方向转1～2挡，停1～2min后，再将电源开关打开。切勿多次开闭电源开关，以免引起故障。经调整电流，使激光管发光稳定，然后将激光束的光斑对准需要照射的穴位直接垂直照射；其至皮肤的距离为8～100mm，每次每穴照射5～10min，共照射时间一般不超过20min，每日照射1次，10d为1个疗程。

2. 适应范围

本法已广泛应用于内科、妇科、外科、儿科、神经科、皮肤科及肿瘤科等。对各种类型的颈椎病有较好的疗效。

3. 注意事项

医者必须熟悉激光的操作原理、性能及操作规程，并要严格执行，无关人员不可随意进出激光治疗室。

照射部位的准确与否和疗效有密切关系，故光束一定要对准需要照射的病灶或穴位，嘱患者切勿移动，以免照射不准，影响疗效。

若治疗中出现头晕、恶心、心悸、乏力、嗜睡等不良反应，应缩短照射时间和次数，或终止治疗。

（五）周林频谱治疗仪治疗

1. 治疗作用

周林频谱治疗仪是利用电子技术和仿生学原理制成的模拟人体综合物理场的频谱发生器。其作用于人体，可激发体内的基本粒子协振，在病变处产生生物热效应和非热效应以促进生化反应，调节人体的生物电场，改善病变状况，消除微循环障碍，调节自主神经，促进新陈代谢，增进组织的恢复和再生功能，达到消肿、消炎、止痛、止泻、安神、减少渗液等效果。

2. 治疗方法

对患处直接照射，距离为 20～30cm，以局部感到温和、舒适为宜，每天 1 次，10 次为 1 个疗程。

（六）激光疗法

用激光治疗疾病的方法称为激光疗法。激光是受激辐射式光频放大器的简称，临床上用以治疗颈椎病的是氦氖激光。其工作物质是氦氖原子，用高压高频电场激励，辐射出来的是波长为 632.8nm 的红色激光，连续式发射，功率为 1～100MW，常用的输出功率为 2～25MW。

1. 治疗作用

氦氖激光具有单色性好、方向性强、亮度高、相干性好、穿透力强等特点。对组织有光压强作用和电热效应，能使血管扩张、血流加速，细胞及血管壁的通透性增强，使组织所需的营养物质得到改善，细胞尤其是白细胞代谢旺盛，活力增强，并可提高组织痛阈，降低神经末梢的兴奋性，从而达到消炎镇痛的目的。同时照射腧穴可以调节人体脏腑经络的功能，对机体起良性调节作用。且腧穴激光疗法具有无痛、无菌、无损伤、简便安全、治疗作用广泛等特点。

2. 治疗方法

侧卧位或俯卧位，距激光器 1m 左右，辨证后选取腧穴、阿是穴，然后对准穴位照射，照射距离约为 20cm，每穴约 5min，每次约 20min，每日 1 次，10 次为 1 个疗程。

四、超声波疗法

超声波疗法是将超声波作用于人体以治疗疾病的方法。超声波是每秒振动频率在 20kHz 以上的机械振动波，常用的超声波频率一般为 800~1000kHz。

（一）超声波治疗的适应证与禁忌证

1. 适应证

脑血管意外及其后遗症、癫痫、脑挫伤、脊髓空洞症、脊髓炎、脊髓蛛网膜炎、脊髓前角灰质炎、截瘫、坐骨神经痛及腰骶神经根炎、三叉神经痛、面肌痉挛、感染性多发性神经根炎、末梢神经炎、术后神经痛、慢性腰骶痛、肩周炎、腱鞘炎、网球肘、滑囊炎、肋软骨炎、肌痛、肌痉挛、骨痂愈合不良、乳腺炎、疖肿、蜂窝织炎、冻伤、挫伤、瘢痕组织、溃疡、支气管炎、冠心病、心绞痛、心肌梗死、闭塞性脉管炎、血管神经症、眼底病等。有报道称，超声波有助于缩小新鲜突出于椎管内的髓核而减轻对神经根的压迫症状。超声波剂量为 $1~2\ W/cm^2$，每次治疗 14min。

治疗因椎管外软组织病变引致的颈痛前，应仔细找出压痛点，并加标记。超声波头压紧压痛处，以固定法连续式超声找准痛点，此时患者有明显酸胀感（病变部位对超声波最敏感）。立即适当减轻剂量，改为连续移动法，在痛点及其周围缓慢移动声头，并随时调整剂量，以患者能耐受的酸胀感为宜。

2. 禁忌证

（1）凡恶性肿瘤、活动性肺结核、严重心脏病的心区和星状神经节、出血倾向、静脉血栓之病区均禁用。

（2）孕妇（早期）腹部及小儿骨骼处最好选用其他疗法。在头部、眼睛、心脏、生殖器部位治疗时剂量要严格掌握。

（二）作用机制

1. 机械作用

机械作用是超声波的一种基本的原发的作用，即超声波对组织内物质和微小的细胞结构有一种"微细按摩"的作用。超声波的机械作用可软化组织，增强渗透，提高代谢，促进血液循环，刺激神经系统及细胞功能，因此在超声治疗机制上占重要地位。

这种作用可引起细胞功能的改变而导致生物体的许多反应。可以改善血液和淋巴循环，增强细胞膜的弥散过程，从而改善新陈代谢，提高组织再生能力。超声波的机械作用可软化组织、增强渗透、提高代谢、促进血液循环、刺激神经系统及细胞功能，因此有重要的治疗意义。

2. 温热作用

超声波作用于机体时可产生热，有些人甚至称为"超声透热疗法"。超声波在机体内温热的形成，主要是组织吸收声能的结果。人体吸收超声波的能量后，可在组织内出现发热反应，所产生的热量具有镇痛、解除肌肉痉挛、改善组织微循环状态等作用。

超声波热作用的独特之处是除普遍吸收之外，还可选择性加热，主要是在两种不同介质的交界面上产热较多，特别是在骨膜上可产生局部高热。这在关节、韧带等运动创伤的治疗上有很大意义，所以超声波的热作用（不均匀加热）与高频及其他物理因子所具有的弥漫性热作用（均匀性加热）是不同的。

3. 理化作用

基于超声波的机械作用和温热作用，可继发许多理化变化，如超声波可使 pH 向碱性方面变化，有利于炎症的修复；能影响到许多酶的活性；可使细胞内胸腺核酸的含量增加，从而影响到蛋白质的合成，刺激细胞生长；在高强度的超声作用下，组织内可形成许多高活性的自由基，可加速组织内氧化还原过程，加速生长过程。

4. 对机体组织器官的作用

（1）小剂量超声波能使神经兴奋性降低，传导速度减慢，因而对神经炎、神经痛等具有明显的镇痛作用。

（2）用作治疗的超声波对血管无损害作用，通常可见血管扩张，血循环加速；可使心脏的冠状动脉扩张，改善心肌的血液供应；可使肾脏的血管扩张，增加肾脏血流量。

（3）超声波可使胃肠道蠕动增加，胃肠分泌增加；对有组织损伤的伤口，有刺激结缔组织增长的作用；当结缔组织过度增长时，超声波又有软化消散的作用，特别对于浓缩的纤维组织作用更显著。因此超声波对瘢痕化结缔组织有"分离纤维"作用，有使"凝胶变为溶胶"的作用。

（三）治疗方法

多运用小剂量、低强度（$0.5 \sim 1W/cm^2$）治疗，每次固定法 1~5min，移动法 5~10min，每日 1 次，10 次为 1 个疗程。

（四）注意事项

（1）将准备治疗的部位暴露擦洗干净，在皮肤上涂以接触剂。接触剂能使探头和皮肤之间的接触更为紧密，减少声能损耗。患者在家中可以用肥皂水、甘油、凡士林油膏、液体石蜡，甚至植物油来临时替代医用接触剂。

（2）不要让探头长时间在空气中工作，防止探头损坏。

（3）患者自行进行超声波治疗前要仔细阅读有关说明书，按照操作规程进行操作。如有问题应该向有关专业人员进行咨询。

（4）患者在治疗中如果出现局部或全身不适、感觉异常等情况，应及时停止治疗，寻找原因。女性患者应避免在月经期、妊娠期进行超声波治疗。

（5）大剂量、长时间应用超声波治疗可出现血液中白细胞、红细胞的数量下降，患者可出现体重减轻。超声波疗法使用不当，可引起心律失常，心功能不全，所以有严重心血管疾病的患者不可使用超声波疗法；对于有急性炎症、消化道溃疡、严重支气管扩张、恶性肿瘤、血栓等疾病的患者不考虑使用超声波疗法。

五、磁疗法

磁疗法是应用磁场治疗疾病的方法。

（一）治疗作用

利用外磁场作用于人体可以调节人体组织内生物电，改变代谢与生物化学过程，也能通过穴位刺激调节脏腑经络的功能。

（1）能降低神经的兴奋性，提高痛阈，缓解疼痛。

（2）改善局部血液循环，促进新陈代谢，加速渗出吸收。

（3）增加血管的通透性，增强免疫功能，促进炎症消散和炎症产物排泄。

（4）对癌细胞有一定的抑制、杀伤作用。

（5）抑制大脑皮质，改善睡眠。

（二）治疗方法

临床上多用静磁场疗法，将磁片置于穴位表面，产生恒定磁场以治疗疾病。常用以下贴法。

1. 直接贴敷法

将磁片或磁珠直接贴敷于腧穴，进行穴位刺激的方法，为临床磁疗法最常用、最基本的方法。辨证选穴后，先用75%乙醇穴区消毒，干燥后将磁片或磁珠放置于穴区或阿是穴，再用胶布固定，常用单块贴敷法、双块对置法、双块并置法，每周2次。

2. 间接贴敷法

将磁片缝入衣服、口袋、护腕等制成磁衣、磁带、磁护腕等，使磁片对准穴位或病灶以治疗疾病，适于对胶布过敏者，磁片过大不易胶布固定、长期治疗的慢性病人等。

3. 耳穴贴磁法

将直径约 1 mm 的小磁球置于所选耳部穴位，然后胶布固定，3d 1 次，两耳交替进行。

（三）注意事项

贴磁疗法的不良反应多在 2d 内出现，如心悸、心慌、恶心、嗜睡、乏力、头晕、低热等，轻者可继续治疗，严重者可取下磁片，中断治疗。

六、水疗法

应用水治疗疾病的方法称为水疗法。利用不同温度、压力、成分的水，采用不同的形式来防治疾病，颈椎病患者用温水浴，水温在 37℃ 以上。

1. 治疗作用

水能与身体各个部位密切接触，是传递刺激最方便的物质；水又为良好的溶剂，可溶解多种物质，便于发挥水疗药物的化学刺激；水具有静压力和浮力，人工加压后产生冲击力，有较好的机械作用。

（1）温热刺激：人体有冷热的感觉，主要通过皮肤，然后由神经传导至中枢，短时间的温水浴可加速血液循环，减少疲劳，较长时间的温水浴可使肌张力减低，疼痛痉挛减轻。

（2）静压作用：静水压力与水的深度成正比，静水压可改善血液、淋巴回流。

（3）浮力作用：人体在水中有一定浮力，浮力大小等于排水的重量，约为体重的 9/10，故运动功能障碍者，适于在水中锻炼。

（4）冲击按摩作用：水由一定压力或一定高度向人体冲击作用于体表，将产生冲击按摩作用，可使血管扩张、血流加速、肌肉松弛、代谢增高。

（5）化学作用：水疗的化学刺激取决于溶解在水中的各种矿物质、气体、药物的作用，如天然矿泉水浴、人工海水浴、药物浴等。

综合以上作用，水疗能加速血液循环，增强新陈代谢，缓解肌肉痉挛，利于无菌性炎症的消散吸收。

2. 治疗方法

（1）温水浴：温度 37~42℃，每次 15~30min，每日 1 次，10 次为 1 个疗程。

（2）中药浴：根据病证病情，辨证选方，颈椎病多用祛风散寒、舒筋活络、活血化瘀、消肿止痛的中药，如荆芥、防风、透骨草、桂枝、桑枝、葛根、当归、赤芍、川芎、苏木、伸筋草、威灵仙等，水煎取液加入热水浴治疗，每次 15~30min，每日 1 次，10 次为 1 个疗程。

七、温热疗法

温热作用能使局部组织及皮肤毛细血管扩张、血流加速、排汗增多，促进局部组织新陈代谢、组织水肿吸收和创伤的修复，具有良好的消除无菌性炎症及消肿作用。热能使肌紧张度反射性地降低，无论是局部炎症刺激还是因神经根受压和刺激而引起的肌痉挛，均有良好的解痉、镇痛作用，是颈椎病常用的理疗方法。

凡以各种热源为介质，将热直接传至机体达到治疗作用的方法，称为温热疗法，在祖国医书中早有记载。其特点是：取材广泛，设备简单，操作容易，应用方便，疗效较高，在各种医疗机构或患者家中都能进行治疗。除了各种传热介质的温热作用外，某些介质尚有机械和化学的刺激等综合因素作用，从而达到治疗疾病的目的。

（一）温热疗法的生理作用和治疗作用

1. 对神经系统的影响

温热是一种刺激。当皮肤感受到任何一种刺激时，除支配该部的自主神经中枢受到刺激作用外，还能影响到脊髓上段和下段的自主神经中枢，甚至脑皮层的功能，引起复杂的相应脊髓的节段反应和全身反应。

2. 对皮肤的影响

温热作用于皮肤，由于某些温热介质是油质的，冷却凝固时对皮肤的压力作用以及润滑作用，能使皮肤保持柔软而富于弹性，防止皮肤过度松弛而形成皱褶；对瘢痕组织和肌腱挛缩等有软化及松解的作用，并能改善皮肤的营养，因而能缓解由于瘢痕挛缩引起的疼痛。

3. 加强血液和淋巴的循环

由于温热疗法具有较强而持久的温热作用，能引起末梢血管反应——主动性充血。毛细血管扩张，血流加快，并能使淋巴循环改善，而影响机体各种生理功能，因而有助于消散浸润，加强再生过程，并具有止痛效果。由于温热治疗的介质具有压缩作用，能防止组织内淋巴液和血液的渗出，减轻组织表面的浮肿，防止结痂促进渗出液的吸收，故可用于初期扭伤的局部肿胀。

4. 能改善组织代谢过程

温热疗法能明显影响皮肤、体温及深部组织温度升高。研究证明，石蜡治疗时能使皮肤温度升高 $8 \sim 18℃$，取下石蜡后仍可升高 $5 \sim 12℃$。因而加强了组织代谢过程，可使蛋白分解产物和残余氮增加，同时在治疗过程中由于局部和全身排汗增加，排出了体内蛋白分解产物。另外有人观察，受温热的影响，患者的多肽曲线上升，证明间质被激活，病情好转；多肽曲线下降时，病情恶化。因此认为间质激活的影响是温热的作用基础之一。

5. 有促进上皮生长的作用

温热可刺激组织再生过程，并能减轻疼痛和加强组织的营养过程。当温热作用于体表的创口时,由于大量浆液性渗出物的增多,能起到协助清除病理产物及清洗创口的作用。这是由于某些碳水化合物对上皮的生长有刺激影响,有防止细菌繁殖和促进创面愈合的作用。有人发现经温热治疗后,表皮的生发层的层数增加,颗粒层的细胞成长和表皮增厚。因而可见表皮的再生过程和真皮层结缔组织增生过程加快的现象。

6. 其他作用

在温热疗法的影响下可见周围血液中的白细胞总数增加和核左移,有时颇为显著;并能加强网状内皮系统细胞的吞噬功能,因而对化脓及炎症过程有良好的影响;使血中酶的活性正常化,还具有调节内分泌功能作用。

(二) 温热疗法注意事项

(1) 温热治疗时要随时询问患者的感觉,有无不良反应,如心慌、恶心、头晕、头痛、多汗、全身疲倦。在治疗过程中有睡眠不好、食欲减退、血沉超过 36mm/h 以上或脉搏加快时应中止治疗。

(2) 温热治疗时,可能出现局部症状一过性加重,并可能出现皮疹,需注意观察,如停止治疗后反应不消失则应中止治疗。

(3) 对儿童治疗时,要注意温热的介质要低于成人治疗的温度。对知觉障碍及血循环不良者亦应注意温热介质的温度。

(4) 温热治疗期间饮食应增加水分、盐类、蛋白质、糖和维生素等物质。

(5) 治疗泥使用前必须先行质量鉴定与选择。

(三) 常用温热疗法

常用的温热疗法有石蜡疗法、泥类疗法、砂疗、坎离砂疗法、铁砂疗法、热敷疗法等,这些温热疗法对颈椎病有较好的疗效。

1. 石蜡疗法

石蜡具有热量大和导热性小的特点。利用加热后的石蜡作为温热媒介,将热能传递到机体,达到治疗和保健的方法称为石蜡疗法,简称蜡疗,是一种简易的热疗法。此疗法使组织受热作用强,时间持久,作用深度可达1cm,故疗效较好,加之简便易行,安全且可重复使用,因此比较常用。

蜡疗用的石蜡要求是:外观洁白、无杂质,熔点在 50~60℃(蜡浴时用的石蜡熔点可低些),pH 为中性,不含水溶性酸碱,含油量不大于 0.9%,黏稠性良好。

(1) 治疗作用。蜡疗的主要治疗作用是温热作用和机械性压迫作用。

①温热作用:石蜡的热容量大,导热性小,没有热的对流特性,保持时间长,透热作用较深而持久,可达皮下 0.2~1cm 又不含水分,冷却时放出

大量热能（熔解热或凝固热），因此能使人的机体组织耐受到较高温度（55～70℃）并且持久的热作用，这就比其他热疗优越。一般认为石蜡敷于人体后，局部温度很快升高8～12℃。经过一段时间后逐渐下降，但温度下降得很慢，在60min内还保持一定的温度。利用加热后的石蜡敷贴于患处，局部组织受热后，毛细血管扩张，血液循环加速，组织细胞通透性增加，有利于组织水肿的消散及血肿吸收；蜡疗能增加局部甚至全身汗腺分泌，致使局部大量出汗；并能增强网状内皮系统的吞噬功能，提高新陈代谢，故有消炎作用；此外，还有镇痛、缓解肌肉痉挛等作用，多应用于神经根型、交感型、颈型颈椎病以及颈项肌肉筋膜炎。

②机械压迫作用：石蜡的固有特性是有良好的可塑性和黏滞性。在冷却过程中，石蜡的体积逐渐缩小，治疗时能与皮肤紧密接触，因而促进温度向深部组织传递，且产生对组织压缩和轻微的挤压，呈现一种柔和的机械压迫作用，既可防止组织内淋巴液和血液渗出，又能促进渗出物的吸收。

③化学作用：石蜡对机体的化学作用是很小的。

（2）操作方法。

①蜡袋法：患者在家中进行热疗的首选。准备几个厚0.3～0.5mm的透明聚乙烯薄膜压制成的大小不同的口袋，装入占塑料袋容积1/3的熔解石蜡，排除空气封口即自制成蜡袋备用。患者在进行蜡疗时将蜡袋置入热水中加热，使其温度达到50～60℃，贴敷于疼痛部位，持续时间20～30min。此方法具有操作简便、清洁、易于携带、可反复使用且石蜡无损耗等特点。

②蜡饼法：将熔点50～60℃的石蜡熔化后（间接加温法），倒入方形搪瓷盆中，待其凝固成饼状，温度达56～60℃时取出。将颈椎部位裸露，敷上蜡饼，外加塑料布和保温毛巾。持续20～30min，每日1次，10次为1个疗程。

③蜡盘法：将已熔化的石蜡倒入准备好的盘中，其厚度应为2～4cm，待冷却成饼状以后，用刀轻轻地把石蜡与盘边分开，将柔软的石蜡（45～55℃）从盘中迅速取出放在油布上，包好蜡的周边放于治疗部位，再用棉垫毛毯包好。这种方法操作简单，迅速，蜡温恒定，适用于大面积治疗。

④刷蜡法：当石蜡熔至60～65℃时，用平毛刷迅速将蜡涂于治疗部位，反复涂蜡使蜡层厚达1～2cm。或刷0.5cm厚的蜡壳以后，再用蜡垫（拧干器拧干）敷于保护层上，再盖以油布及棉垫保温。

⑤蜡浴法：将熔化至60～65℃的石蜡，按刷蜡法在需治疗的部位局部涂敷一层薄蜡，然后迅速浸入盛有55～60℃石蜡特制的浴槽，并立即取出，反复数次，形成蜡套，厚度达1.0cm，再浸入特制蜡槽中治疗。

⑥蜡垫法：是石蜡的综合治疗法。将浸有熔解蜡的纱布垫冷却到皮肤能耐受的温度，放在治疗部位上，然后再用较小的纱布垫浸有 60~65℃ 高温石蜡放在第一层纱布上，再放上油布棉垫保温。

2. 泥疗

采用各种泥类物质加热后作为介体，敷在人体一定部位上，将热传递至体内，以达到治疗作用的方法称为泥疗法。治疗泥广泛存在于自然界中，资源丰富。此外，海泥、湖泥、矿泉泥亦均属于较好的治疗泥源。治疗泥含各种无机盐结晶物、有机盐、胶体、泥浆、微生物、维生素、激素、氨基酸、抗生素、噬菌体、放射性物质等多种成分。胶体是构成治疗用泥可塑性、黏滞性和温热性质的主要基础，胶体成分愈多，泥的热容量愈高，导热性愈低，从而提高泥的保温能力和吸水、吸附能力。

（1）治疗作用。

①温热作用：是泥疗治病的主要作用。治疗泥的热容量小，并有一定可塑性与黏滞性，几乎无对流，故导热性较低，保温能力较大，与皮肤接触时向机体传热缓慢，通过泥温对机体起温热作用。在接受泥疗时人体能耐受较水里更高的温度，同时泥的冷却时间长，人能得到长时间的温热作用。

②机械作用：在医疗泥中，包含各种小粒沙砾、黏土颗粒及大量的胶质物，因而具有一定的强度、黏度和比重。与皮肤接触时给人体以相当的压力；同时治疗泥中的分子运动与皮肤发生摩擦而产生刺激，这种压力和摩擦刺激，对机体产生类似按摩的机械作用。

③化学作用：泥中的各种盐类、有机物质、胶体物质、气体、维生素等被机体吸收或吸附在体表刺激皮肤或黏膜，对机体产生一定的化学作用。

④生理作用：在施行泥疗的部位，由于交感神经兴奋性降低，毛细血管扩张，皮肤充血，局部血液及淋巴循环得到改善。泥中之磷酸类具有促进组织渗水，增加汗腺及皮脂腺分泌的作用。经泥疗后皮肤表层细胞蛋白分解，产生类氨基酸物质，这些物质随血液、淋巴循环作用于全身，使之引起反应。泥疗施疗过程中，身体吸收相当大的热量，钙、镁、钠、硫化氢等化学物质附着于皮肤表层影响散热，因而影响体温之平衡，使体温增高 2℃ 左右。泥疗对神经系统、循环系统、内分泌以及消化系统均有良好的调节作用。

⑤其他作用：治疗泥通过神经反射、体液传导和直接作用对机体产生综合效应。如在某些治疗泥中，尚含有弱放射性物质时，对机体产生放射性辐射电离作用，如含有抗菌物质，则具有抗菌作用。

（2）泥疗方法。分全身泥疗、局部泥疗、电泥疗法等。泥疗法治疗颈椎病时将治疗泥加热至 37~43℃，进行全身泥疗或颈、肩、背局部泥疗，每日或隔日1次。结束时要用温水冲洗，卧床休息30~40min。

（3）注意事项。

①泥疗时应注意室内的温度、湿度、通风以及泥疗后冲洗的水温。

②患者在泥疗过程中，如出现头晕、心悸、恶心、呕吐、出汗、局部疼痛或不适感，应立即停止泥疗，对症处理。

③泥疗期间，患者应注意补充蛋白质、糖类及维生素。这是因为泥疗加快了机体的新陈代谢，促进了机体内蛋白质的合成。

④泥疗过程中及结束后要多饮水，以保持体内水和电解质的平衡，防止脱水或虚脱。泥疗结束后温水冲洗，休息不少于30min。

⑤结核病、肾病、心脑血管疾病、恶性肿瘤及有出血倾向疾病的患者禁忌选择泥疗。局部皮肤有损伤、感染和有皮肤疾病的患者，也不适合进行泥疗。

3. 砂浴疗法

用清洁的干海砂、河砂作为介质，加热后向机体传热达到治疗目的的方法称为砂浴疗法。

（1）砂的物理、化学特性。砂的热容量为0.22~0.32cal（1cal = 4.186J），导热系数为0.3097~0.3218，比重2.67，砂的吸湿性较大。

砂是由二氧化硅、三氧化二铁、三氧化二铝、氧化钙、氧化镁和一些钠盐与镁盐组成的。由于海砂中含钠盐、镁盐较多，因而吸湿性较大，干燥的时间较慢。

（2）砂浴的治疗方法。

①选砂：用以砂浴治疗的砂粒直径最好是0.25mm左右。

这样的砂粒能避免微小颗粒形成的灰尘和大颗粒引起的皮肤损伤。使用前需用筛子筛过并仔细挑选、洗净、晾干备用。

②砂的加热方法：

A. 天然加热法：首先铺好床单，然后在床单上铺放5~8cm厚的砂子，利用日光加热到40~45℃即可用于治疗。在夏天日光充足，无云的情况下可用这种方法加热。

B. 人工加热法：用特殊装置的管道连接一个双层木箱或长形浴盆，用热水或蒸汽使加温到适当的温度（40~45℃）。将砂在炉子上加热，加热时应搅拌，使受热均匀。

③砂浴方法：

A. 全身砂浴法：在疗养地的海滨、湖畔、河边或专门划一个砂浴场，面积4m×6m，用矮的绿化植物做围墙，放上筛过的砂料，经日光加热至所需温度，让患者躺在砂上进行治疗。每次治疗时间 30~90min。治疗时胸部和头部需露出来，并在上盖一草帽，砂浴后应进行温水浴，然后坐于荫处休息 20~30min。

另外用人工加热方法进行全身砂浴，使加热的砂冷却到适当温度，然后将砂放在一特制的木箱或浴盆中进行砂浴。全身砂浴时砂厚 10~12cm，使患者躺于其中，再在患者身上覆盖 5 cm 厚的热砂，砂温最高不超过 45~55℃。治疗开始为 10min，以后逐渐增加至 20~40min，隔日 1 次，15~20 次为 1 个疗程。

B. 局部砂浴法：

颈项部砂浴：治疗床上铺上油布，在其上放 10cm 厚热砂，患者躺于床上，用棉被包好。砂温 50~60℃。每日或隔日 1 次，每次 30~40min，15~20 次为 1 个疗程。

砂袋法：将砂加热到 55~60℃，装于布袋中，扎好袋口，放于治疗部位，盖上棉被，砂温 55~60℃。注意热砂勿漏出以免引起烫伤。

4. 热敷疗法

热疗，即利用温热作用，促使病灶部位血管扩张，血液循环加快，以利于血肿吸收、水肿消散，达到舒筋活络、散瘀止痛的目的。热敷疗法是将加热的药物和敷料置于身体的患病部位或特定部位，以防治疾病的一种方法。热敷疗法具有悠久的历史，至今仍在广泛地使用。它能使局部血管扩张，血液循环改善，代谢增强，促进局部代谢废物的吸收和排泄。并有缓解肌肉痉挛，促进炎症和瘀血的吸收以及祛风散寒、舒筋活络、消肿止痛等多种作用。热敷疗法适用于各种闭合性损伤，如各种关节扭伤、脱位、骨折以及颈椎病、腰腿痛、类风湿性关节炎、关节挛缩等病变。

(1) 中药热敷法处方。颈椎病是中老年人的常见病，多由颈部外伤、劳损、风湿等因素诱发。临床实践证明，中药外敷法治疗颈椎病可取得显著效果。现将临床行之有效的常用处方介绍如下：

①处方一。

【组成】威灵仙、五加皮、苍术、乳香、没药、白芷、三棱、莪术、木瓜、细辛、黄柏、大黄、赤芍、红花、冰片各等量。

【制法】上药研细末，调匀，加食盐和黄酒适量，炒成糊状，装入 2 个棉布袋中。

【用法】将棉布袋药物置锅中蒸热，直敷患处，以患者能够承受为度。两袋交替使用，每次 30min 左右，早晚各 1 次，药袋可使用数次。

【主治】颈椎病。

②处方二。

【组成】麻黄、归尾、附子、透骨草、红花、干姜、桂枝、牛膝、白芷、荆芥、防风、木瓜、生艾绒、羌活各等份。

【制法】用醋水各半将药熬成浓汁，再将铁砂炒红后搅拌制成。使用时将药装入布袋内，加醋 25mL，自然发热，敷于患处。温度过高时防止烫伤。每日 3 次，用毕保存，至加醋后不发热时失效。

(2) 治疗颈椎病的热敷方法。热敷疗法可用热毛巾、暖水袋、热沙袋、电热毯和热醋、中药等器物。常用的中药热敷法是将中草药放入盆内或将中草药装入两个适当大小的布袋内煎煮 20min 左右。待药液温度降至 60℃ 时，用毛巾浸入药液中，然后拧去部分药液，将热毛巾放于患处。如此反复数次，持续 30min 左右，每日 2～3 次。如使用药袋则可等温度降至合适时，取出药袋放于患处热敷，两个热袋交替使用。应用时皮肤有伤口应慎重，温度不能过高。

①水热敷法：取热水袋灌入 60～70℃ 热水，外包一层毛巾，放置于颈肩部压痛点(即阿是穴，下同)。

②姜热敷法：取生姜 500g，洗净捣烂，挤出姜汁，然后将姜渣放在锅内炒热，用布包后敷颈部阿是穴。等冷后再倒入锅内，加些姜汁，炒热后再敷。

③炒盐敷法：取粗盐 500g 入布袋，放置于颈部阿是穴。

④谷糠敷法：同炒盐敷法。将谷糠放在铁锅内炒热，趁热装入布袋，敷于颈部。

⑤中药热袋敷法：取当归、赤芍、防风、牛膝、桂皮、威灵仙、艾叶、透骨草各 90g，装入布袋内缝针封口。加适量水煎热后，轻轻挤出多余水分，在适当热度时，敷于颈部阿是穴。

(3) 陕西省中医医院外用"热敷药"。

主要成分：花椒、生川乌、生草乌、皂角、生半夏、透骨草、白附子、羌活、独活、艾叶、甘松、木通、木贼、天花粉、地骨皮、栀子、红丹、狼毒、硫黄、红花、蛇床子、枯矾、皂矾、白鲜皮、料姜石。

功能主治：消肿止痛，追风透骨，散寒祛湿。用于关节脱位复位前，筋骨闪挫，风湿骨痛，慢性腰痛等疼痛经久不消者。

用法用量：外用。

①浸洗：适用于手足、前臂、小腿等部位。将药物置于适宜容器中，加适量水煎煮 30min，取出药袋，待药液温度适宜时，浸洗或浸泡手足部位。一次 30～60min，一日 2 次。

②温热敷：适用于颈、背、腰、腿等部位。第一次用药时，将药物装于

细密纱布或无纺布内,并用水浸透,置于适宜容器内蒸 30min,取出药袋。用毛巾包住热敷或待药袋温度适宜时,敷于患处(亦可在药袋外用热水袋保温,以达到热敷时间延长的目的)。一次 30~60min,一日 1~2 次。以后使用时直接将药袋置于适宜容器上蒸热即可,每袋药可以连续使用 3~5d。

八、推拿疗法

推拿疗法是在中医理论指导下,结合现代医学理论,运用推拿手法作用于人体特定的部位和穴位,以达到防治疾病的一种方法。

推拿疗法具有疏通经络、滑利关节、调节脏腑气血的功能,增强人体抗病能力等,对于颈椎病患者较为适应,尤其是惧怕针刺者,具体来说推拿对于颈椎病具有加速血液循环,增强局部新陈代谢,消除颈部水肿和无菌性炎症,增加肌肉活动量,缓解肌肉紧张和痉挛,利于颈部活动,舒筋通络、活血化瘀,松解颈部软组织的粘连,缓解神经根的压迫,消除颈臂麻木疼痛等作用,还能整复椎体的紊乱、小关节的滑脱、滑膜嵌顿等,促进病变组织修复,解除神经、血管受压而达治疗作用,推拿对于颈椎病疗效满意,患者易于接受。

常规推拿方法包括:

1. 舒筋法

医者用双手掌根部,从头开始,沿着斜方肌、背阔肌、竖脊肌、胸锁乳突肌等肌纤维方向,分别向颈外侧,肩、背部分别舒理,然后再从肩部开始,向上臂、前臂分舒,手法由轻到重,以患者舒适为度,每个部位反复 10 次。

2. 拿法

用双手或单手捏拿颈后、颈两侧、肩部等肌肉,力量以患者耐受为度,反复 10 余次。

3. 擦法

用擦法在颈部、上背部、肩部、上肢等部位治疗,先从颈部开始,逐渐向下,力量由小到大,深透有力,重点部位是疼痛、麻木处或结节状、条索状等反应物处,每个部位往返多次。

4. 揉法

用指揉法在头后部、颈部等揉多次,力量由小到大,以患者能忍受为度,重点部位也是阳性反应点。用掌揉法在上背部等处揉按,由上到下,由里到外,力量要深透有力,顺着肌肉走向。

5. 一指禅法

用一指禅法在后头、颈部、上背部等部位推治,重点部位为压痛点等阳性反应处,要求医者腕部放松,沉肩、垂肘、悬腕,手法频率每分钟 120 次以上。

6. 按法

按法多与揉法相结合，组成按揉复合手法。用手指按揉法在颈、上背、上肢等压痛点或其他阳性反应点按揉多次，力量由轻到重，以患者能忍受为度。也可在颈、背、上肢腧穴风池、风府、天柱、扶突、天鼎、肩井、曲垣、秉风、曲池、合谷、外关、手三里等处按揉。用手掌在颈后、上背部按揉，力量要深透有力。

7. 拔伸法

也称端提法，医者站在患者背后，两前臂尺侧放于患者肩部下压，双拇指顶着风池穴部，其余四指及手掌托起下颌部，用力向上，前臂同时反方向用力，把颈椎牵开，边牵引边做头颈部的前屈、后伸、旋转等动作。也可医者站于患侧，右肘关节屈托住患者下颌，手扶健侧颞部，向上缓慢用力牵引，边牵引边做颈部旋转活动，也可医者另一手在患处压痛点上按揉。此法切忌用力过猛，应缓慢用力，结束时也缓慢松开放下。

8. 旋转法

患者取低坐位，放松颈部肌肉，医者站于患者背后，一手托住患者下颌，另一手托住后枕部，两手慢慢用力，将患者头尽力上提，并使头向一侧旋转，当旋转至接近限度时，医者双手用力使头部再继续旋转5°～10°，多可听到颈椎小关节弹响声，再用同样的方法向对侧旋转。旋转时切忌最后幅度过大，同时保持向上牵引的力量。

9. 拍打叩击法

医者在患者颈项部、上背部等处用手掌或拳进行拍打、叩击，以病人感到舒适，使组织舒展为度，反复10余次。

10. 擦法

用掌根或鱼际在颈后部、上背部进行直线来回摩擦，用力要稳、动作要均匀连续。

11. 抖法

以双手握住患者上肢的远端，用力做快速、连续、小幅度的上下颤动。该法具有通经络、理筋骨、利关节的作用。常作为推拿的结束手法使用。

对于颈椎生理曲度变直者，加用以下手法：取仰卧位，肩与床边齐，医者坐于患者头前，一手托颈部，另一手扶下颌，相对牵引，托颈部手向下移动，并依次向上托患者颈椎以改善其生理曲度。

以上是常见颈椎病的颈型、神经根型的手法治疗，临床上占绝大部分，对于椎动脉型或交感神经型颈椎病伴有头晕、头痛者，可加点按枕部压痛点、四神聪、角孙、头维、太阳、鱼腰、攒竹等穴位,并于头部行扫散法。对于交感神经型颈椎病有脏腑症状者,可根据症状分别加其背俞穴如肺俞、心俞、胃俞等。对于脊髓型颈椎病,常规推拿手法宜轻柔,不能用旋转法,再在上、下肢加点按、指揉等法。

推拿时,为了减少摩擦、增加舒适度、提高疗效,可配合运用按摩乳。按摩乳的组成为桂皮油、丁香油、薄荷脑等,具有温通血脉、散寒止痛的作用,按摩时,涂施术部位,加以推拿按摩。

九、针灸疗法

（一）椎动脉型颈椎病

1. 针灸治疗

余乐等取颈 2、4、6 夹脊穴,配合风池、后溪,总有效率为 90%。毛玮等以颈夹脊、风池、百会、天柱、肩井、后溪为主穴,辨证取穴:肝阳上亢型:行间、侠溪、太溪;痰浊中阻型:头维、中脘、丰隆;痰瘀互阻型:中脘、丰隆、血海;气虚血瘀型:气海、血海、足三里;气血两虚型:气海、脾俞、胃俞;肝肾亏虚型:太溪、悬钟、三阴交。总有效率为 87.5%。

王艳富等用改良针刺人迎法,刺激颈 6 横突处的交感神经节,施以提插手法,幅度不宜过大,随即起针。改良针刺双侧人迎组颈源性眩晕症状与功能评估量表（ESCV）评分及改善指数均高于常规针刺人迎组（$P<0.05$, $P<0.01$）;改良针刺双侧人迎组血浆神经肽 Y（NPY）、尾加压素 II（UII）浓度低于常规针刺人迎组（均 $P<0.01$）。

干翀敏等用针刺肌筋膜触发点治疗,准确定位肌筋膜激发点后,向多个方向进针,直到出现酸胀的针感,行快速捻转法,5min 行针 1 次,频率为 200 次/min,总有效率为 96.1%。

金钰钧等采用矩阵针刺治疗联合口服盐酸氟桂利嗪胶囊。取四中（在百会穴前后左右各旁开 2 寸处）、天柱、颈 7 夹脊,共 8 穴组成头颈部矩阵穴方,有效率为 96.67%。

暴宏伶予以通络醒脑针刺方治疗,主穴:风府、风池、天柱、大椎、肩井。加减:呕吐加镇静、中九里;颈部僵硬加正宗、正筋;颈部疼痛加灵骨、大白（均为董氏奇穴）。主穴行提插捻转泻法,奇穴行均匀提插捻转,留针期间嘱患者活动颈部,总有效率为 85.0%。

王筱锋等运用中原帖氏飞针聚气针法,取双侧风池、天柱、颈夹脊、足三里及百会。将旋转的针弹射入穴位,手法如飞鸟状,进针后采用"聚气针法"施针,有效率为 96.67%。

黄义专采用子午流注纳甲法配合常规电针治疗,所开之穴行平补平泻法,总有效率为 100.00%。

王峰等取百会、风池、头临泣，电针接同侧风池和头临泣，频率为 2Hz，总有效率为 84.0%，半年随访，复发率为 9.5%。

陈金篆等用神经刺激治疗仪行星状神经节电针刺激治疗，频率 2Hz，连续波，刺激强度峰值电流 5mA，总有效率为 100.00%。

胡幼平等采取电针疏密波治疗，病变部颈夹脊、大椎、天柱、后溪；配穴：足三里、血海。颈夹脊接频率为 3Hz 的电针。治疗后及随访 3 个月疏密波优于相同操作的连续波，在颈源性眩晕症状与功能评估量表、颈椎病治疗成绩评分方面的差异均有统计学意义（$P<0.05$，$P<0.01$）。

旷秋和火针配合推脊手法治疗，取风池、百会、外关、2~4 对颈夹脊，或天柱、完骨、昆仑、5~7 对颈夹脊，两组穴交替使用，将火针加热至通红发白，快速施针于穴位上，总有效率为 92.86%。

刘李斌等用密集型银质针治疗 40 例 CSA，进针点取枕部两排，每针间距、行距均为 1cm，在棘旁及棘间隙旁处从颈 2~胸 2 行交替进针，枕部上排取位于枕外隆突和上项线-项平面下项线软组织附着处，下排方向为由后下方向前上方斜刺至项平面再行小幅度提至下项线，针刺后施灸，总有效率为 97.50%。

杨瑞勇等用刀针颈夹脊穴合针刺背俞穴治疗，在颈 3~颈 7 颈夹脊向椎体方向斜刺，纵行和横行摆动各 1 次，需针感传向肩背及手臂部，不留针，总有效率为 97.37%。

杨才德等行小针刀单纯枢椎棘突松解术，对头后大直肌、头下斜肌肌纤维方向纵行疏通剥离，垂直肌纤维方向贴骨而横行铲剥，刀下有松动感后出刀，总有效率为 95.45%。

赵丰等取中脘、关元穴为君、臣穴，针刺地部（深刺，深度 25~45mm）；取商曲穴为使穴，针刺天部（浅刺，深度 5~15mm）；取滑肉门为佐穴，针刺人部（中刺，深度 15~25mm）；在神阙穴用艾条施灸，总有效率为 76.27%。

滕亮用头皮针，取头部晕听区、顶旁 1 线、顶旁 2 线，行快速捻针手法，配合静脉滴注丹红注射液，总有效率为 96.67%。

王泉忠三位针刺配合颈椎牵引治疗，即头皮针、耳针和体针。头针取额中线（神庭穴向下 1 寸）、顶中线（百会至前顶）、颞后线（率谷至曲鬓），行针 200 次/min；耳针取神门、颈椎、额、枕、脑干，左右交替使用。亦可采用王不留行耳穴贴压法，并随症加减配穴；体针：取体穴大椎、天柱、风池、后溪及颈椎病变局部的夹脊穴 2~3 对，伴肩背痛取肩井、天宗穴，总有效率为93.3%。

王英杰等定位肌筋膜触发点（MTrP），相关肌肉常可触及条索、局部紧张、滑感明显，多位于前臂（手三里下1寸处）、斜角肌、胸锁乳突肌、斜方肌、颈后部肌群等处。在MTrP下方5cm用浮针沿皮下蛇形进针，并左右扫散，幅度为15°~25°，扫散时行活动颈部肌肉抗阻运动，总有效率为93.75%。

鞠文峰等予星状神经节内热针治疗，加热温度设为55℃，治疗后较治疗前症状与功能评分有显著差异（$P<0.05$）。

程肖芳等取风池、风府、天柱、颈夹脊（影像学异常的节段）、颈部阿是穴（压痛点），将热灸针尖温度慢调至40~55℃。治疗后改良ESCV各项评分均下降（$P<0.05$），椎动脉平均血流速度（Vm）较治疗前上升，血管搏动指数（PI）及阻力指数（RI）较治疗前下降（$P<0.05$）。

2. 艾灸治疗

张狄等用纯度为25∶1的艾条对双侧风池穴施以温和灸治疗，有效率为80.0%。

黄海燕等主穴取百会、风府、颈夹脊，配穴取风池，用艾条悬空温灸至局部潮红，同时采用毫针针刺，总有效率可达96.7%。

罗开涛等以风池、完骨、天柱、百会为主穴行常规针刺，在颈夹脊、百会、大椎、至阳、手三里、阳陵泉等穴中取1~3个最敏感的热敏穴，按陈日新施灸方法行热敏灸操作，总有效率为95.0%。

周小平等用热敏灸艾条在双侧风池与大椎构成的三角区域内行温和灸，探出热敏穴。取热敏强度最强的2个穴位行饱和灸，每次每穴时长30~60min，愈显率56.7%，高于每次每穴灸15min常规灸量组，且饱和灸量组于治疗后及6个月后随访时在改善CSA临床症状及功能评分上均优于常规灸量组。

屈春艳针刺取百会、风池、颈3~颈7颈夹脊（以有压痛为主），并在风池、颈夹脊施灸，总有效率达96.7%。

3. 刮痧治疗

邓玉玲等针灸结合刮痧治疗，针刺取颈部压痛点、华佗夹脊、百会、风池、安眠、大椎、肩井、天宗、外关、后溪、悬钟等穴位，温针颈夹脊穴和风池，之后结合刮痧疗法，治疗线取督脉神庭－百会、风府－大椎－身柱、大椎－巨骨，沿少阳胆经由风池－肩井、率谷－曲鬓、天柱向两侧风门－肺俞－心俞－膈俞，总有效率为96.7%。

4. 手法治疗

叶宏亮治疗本病采用推法和拿法放松斜方肌，再施以颈椎旋转复位法，结合点按双侧后溪穴、束骨穴、外劳宫穴，按揉风府、风池、哑门等穴，治愈率为53%，总有效率达到100%。

符涛等将30例患者先以点按风池、风府、肩井、天宗、颈二横突、阿是穴等穴；然后以扶持推手法推颈部两侧肌肉，用跪推法推颈椎棘突，用擦法擦两侧肩部，再用跪推手法、弹拨手法放松两侧肩胛提肌，以拇指揉两侧菱形肌，行插法插两侧肩胛骨；最后用拿捏法放松颈部以及肩部肌肉。结果治疗总有效率达到100%。

（二）神经根型颈椎病

1. 针灸治疗

尹力为等分别取颈夹脊穴、肩中俞穴、肩井穴及外关穴，保持患者坐位，对针刺皮局部皮肤消毒后右手持针对准穴位快速进针，留针30min后取出，治疗后患者颈痛、手臂麻木等症状均得到有效缓解。

洪伟在针灸治疗时取夹脊穴、大椎穴、大杼穴、手三里、风池穴、天宗穴、后溪穴、合谷穴等穴位，采用平补平泻的手法，留针30min后取出，同时辅以中医推拿颈部治疗，取得90.00%的总有效率。

黄伟等针灸时取项部督脉阿是穴、颈夹脊穴、大椎穴、风府穴，针刺阿是穴、大椎穴、风府穴，进针深度为15mm，得气后不再提插捻转；针刺颈夹脊穴时进针深度为25mm，得气后提插捻转，采用平补平泻的手法，留针30min后取出，总有效率为99.10%。

2. 推拿治疗

胡艳平等采用经穴疏导配合痛点揉拨法治疗CSR患者43例，治疗后总有效率达到97.6%，具体操作为：①患者取坐位，揉拨患者颈部督脉及手足三阳经经穴；②揉拨、点按局部结节或阿是穴；③揉拨腋下臂丛神经，以出现酸胀麻木为适，并揉捏相应的酸胀麻木部位；④点按大杼、肩中俞、肩井、肩贞、肩髎、曲池、手三里、合谷等穴各数次；⑤搓、抖患肢，拍打患侧肩背部。此法可以疏通气血，改善局部循环，促进炎症吸收，松解局部粘连，因此可以减轻局部神经的卡压，从而达到治疗的目的。

孙国栋等将120例神经根型颈椎病患者随机分为2组各60例，治疗组行颈椎定位旋提扳法治疗，对照组行传统推拿手法治疗。颈椎定位旋提扳法操作：先松解局部肌肉，后取患侧卧位，垫薄枕头偏向健侧前屈位，充分展开患椎关节，轻弹拨患者颈部紧张的软组织，松解嵌顿的滑膜。揉捏颈肌放松后，将其头颈部前屈10°~35°，稍做牵引，一手拇指顶住有压痛的棘突，另一手扶其头顶或额部，先将头扳向健侧前外侧30°方位，后斜向后外侧30°方位,如此做旋转侧扳,此时可听到"咔哒"声。然后患者健侧卧位,进行相同手法。结果治疗组总有效率为100%,对照组为86.7%,两组差异具有统计学意义($P<0.01$)。通过颈椎定位旋提扳法,可以松解局部肌群,调整松动或移位的小关节,扩大狭窄的神经根管,从而达到治疗本病的目的。

3. 艾灸治疗

谢健周等采用热敏艾灸疗法治疗39例患者,临床显效28例,较好改善了CSR患者临床症状。

丁彬霞采用艾灸辅助推拿疗法治疗104例CSR患者,该疗法与单纯推拿疗法相比,3个月临床有效率提升18.4%,提示,艾灸辅助疗法具有远期疗效佳的优势。

4. 刮痧治疗

曹春磊采用经络刮痧+刺络拔罐疗法治疗66例CSR患者,取得满意临床效果。

徐鸣曙采用分段刮痧疗法,即以受累神经根节段(颈5~颈6)为主。枕大神经痛者,增添(颈2~颈4)节段刮痧;疼痛串致四肢者,增添(颈6~颈7)节段刮痧,首次刮痧后患者疼痛症状就得到明显的缓解。

5. 中药外敷

尹涛等用羌活、姜黄、赤芍等中药放置于枕头,治疗CSR 38例,远期(1年)总有效率为87.5%。

杨炎扬等自制温经膏外用配合米字型颈椎保健操治疗风湿寒型CSR,总有效率(96.7%)显著高于葛根汤内服组(83.43%)。

(三) 脊髓型颈椎病

1. 针灸治疗

葛谈通过针刺五脏俞、神门、三阴交、合谷、腹溜、颈夹脊治疗早期脊髓型颈椎病,行针先泻后补再加电针30min,隔日治疗1次,10次为1个疗程。3次治疗后患者症状明显好转,2个疗程后症状明显减轻直至痊愈。

夏炳江等通过毫针针刺夹脊穴得气后,加电留针20min治疗15位颈前路椎间盘切除减压植骨融合术后残留神经症状患者,总有效率为93.3%。

张亮等认为在脊髓受压节段及其上下相邻椎体两侧的夹脊穴行电针治疗,刺激受损脊髓颈段的神经细胞与纤维,对附近软组织和血流施以影响,改善周围血运,有助于促进脊髓神经功能恢复。

景绘涛等使用燔针劫刺,辅以温针灸激发人体阳气,两者相辅相成,治疗60例脊髓型颈椎病取得良好效果。

2. 手法治疗

傅余坤等通过中医整脊推拿手法治疗 34 例 CSM 患者取得较好的效果，其在手法治疗前先予患者颈椎牵引，然后运用点按和揉按手法对颈椎及胸椎两侧软组织进行放松，最后予行颈椎仰卧位拔伸旋转斜扳手法进行整复，结果总有效率为 97.06%，所有病例均未出现不良反应。

李业甫等采用其独创的推拿手法配合牵引治疗 34 例脊髓型颈椎病患者，结果 92% 的患者基本恢复正常生活，只有 8% 的患者效果不明显。

王得志等通过试验得出定位旋转提抖扳法治疗脊髓型颈椎病具有不错的效果。具体操作为：患者坐位，头向前倾 45°，加以旋转，在其幅度为固定的范围内，术者一手扶按其颈椎，用拇指抵住偏歪的棘突固定椎体，另一手臂以肘窝处托住下颌部，用前臂及手掌固定对侧，以操作者胸大肌协同固定头部，两手协同动作，使患者头部斜后向侧方提抖。当遇到阻力或相应调整 45°时，略停片刻，再迅速有力地小幅度扳动。通过以上操作，可增加椎间隙，扩大椎间孔，减轻脊髓压迫以减少局部末梢神经的刺激从而治疗本病。

（四）交感神经型颈椎病

1. 手法治疗

林基华等先以点揉、弹拨颈肌及颈段督脉分布区，再通过手法松解局部僵硬的肌肉及解除肌肉痉挛治疗 118 例本病患者，结果治愈 61 例，显效 46 例。

杜建明等经过临床试验得出了手法调整治疗交感型颈椎病疗效优于松解手法的结论。调整手法关键步骤如下：首先有序地寻找阳性反应点，并对比此点的两侧关节突、棘突等位置的不同。然后结合影像资料，先使颈椎处于更加失稳的状态，而后施加利于颈椎恢复的调整手法，使颈椎三维结构的失稳得以纠正。最终减轻或解除交感神经压迫的因素，达到交感神经症状的消失。

龙凌等观察太极推拿特色摇法结合传统手法治疗 SCS 的临床疗效，将 90 例患者随机分为治疗组 47 例及对照组 43 例，治疗组予太极推拿特色摇法结合传统推拿手法治疗。其具体操作为先予传统手法放松局部肌肉，患者取坐位，术者立于其后，一手托住前额，另一手以拇指、食指八字置于枕后，两手臂协调做弧形运动，来回往复，并逐步增加颈部活动范围，拉伸颈部肌肉，按揉颈部痛区。然后寻找紊乱的椎体关节，用拇指定位旋转、移位的椎体位置，一手拇指及余 4 指以八字行环握患者颈部，以拇指按压固定扶于患椎处，余 4 指作用于对侧，另一手扶患者头部作弧线摇动，在弧线摇动的过程中，摇动到椎体移位方向的对侧时，使头部向椎体移位侧移动，此时扶住颈部的拇指将偏移的椎体推入正常解剖位置。通过以上操作使颈椎力学平衡恢复到最佳的状态，从而减少交感神经的刺激，起到治疗该病的作用。对照组单纯予传统推拿手法治疗。结果治疗组总有效率为95.7%，对照组总有效率为88.4%，两组疗效差异有显著性意义（$P<0.05$）。

2. 针灸治疗

刘佳取夹脊穴、风池穴与百会穴，常规消毒皮肤，使患者保持正坐位，采用30号1.5寸毫针沿百会穴后顶方向皮下针刺1.2寸，沿风池穴对侧目内眦方向刺1.5寸，夹脊穴直刺1寸，每次行针35s，留针30min，每日1次，2周为1个疗程。经过治疗，治疗组患者痊愈36例，有效12例，无效2例，总有效率为96.0%。

（五）颈型颈椎病

1. 手法治疗

冯蕴哲等采用四指推法，通过观察VAS疼痛量表，颈椎功能障碍指数（NDI）及表面肌电图的变化，发现四指推法有效率为100%，证明四指推法能够有效地改善斜方肌的抗疲劳能力。

王峻良等通过对比曹仁发教授推拿手法与牵引治疗颈型颈椎病，发现治疗后患者的疼痛减轻，颈椎功能活动有显著改善。推拿具有多帮派、多学说、多领域及易操作的特点，对于缓解颈型颈椎病的疼痛及关节活动受限有良好疗效。

2. 针灸治疗

文薇等对患有颈型颈椎病患者进行浮针配合伸展疗法，其结果显示VAS评分均显著低于单一浮针治疗，证明浮针配合伸展疗法对颈型颈椎病患者有显著疗效。

宋忠阳等采用以颈椎椎体两侧及颈肩部的压痛点为主的针刺浅筋膜方法对符合诊断的患者进行治疗，发现针刺浅筋膜能够有效改善颈型颈椎病患者疼痛症状。

郭永红将普通针刺法与针刺运动法进行对比，研究其对颈型颈椎病的疗效差异，两组患者均取患侧后溪、外关、绝骨，留针20min，实验组边运针边嘱患者主动运动颈项部，随症增减运动幅度，结果显示实验组在颈僵直、活动受限方面有显著的改善，证明针刺运动法能够有效缓解颈型颈椎病的临床症状。

3. 艾灸治疗

黄征宙对比施以艾灸经验穴及找出患者的热敏穴再以雷火灸之两组在缓解颈型颈椎病的临床症状方面的疗效，通过数字疼痛量表评分（NRS）及NPQ颈痛量表评分发现雷火灸热敏穴对于缓解颈型颈椎病的疼痛有显著疗效。

杨世梅等通过应用 MPQ、NDI、SF-36 生活质量量表为疗效判断指标评分对比苗医隔药纸火灸及温针灸来治疗颈型颈椎病患者，证明苗医隔药纸火灸的治疗方式对患者的疼痛、肢体麻木情况有显著的改善，从而大大提高了患者的日常生活质量。

张海华通过比较热敏灸与艾炷灸两种疗法治疗颈型颈椎病，热敏灸组以艾条在颈肩部、督脉、足太阳膀胱经上寻找热敏点并加以施灸，而艾灸组在双侧颈夹脊压痛点、肩井、大椎上治疗，结果发现两者在改善症状上均有一定疗效，且热敏灸治疗颈型颈椎病有一些特定的高发热敏腧穴点，可以有效改善疼痛症状，预防疾病进展。

第六章 党氏手法

牵引状态下脊柱定点整复手法（党氏手法），该方法为近20年来陕西省中医医院骨科治疗颈椎病的一个常用手法，但是随着时间的推移该手法已经由原来的单纯手法，演化成了一种理念，要求以及颈椎病的诊疗过程，包括体格检查，拍片后确诊责任椎间隙，对责任椎间隙进行治疗性诊断后再查体，以及嘱咐患者以后的注意事项（平时的姿势要求、枕头的高低、以后能不能低头仰头、锻炼时具体注意事项等）。关于理念就是在辨证论治的基础上，对患者的责任椎间隙施行个体化的精准治疗方案，以及患者预后及康复方面指导的治未病的理念。辨证论治的证包括患者的症状、证候、影像学检查的特点征象、具体查体结果等，确定引起患者症状的病变间隙，就是对患者症状负责任的责任椎间隙，是由症状查体结果以及影像学结合产生的。精准治疗是指我们治疗时围绕患者的责任椎间隙进行有目的的、方向性的治疗以及平时的注意事项，不同于过去传统的仰头、颈椎枕以及定向或椎间隙牵引等。加之指导患者采取精准的、有目的的预防姿势，有针对性的锻炼姿势等，可以减少颈椎病的复发，达到上工治未病的目的。

党氏手法的特点是：①准。几乎所有的患者只要颈椎有症状我们医生就可以根据颈椎病党氏压痛点的规律摸出来患者的疼痛点。②快。一般颈椎的查体只需要1~3min，治疗一般也只需要1~3min，而且是在牵引状态下进行。③效。效果一般立竿见影，原压痛点及患者的症状可立刻减轻。④安。因为是在牵引状态下，影像学帮助的姿势下，不旋转、微动牵引，所以十分安全，至今未遇到症状加重情况。⑤信。通过对患者的查体、诊断性治疗等，患者症状快速缓解后，不但会增强患者的治疗信心、治疗依从性，还会增加对医生的信任感。

党氏手法看似简单，但是却包含了很大的内容，他是一个全新的概念，不但颠覆了以前大多数人对颈椎病的认知，而且将现代科技的影像学检查结果进行细化分证（征），与患者的症状结合，找出引起患者临床症状的责任椎间隙，治疗时针对责任椎间隙进行辨证治疗，治疗后患者日常的注意事项、枕头高低、牵引的方向等都是以证而论，功能锻炼都是因证而为，是目前唯一一个根据影像学客观标准作为临床诊断、治疗以及预防、判断预后的治疗方法。党氏手法的要求一般有：①要有详细的查体以及合理的影像学结果，可以排除椎体或周围有器质性病变。②牵引时头颈部的姿势必须根据动力位X线片的情况定位，选择是中立位、微屈位还是微仰头位，无片子时一般禁止手法，实在没有条件时可以采用头颈部微屈曲。③要明确地确定患者颈部的压痛点（党氏压痛点）（一般间隙处在责任椎间隙的小关节后外侧），手法时位于头部后侧的拇指一般位于责任椎间隙下方椎体上关节突的后侧。④牵引是前后全程牵引，保证在整复时均衡用力，肌肉及韧带顺行紧张，保持正常张力及约束力。⑤牵引状态下配合整复微动的病变间隙，使位于颈部后侧的拇指固定于下位椎板，同步用力。⑥治疗时头颈部不动或微动，无旋转运动，可以允许有侧向的加力牵引。⑦治疗后放松牵引时要缓慢进行，以防患者不适。⑧治疗后马上对患者的颈部再做检查，与原来的压痛点进行对比，确定患者症状的改善程度。

党氏手法常规分为查（查体检查）、定（定点定位）、牵（牵引）、整（整复复位）、观（观察）5个步骤。具体操作步骤如下：

查：是指查体检查，患者来就诊后询问症状，拍动力位X线片后进行详细的查体。

定：通过查体及观看动力位片确定引起颈椎病症状的病变责任椎间隙及颈部的压痛点，一般一个病变间隙有两个压痛点，一个位于肩胛提肌及斜方肌处，另一个位于责任椎间隙的小关节的后外侧。定就是定位、定压痛点，拇指固定压痛点。

牵：就是牵引，确定压痛点后，用拇指固定，用固定指的虎口托住患者枕骨粗隆下，上肢的前臂托住患者的下颌，前后合力向上牵引。

整：整复相对有移位的椎体，即在牵引的状态下通过向上的合力与定点位置向前向下的力，使微动的椎间隙通过韧带、纤维环、肌腱及关节囊的约束力及复位的合力纠正椎体间的前后位移及旋转。

观：即观察，经过牵引状态下脊柱定点整复手法（党氏手法）的治疗后，再查体看原来的压痛点与治疗后的前后对比，即可判断出治疗的效果。

一般如此治疗后一定要嘱咐患者要特别注意头颈部的姿势（根据动力位片子判定患者能否低头及仰头），不能做的姿势尽量不要做。患者的枕头也应特别注意，具体高低在本书第二篇第十章详细论述。

第七章　颈椎病的诊断思路与治疗

颈椎病的症状虽然繁多，但是它的主要症状不外乎疼痛、麻木、活动受限、眩晕、恶心、肢体活动障碍等，当我们面对这些症状时，需要如何检查才能准确快速地做出正确的诊断以及合理的治疗呢？

一、疼痛的诊断思路

当颈椎病患者以疼痛就诊时首先要查的是：

1. 疼痛的部位（头部、颈部、背部、肩部、上臂、肘部、前臂及腕部手指）

颈椎病出现的疼痛部位不同，引起症状的部位不同，考虑的病变椎间隙就不同，检查时的阳性结果要看是否与之相符（颈神经的绝对支配区颈 2 神经在枕骨粗隆、颈 3 神经在锁骨上窝、颈 4 神经在肩峰外缘、颈 5 神经在肘横纹外侧、颈 6 神经在拇指、颈 7 神经在中指、颈 8 神经在小指）。例如背部疼痛还考虑背部肌筋膜炎及类肩胛上神经卡压征，手指疼痛还要考虑腱鞘炎等。

2. 疼痛的性质（刺痛、放射样疼痛、刀割样疼痛、钝痛、隐痛）

疼痛的性质不同，考虑的疾病也不同，例如刀割样疼痛如果伴有皮肤发红考虑痛风，无红肿并向拇指放射疼痛考虑颈 5～颈 6 椎间盘脱出；同样刀割样疼痛无红肿沿上臂后外侧，前臂外侧放射考虑类肩胛上神经卡压征；背部紧痛不适，扩胸后缓解考虑背部肌筋膜炎。

3. 疼痛的时间（白天、晚上）及持续时间（一过性、持续痛、间歇痛）

肩周炎的疼痛以晚上翻身为主，可以疼醒，肩部的主被动活动受限；类肩胛上神经卡压征虽然晚上加重但是上举患肢刀割样疼痛及不适感会减轻。肩周炎与体位有明显的关系，可以表现为一过性。肩袖损伤只是在活动到一定程度即疼痛弧（外展上举 60°～120°）时疼痛，落枕及颈椎病为持续性疼痛，一般与头颈部姿势有关。

4. 与体位有无关系（头颈部变换体位、肩部及上肢变换体位）

肩周炎与体位有明显关系，在一定姿势下是不会疼痛的，但是主被动活动会受限制，颈椎病与头颈部的姿势有明显的关系；类肩胛上神经卡压征晚上加重但是上举患肢刀割样疼痛及不适感会减轻，背部肌筋膜炎及棘突炎扩胸活动后会减轻；冈上肌腱炎活动时有疼痛弧（外展上举60°~120°）；肱二头肌短头肌腱炎向后背伸旋转时疼痛加重。

5. 有无局部压痛

颈椎病一般都会有明显压痛（脊髓型可以除外）；肩周炎有明确的压痛点，而且在肩关节附近；肩胛上神经卡压征有压痛点而且在冈上窝及冈下窝附近；类肩胛上神经卡压征压痛点明显，主要是冈下窝及肩胛骨的内上角，桡神经沟以及桡神经腱弓处；肱二头肌短头肌腱炎压痛点在以喙突为主周围也有压痛；冈上肌腱炎压痛点在肩外侧以及喙突处；斜角肌综合征压痛及诱发加重部位在斜角肌与中斜角肌间隙处。

6. 局部有无皮疹、皮温升高、皮肤发红、皮肤破溃及肿胀

此目的是排除感染、痛风、带状疱疹、银屑病性关节炎等疾病。

7. 具体的压痛点在哪里

颈椎病在颈椎病变椎间隙的小关节压痛明显（脊髓型可以除外），斜方肌及肩胛提肌有压痛；肩周炎压痛点在肩关节附近；类肩胛上神经卡压征压痛点主要是冈下窝及肩胛骨的内上角，桡神经沟，桡神经腱弓处；肱二头肌短头肌腱炎压痛点在喙突及周围；肩胛上神经卡压征有压痛点而且在冈上窝及冈下窝附近；冈上肌腱炎压痛点在肩外侧并在活动时有疼痛弧；肱骨外上髁炎及内上髁炎压痛点在肱骨的内外髁；背部肌筋膜炎压痛点在肩胛骨内侧缘；棘突炎压痛点在棘突后侧。

8. 有无肌肉萎缩

颈椎病常无肌肉萎缩；肩胛上神经卡压征可有肌肉萎缩，但是类肩胛上神经卡压征未见肌肉萎缩。

二、麻木的诊断思路

当怀疑有颈椎病引起麻木时，需要考虑的有如下：

1. 麻木的部位

颈椎病的麻木与椎间隙有明显的关系（颈神经的绝对支配区颈2枕骨粗隆、颈3、胸骨上窝、颈4肩峰外缘、颈5肘横纹外侧、颈6拇指、颈7中指、颈8小指）；有感觉减退考虑末神经炎；五个手指麻木考虑斜角肌综合征（胸廓出口综合征）；全桡侧三个半手指麻木考虑腕管综合征，或类肩胛上神经卡压征；尺侧一个半手指麻木考虑尺神经沟炎；虎口背侧感觉减退考虑桡神经卡压症；脊髓空洞症引起肢体的痛触觉感觉减退；头颅内病变引起的麻

木多为半侧肢体感觉异常；个别腔隙性梗死可以有单指的感觉异常。

2. 麻木的时间

胸廓出口综合征引起的麻木时间不固定，与姿势有明显的关系；末梢神经炎的麻木为持续性；类肩胛上神经卡压征引起的麻木与体位有关系。

3. 有无压痛点

颈椎引起的（典型的脊髓型除外）在颈部病变的间隙会有明确的压痛点；尺神经沟炎、腕管综合征及斜角肌综合征分别在肘部、腕部及斜角肌处有压痛点并会复制出症状及加重；类肩胛上神经卡压征在背部有明确的压痛点。

4. 有无感觉减退区

周围神经的压迫（颈椎病、尺神经沟炎、腕管综合征、斜角肌综合征）会有明确的感觉减退区，类肩胛上神经卡压征桡侧的3个手指没有感觉减退区。

5. 有无合并其他疾病

如合并有其他疾病要详细检查原发疾病可能出现的并发症。

三、眩晕的诊断思路

1. 眩晕的类型

（1）真性眩晕（周围性、前庭外周性）：呈阵发性的外物或本身的旋转、倾倒感、堕落感，症状重，多伴有明显的恶心、呕吐等自主神经症状，持续时间短，数十秒至数小时，很少超过数天或数周者。多见于前庭外周性病变。

（2）假性眩晕（中枢性、脑性）：为外物或自身的摇晃不稳感，或左右或前后晃动，注视活动物体时，或嘈杂环境下加重。症状较轻，伴发自主神经症状不明显，持续时间较长，可达数月之久，多见于脑部和眼部等疾患。

关于与颈椎病有关的眩晕主要考虑以下几个方面：

（1）发作时间、诱因、病程，有无复发性特点。

（2）有无发热、耳鸣、听力减退、恶心、呕吐、出汗、口周及四肢麻木、视力改变、平衡失调等相关症状。

（3）有无急性感染、中耳炎、颅脑疾病及外伤、心血管疾病、严重肝肾疾病、糖尿病等病史。

（4）有无晕车、晕船及服药史。

2. 引起眩晕的主要疾病

（1）前庭神经元炎：此病为末梢神经炎的一种。病变发生在前庭神经节或前庭通路的向心部分。病前2周左右多有上呼吸道病毒感染史，眩晕症状可突然发生，持续数日或数月，活动时症状加重。自主神经系统的症状一般比梅尼埃病稍轻。无听力改变，即无耳鸣及耳聋的主诉。多数患者两三个月后症状完全缓解，仅少数病例有反复发作的现象。检查时可见有向健侧的自发眼震，患侧前庭功能低下或半规管麻痹，无其他颅神经受损症状。

（2）突发性聋伴眩晕：30～50岁多见，可能因内耳病毒感染或血管病变或窗膜破裂引起，患者突发一侧耳鸣、耳聋，其中部分病例伴眩晕呕吐；病情似梅尼埃病，但眩晕持续时间较长，以后无反复发作。听力检查呈重度感音神经性聋（多大于60dB），伴眩晕者前庭功能可有损害。

（3）迷路炎：患急性或慢性化脓性中耳炎者，感染扩散可波及内耳迷路，发生浆液性或化脓性迷路炎，此时患者除耳漏外，会伴有耳鸣、眩晕、恶心、呕吐及听力下降，可出现向患侧的自发眼震，迷路有瘘孔时，外耳道加压可引起眩晕，眼震更加明显，即瘘管试验阳性。当病情进展为化脓性迷路炎时不仅眩晕严重，持续存在，听力可下降为聋，自发眼震转向健侧，前庭功能检查患侧反应消失。上述情况发生时，应拍耳乳突X线片，最好做颞骨CT扫描，明确是否存在乳突炎、胆脂瘤、迷路瘘管。病毒性迷路炎多因疱疹病毒、腮腺炎病毒、麻疹病毒感染引起。继病毒感染后，患者出现眩晕、步态不稳、明显的恶心呕吐，多伴有重度耳聋。前庭功能检查患侧功能低下或消失。眩晕症状由于患者健侧前庭功能正常，经1～3个月眩晕症状可逐渐消失。

（4）迷路震荡：多由于头外伤引起，常与脑震荡同时存在，因爆炸后产生强大的空气气浪冲击，同样可引起内耳迷路震荡。创伤后患者出现眩晕、恶心、呕吐、受伤耳听力明显下降。耳科检查时部分可见伴有鼓膜外伤，鼓膜出现破裂或出血。听力检查中可见到不同程度和不同性质的单侧或双侧的听阈改变，重者可全聋，有的声导抗测听可提示有听骨链损伤，患侧前庭功能低下。在诊断脑震荡患者时，特别是伴有听力障碍和眩晕主诉者，应注意到同时可有迷路震荡存在。

（5）前庭系统药物中毒：多在使用链霉素、庆大霉素、卡那霉素等氨基糖苷类抗生素，或用奎宁、水杨酸类药物，或用苯妥英那过量后，可引起内耳中毒。一般在用药后数日或数周出现前庭中毒症状，表现为头晕、步态蹒跚，原来会走路的孩子会出现站立不稳、走路困难，成年人会感到脚下没根及步行困难，夜间尤为明显，坐位或卧床时眩晕不明显，活动时眩晕加重，部分人伴有耳鸣、耳聋，耳蜗中毒的症状可与前庭中毒同时或稍后出现。前庭系统药物中毒如发生在儿童期，由于儿童尚在发育期，代偿能力强，经数周后步行困难可明显改善，症状消除，一般预后良好。相对老年人来说，年龄越高恢复越慢。

(6) 位置性眩晕：与上述梅尼埃病不同，位置性眩晕系指眩晕的发作不是自发性而是诱发性的，即仅在一个或几个特定头位时发生眩晕，有周围前庭性及中枢性 2 种。

周围前庭性者称为良性发作性位置性眩晕，最可能是由于外伤、血管疾患、感染等引起耳石器病变，变性的耳石、细胞等沉积在后半规管壶腹胶顶，致密度增加，头位改变时引起胶顶偏斜，诱发眩晕。临床表现仅在取某种头位时出现一过性眩晕，持续时间很少超过 30s，无耳鸣耳聋。取眩晕发作头位时，经数秒潜伏期后出现眩晕及旋转性眼震，重复实验时反应减弱以至不复出现，隔一段时间检查又可诱发。前庭功能多正常。

中枢性者见于后颅窝疾患，取诱发头位时出现的眼震持续时间长，多为垂直性，无潜伏期及疲劳现象。

(7) 自主神经功能紊乱：多见于中年女性，神经较敏感易激动或性格内向者容易发病。病前可有精神刺激，出现突然发作眩晕、外景旋转、不敢睁眼，一般伴有恶心、出冷汗、面色苍白等症状，发作后恢复正常。听力及前庭功能检查均正常。

(8) 先天性前庭导水管扩大综合征：自 1978 年 Alvassori 首先报告，现国内已很多见。该病多在儿童期发现，患儿自幼听力差，伴言语障碍，双耳听力可不对称，常因头部外伤、感冒等诱因而有听力波动，部分患儿有典型的眩晕发作史，发病极似梅尼埃病，眩晕发作后多有听力下降，反复听力波动后，可造成听力重度损伤难以恢复。该病诊断主要依颞骨 CT 检查呈现前庭导水管扩大为据，有时可伴有前庭和半规管或耳蜗的先天畸形。患儿可有阳性家族史，同胞易同样发病。

(9) 颈源性眩晕：为颈椎及有关软组织（关节囊、韧带等）发生器质性或功能性变化引起的眩晕。常见的颈椎器质性损害及颈部软组织病变，如颈椎病、环枕畸形、颈部外伤、颈肌损伤、关节囊肿、椎间盘突出、前斜角肌压迫、韧带损伤等，刺激颈交感神经引起椎动脉痉挛等。眩晕多在颈部转动时发生，一般无耳蜗症状，可伴有颈枕部疼痛，颈椎旁有深压疼，手臂部麻木、无力。

(10) 耳源性眩晕：系指前庭迷路感受异常引起的眩晕。当发生迷路积水（梅尼埃病）、晕动病（晕舟车病）、迷路炎、迷路出血或中毒、前庭神经炎或损害、中耳感染等都可引起体位平衡障碍，发生眩晕。由于前庭核通过内侧束与动眼神经核之间有密切联系，因此当前庭器受到病理性刺激时，常发生眼球震颤。耳源性眩晕的主要表现为发作性眩晕、听力减退及耳鸣，重症常伴有恶心、呕吐、面色苍白、出汗等迷走神经刺激现象，可发生水平性或水平兼旋转性眼球震颤。一次发作的时间较短,患者常感物体旋转或自身旋转,行走中可出现偏斜或倾倒,发作中神志清醒。

(11) 中毒性眩晕:常见耳毒性药物有链霉素、卡那霉素、新霉素、异烟肼、奎宁、水杨酸类药、有机磷、汞、铝、酒精、烟草等。主要损害内耳听神经末梢,前庭器官中毒引起眩晕,如耳蜗神经亦受损则发生双侧感音性耳鸣。

(12) 颈源性眩晕(椎动脉压迫综合征、椎动脉颈椎病):过去大多认为由于颈椎肥大性骨质增生引起,现认为是由于椎体失稳或旋转造成椎动脉痉挛,脑基底动脉供血不足,或者由于原来一侧椎动脉有问题,向好的一侧转动后出现症状,眩晕发作常与头转动有关。固定患者头部,使其身体左、右转动,可立即诱发眩晕,常伴有复视或暂时性视野短缺,如进行 X 射线检查,则显示颈椎有骨质增生,动力位椎体失稳或椎体后缘双边旋转,MR 检查显示一侧椎动脉狭窄。

(13) 小脑疾病:可见于蚓部下端及小叶小结部肿瘤和小脑后下动脉血栓形成。多表现为平衡失调,轻度眩晕、醉汉样步态,眼球震颤常不明显。小脑后下动脉血栓形成常骤然发生严重的眩晕,上、下肢共济失调,多无神志昏迷,可有眼球震颤、言语不清及吞咽困难。

(14) 大脑疾病:如癫痫发作的眩晕先兆、偏头痛发作、脑血管硬化和脑瘤的颅内高压等。此类眩晕常根据其原发病进行诊断。

(15) 眼源性眩晕:如眼肌麻痹产生复视,注意飞快行车或站立于悬崖等,引起头晕眼花及眩晕。

四、活动受限的诊断思路

颈肩部的活动受限的诊断比较简单,分为器质性与功能性活动受限。功能性活动受限又分为:主动活动受限或被动活动受限;肌源性、神经源性活动受限,关节囊或韧带引起的活动受限还是骨性活动受限。活动受限还要分清是头颈部活动受限、肩部活动受限还是背部活动受限。另外一定要拍片及详细查体排除一些器质性的病变引起的活动受限,以免漏诊。

头颈部的活动受限虽然最多的是颈椎病,但是还需要排除寰枢椎半脱位、强直性脊柱炎头颈部改变、先天性肌斜颈、骨性斜颈、颈项部的肌筋膜炎,以及颈椎病等。

肩背部的活动受限分为主动活动受限和被动活动受限,主动活动受限大多是由于肌肉以及神经的问题引起的,关节的结构完全正常,颈椎病椎间盘脱出压迫了支配肩部的肌肉的神经出现肩部不能上抬,还有肩后面的腋神经的卡压(四边孔综合征等)刺激出现三角肌萎缩,或者肩胛上神经卡压征出现肩部不适甚至肌肉萎缩上抬无力，还有冈上肌腱断裂出现的上肢外展到60°时出现耸肩不能上抬的现象。还有很多种情况是由于肌腱的炎症，活动时疼痛，而出现主动活动受限的假阳性情况。

肩部被动活动受限最多的是肩周炎，但是它有自己的疼痛规律，初期肩关节酸困不适，病变逐渐加重活动逐渐受限制，不能明确的诊断，有查体诊断为冈上肌腱炎的可能，活动受限制也逐渐加重，而且疼痛是活动时疼痛，静止不痛，一般半年左右疼痛到最高峰，主被动活动完全受限制，以夜间疼痛剧烈，翻身时可以痛醒，或者是无准备的活动患肢会有撕裂的疼痛感，以后逐渐缓解，1~2年会自愈（疼痛消失、活动正常）。

肩袖损伤：肩袖是覆盖于肩关节前、上、后方之肩胛下肌、冈上肌、冈下肌、小圆肌等肌腱组织的总称。位于肩峰和三角肌下方，与关节囊紧密相连。肩袖的功能是上臂外展过程中使肱骨头向关节盂方向拉近，维持肱骨头与关节盂的正常支点关节。肩袖损伤将减弱甚至丧失这一功能，严重影响上肢外展功能。本病常发生在需要肩关节极度外展的反复运动中（如棒球、自由泳、仰泳、蝶泳、举重以及各种球拍运动等）。但是临床上冈上肌腱的损伤最多，本病多见于40岁以上患者，特别是重体力劳动者。伤前肩部无症状，伤后肩部有一时性疼痛，隔日疼痛加剧，持续4~7d。患者不能自主使用患肩，当上臂伸直肩关节内旋、外展时，大结节与肩峰间压痛明显。肩袖完全断裂时，因丧失其对肱骨头的稳定作用，将严重影响肩关节外展功能。肩袖部分撕裂时，患者仍能外展上臂，但有60°~120°疼痛弧。本病临床上极易与肩周炎混淆，首先发病年龄相仿，其次都属于慢性疾病，肩袖损伤现在查MRI出现阳性诊断的很多。如果不进行查体临床上极易混淆。

肩峰撞击症：肩部撞击症又称肩峰下疼痛弧综合征，是肩关节外展活动时，肩峰下间隙内结构与喙肩弓之间反复摩擦、撞击而产生的一种慢性肩部疼痛综合征，是中年以上者的常见病。该病包括肩峰下滑囊炎、冈上肌腱炎、冈上肌腱钙化、肩袖断裂、肱二头肌长头腱鞘炎、肱二头肌长头断裂。其共同临床特征是肩关节主动外展活动时有一疼痛弧，而被动活动疼痛明显减轻甚至完全不痛。肩部疼痛，以肩峰周围为主，有时涉及整个三角肌部。疼痛以夜间为甚，病人畏患侧卧位，严重者需长期服用止痛药。其次是患肢无力，活动受限，当上臂外展到60°~80°时，出现明显疼痛，有时可感觉到肩关节被"物"卡住而不能继续上举。此时需将上肢内收并外旋，使大结节从肩峰后部通过才能继续上举。

肩峰下滑囊炎：肩峰下滑囊是全身最大的滑囊之一，位于肩峰、喙肩韧带和三角肌深面筋膜的下方，肩袖和肱骨大结节的上方。因肩部的急慢性损伤，炎症刺激肩峰下滑囊，从而引起肩部疼痛和活动受限为主要症状的一种病证，称为肩峰下滑囊炎。疼痛、运动受限和局限性压痛是肩峰下滑囊炎的主要症状。疼痛逐渐加重，夜间痛较著，运动时疼痛加重，尤其在外展和外旋时疼痛加剧（挤压滑囊）。疼痛一般位于肩部深处，涉及三角肌的止点等部位，亦可向肩胛部、颈部和手等处放射。肩关节、肩峰下、大结节等处有压痛点，可随肱骨的旋转而移位。当滑囊肿胀积液时，整个肩关节区域和三角肌部均有压痛。为减轻疼痛，患者常使肩关节处于内收和内旋位，以减轻对滑囊的挤压刺激。随着滑囊壁的增厚和粘连，肩关节的活动范围逐渐缩小以至完全消失。晚期可见肩胛带肌肉萎缩。

另外偏瘫后肩关节主被动活动障碍、肩关节脱位引起的关节功能障碍以及骨折等多种原因均可以出现肩关节的活动受限。

第八章 颈椎病临证分析要点及鉴别诊断

颈椎病患者来院后，在门诊应简便快速而且准确地做出正确的处理，可将患者的临床主诉分类判断，再进行详细的查体，有针对性地进行合理的检查，然后做出准确的诊断，合理的治疗。主要症状可以分为疼痛、眩晕、麻木、活动受限及颈项部不适等。现将患者主诉来医院的症状以及简便处理及思维方式总结如下。

1. 疼痛

患者以疼痛为主诉来医院，首先要看疼痛的部位、压痛点、疼痛的性质等基本情况，便于诊断及鉴别诊断。

（1）常规疼痛的部位有：头痛、颈痛、肩痛、上肢痛、背痛等。

头痛（向偏侧放射）：头痛为颈椎病的少见症状，常因为仰头或低头出现枕神经的刺激症状，以头后侧以及后侧偏外侧为主。如果疼痛时伴有发热、喷射性呕吐、颈项僵直或血压的异常波动，首先不考虑颈椎病，应该排除头颅内的感染、肿瘤、出血、梗死等器质性病变。还有部分会因为上颈部不适、局部的肌肉紧张或神经的交通支影响到周围的面神经等而出现一侧的颜面部不适感觉。

颈痛：颈项部疼痛多是颈椎引起的，还会有颈项部肌筋膜炎、落枕等疾病会出现颈项部的疼痛，另外如果皮温异常、疼痛异常等需要排除结核、感染以及肿瘤等疾病。颈椎病的压痛点（党氏压痛点）在病变责任椎间隙的后外侧，及斜方肌与肩胛提肌的肌腹的不同部位，根据具体的病变间隙压痛点高低会有差距；而筋膜炎的压痛部位以棘突旁肌肉部分为主，会向下一直到肩胛骨的内侧缘；落枕实际上就是颈椎病的颈型表现，以颈局部压痛为主。

肩痛：肩部疼痛最主要的是考虑肩周炎、颈椎病、肩袖的损伤、肌腱炎、肩峰撞击症以及滑囊炎。主要区别是在于压痛点的部位以及主被动活动时的情况，肩周炎是肩部的主被动活动均受限制，而肩袖损伤是活动时会有疼痛弧，真正完全上举就会减轻。早期的肩周炎与肩袖损伤不易区别，颈椎病引起的肩部疼痛可以是局部疼痛不适，甚至主动活动不能，被动活动正常，其他肌腱炎、滑囊炎均要根据压痛点判断，就是肩峰撞击综合征与肩袖损伤鉴别相对困难一些。

上肢痛：上肢痛是一个笼统的提法，颈椎的颈3～颈4椎间隙有问题会有肩部疼痛，颈4～颈5椎间隙有问题会出现肘外侧的疼痛不适，颈5～颈6椎间隙有问题可以有拇指的疼痛及感觉减退，而一般常见的网球肘、棒球肘等疼痛会有明显的压痛点。

背痛：背部疼痛临床上也很常见，可能是颈椎引起的，但绝大多数是背部肌筋膜炎以及棘突炎（棘上韧带劳损），颈椎病的压痛点在背部不确切，是以发紧不适为主，筋膜炎以及类肩胛上神经卡压征的压痛点一般在菱形肌处。

(2) 压痛点：根据不同的压痛点考虑不同的疾病。

寰枢关节半脱位压痛点会在寰枕部周围。

颈椎病因为不同的责任椎间隙会在不同的椎体平面有压痛，最常见的压痛点是党氏压痛点，即在责任椎间隙小关节关节囊的后外侧，以及对应的脊神经分管的肌肉部分，在查体拿捏时可触及条索并且明显的捏痛。

颈背部肌筋膜炎的压痛点一般是在棘突旁肌肉处，以及肩胛骨内侧缘内侧的肌肉处。

肩周炎的压痛点在肩关节周围的前、后、外、上方。

肩袖损伤（冈上肌腱炎）的压痛点是在肩关节前侧以及冈上肌腱的止点处。

肩峰撞击症的压痛点是在肩峰外下侧。

二头肌短头肌腱炎的压痛点是在局部。

肩胛背神经卡压的压痛点会在胸2椎体棘突的侧面。

类肩胛上神经卡压征的压痛点在肩胛骨的内上角处、冈下窝处、上臂外侧桡神经沟处以及桡神经腱弓处。

网球肘及棒球肘的压痛点分别位于肱骨外（内）上髁以及伸（屈）肌腱及肌腹处。

桡骨茎突狭窄性腱鞘炎的压痛点在桡骨茎突出处。

前斜角肌综合征的压痛点（触发点）在前斜角肌及中斜角肌间隙处。

(3) 疼痛的性质及伴发症状：

颈椎病根据不同的分型会有不同的疼痛性质：颈型以颈项部酸困疼痛为主；神经根型是以放射疼痛为主，根据具体不同的神经刺激会有不同部位的放射。

背部肌筋膜炎的疼痛以发紧并有疼痛为主，以低头时症状最重，重时双上肢内收上举活动会受限制。

类肩胛上神经卡压征是以肩背部疼痛向上臂外后侧、前臂外侧放射，患肢抱头姿势会缓解，可有手部桡侧三个手指的麻木（实为贴皮感）。

肩周炎会有撕裂样疼痛，夜间翻身可以疼醒，主被动活动时都会出现。

2. 眩晕

引起眩晕的疾病很多，可以分为中枢性眩晕以及周围性眩晕，我们在这里主要是讨论常见的周围性眩晕，包括颈椎病、良性位置性眩晕、梅尼埃病等。

颈椎病引起的眩晕，可以有椎动脉压迫或痉挛引起的椎动脉型颈椎病，也可以是交感神经引起的椎动脉痉挛的交感神经型颈椎病，由于以前所谓的椎动脉旁的增生退变压迫椎动脉的典型病人凤毛麟角，所以曾经在眩晕的《国际头痛疾病分类 第3版》里剔除了颈源性眩晕，但是我们在临床上合理地解释了颈源性眩晕的机理，临床上此类病人实际上是很多的。临床上我们通过治疗性诊断反证了颈源性眩晕的存在。颈椎病引起的头晕可以有头木、视物不清及眩晕等症状，它主要与头颈部的姿势有关系，主要是椎动脉受到椎体失稳的刺激，或者原来一侧的椎动脉有问题，头部向健侧旋转时出现椎动脉失代偿而出现头晕。它主要是在颈部过伸过屈位置时，或者是在左右旋转时出现眩晕、猝倒等症状（原无），它的眩晕一般不会出现意识方面的问题，而且猝倒一般是旋转到某一方向时突然出现，摔倒后可以立即起来，不知怎样摔倒的。同时患者的颈部只有不适感，一般不会出现疼痛，但是临床上我们发现查体时颈部会有一个明显的压痛点。

良性位置性眩晕（耳石症）：良性阵发性位置性眩晕（BPPV）是一种临床上常见的周围性前庭疾病，是最常见的源于内耳的眩晕病。当头部运动到某一特定位置时可诱发短暂的眩晕，并伴有眼震和自主神经症状。可见于各年龄段，老年人多见。该病具有自限性。最常累及的半规管为后半规管（占80%~90%），其次为外半规管（占10%），最少受累的是前半规管（占2%）。可以有左右旋转、过伸过屈位出现眩晕，大多还会在起床或躺下时出现一过性持续数秒的眩晕，其他位置不会出现症状。诊断要点主要包括以下4点：反复发作性眩晕，眩晕常在体位变化时诱发，眩晕持续时间一般小于1min，同时要注意除外其他眩晕疾病。

梅尼埃病一般为单侧的持续性眩晕，患者出现发作性眩晕、波动性耳聋、耳鸣和耳胀满感四联症表现。梅尼埃病是一种特发性内耳疾病，曾称美尼尔病，在 1861 年由法国医师 Prosper Ménière 首次提出。该病主要的病理改变为膜迷路积水，临床表现为反复发作的旋转性眩晕、波动性听力下降、耳鸣和耳闷胀感。

另外眩晕还需要排除以下疾病：

（1）中枢性疾病。

听神经瘤、多发性硬化、动脉瘤、小脑或脑干肿瘤、颈源性眩晕、Amolk-Chiat 畸形、一过性发作性脑缺血、脑血管意外、脑血管供血不足等，尤其在急性发作眩晕时，应首先除外神经内科的急症，如延髓背外侧综合征、后循环缺血、脑血管病变等。

（2）外周性疾病。

前庭神经炎、前庭药物中毒、迷路炎、突发性聋、Hunt 综合征、耳硬化症、自身免疫性内耳病、外淋巴瘘等。

（3）代谢性疾病。

糖尿病、甲状腺功能亢进或低下、Cogan 综合征、血液病、自身免疫病等。

（4）其他系统性疾病。

如心脏病、原发性高血压等。

3. 麻木

麻木虽然是颈椎病的一个主要症状，而且患者一出现麻木就会想到颈椎病或者内分泌医生说的末梢神经损害，但是临床上这两种原因引起的还是相对少见，临床上要判断麻木是由于哪种原因引起的必须清楚神经是在哪一个部位压迫，必须经过详细的查体。

颈椎病引起的麻木是根据神经根的压迫部位及绝对支配区确定具体的部位的，例如颈 3、颈 4 有问题压迫颈 4 神经根，会出现肩部的麻木疼痛不适；颈 4、颈 5 有问题会压迫或刺激颈 5 神经根，会出现绝对支配区的肘外侧疼痛麻木；颈 5、颈 6 椎间隙有问题压迫或刺激颈 6 神经根，会出现绝对支配区的拇指的疼痛或麻木；颈 6、颈 7 椎间隙有问题压迫或刺激颈 7 神经根，会出现绝对支配区的中指的疼痛或麻木；颈 7、胸 1 间隙有问题压迫或刺激颈 8 神经根，会出现绝对支配区小指的疼痛或麻木，这里的麻木指的是感觉减退的麻木而不是没有查体症状的自觉症状麻木。

末梢神经炎引起的麻木是手套状或是袜套状神经感觉减退，而不是具体的某一神经根。末梢神经炎是由多种原因如中毒、营养代谢障碍、感染、过敏、变态反应等引起的多发性末梢神经损害的总称，临床主要表现为肢体远端对称性感觉、运动和自主神经功能障碍。常见原因有：

（1）中毒：如铅、砷、汞、磷等重金属，呋喃西林类、异烟肼、链霉素、苯妥英钠、卡马西平、长春新碱等药物以及有机磷农药等有机化合物。

（2）营养代谢障碍：如B族维生素缺乏、糖尿病、尿毒症、慢性消化道疾病、妊娠等。

（3）感染：常伴发或继发于各种急性和慢性感染，如痢疾、结核、传染性肝炎、伤寒、腮腺炎等，少数可因病原体直接侵犯周围神经所致，如麻风神经炎等。

（4）过敏、变态反应：如血清治疗或疫苗接种后引发的神经炎等。

（5）其他：如结缔组织疾病，遗传性疾病如腓骨肌萎缩症、遗传性共济失调性周围神经炎、遗传性感觉性神经根神经病等。此外，躯体各种癌症也可引起多发性神经炎，且可在原发病灶出现临床症状之前数月发生，应引起警惕。

除少数病因（如麻风）所致者周围神经有炎性改变外，病理改变主要是周围神经的节段性脱髓鞘改变和轴突变性，或两者兼有。少数病例可伴有神经肌肉连接点的改变。

末梢神经炎的主要表现为肢体远端对称性感觉、运动和自主神经功能障碍。肢体远端对称性感觉障碍：感觉异常（疼痛、麻木、过敏、减退）常呈手套、袜套式。运动障碍：肌力减退、肌张力低下、腱反射减弱或消失，晚期有以肢体远端为主的肌肉萎缩。自主神经功能障碍：肢端皮肤发凉、苍白、发绀或出汗障碍，皮肤可粗糙、变薄等。

斜角肌综合征引起的麻木临床上是最多的，前斜角肌位于颈椎外侧的深部，起于颈椎3~6横突的前结节，止于第一肋骨内缘斜角肌结节。前斜角肌综合征是指各种原因引起前斜角肌水肿、增生、痉挛并上提第一肋，导致斜角肌间隙狭窄，卡压穿行其间的臂丛神经及锁骨下动静脉而引起相应临床症状的疾患。本病与神经血管束通过斜角肌构成的三角间隙有关。器质性原因有如下：①先天性畸形：前中斜角肌融合成为一块，因此臂丛必须劈开前、中斜角肌的纤维穿过；②前斜角肌肥大：可以是原发的，也可以是继发于臂丛受刺激而引起的前斜角肌痉挛；③前斜角肌的附着点靠外：前斜角肌的附着点靠外造成三角间隙的狭窄。以上3种情况均可使神经血管束受压产生斜角肌症候群。前斜角肌症状群发生于中年人，女性多于男性，右侧多于左侧，患者一般呈现下垂肩与肩胛带的肌肉不发达。其症状则因受压的组织而有所不同。但是临床上大多是由于臂丛神经从前斜角肌与中斜角肌中间通过，由于姿势的原因压迫或刺激引起临床症状，不是器质性的原因，临床上最多见于患者侧卧时出现麻木或者是在骑自行车动作时出现麻木，可以是整个手的麻木或者是桡侧或尺侧的局部麻木，但是一般压迫局部臂丛神经斜角肌处可以复制出患者的临床症状。

还有尺神经沟压迫或刺激尺神经出现的尺侧一个半手指的感觉减退，以及骨间肌的无力，即尺侧一个半手指的麻木，压迫肘部尺神经沟处可以诱发出来症状。

正中神经腕管处压迫或刺激出现的桡侧三个半手指的麻木以及感觉减退，临床上压迫腕管处可以复制出来症状。

桡神经腱弓处压迫会出现患肢虎口处感觉减退，或者是骨间神经压迫的食指末节感觉减退。

4. 活动受限

活动受限分为主动活动受限、被动活动受限，以及主被动活动都受限。它是区别活动限制的主要标准，主动活动受限说明患者肌肉无力或是活动过程中出现阻挡，被动活动受限说明活动的关节有粘连或是有撞击。

颈椎病一般不会出现活动障碍，只有明显的颈神经压迫才会出现支配区的肌肉无力，因为没有粘连，所以被动活动不受限制（除外由于发育的原因引起椎体的先天性畸形），但临床上脊髓型颈椎病或者是椎动脉型颈椎病常会有屈伸或者旋转功能受限，此类主动活动受限与头部的神经压迫出现的上肢活动受限不易区分，但是从其他方面区别会很容易。

另外临床上有很多患者，会出现突然性的颈项部活动受限，甚至坐位时不能胳膊内收上举脱毛衣，平卧时头不能抬起，伴随肩背部发紧的感觉，此类患者一般是考虑颈背部的肌筋膜炎，该病坐起来时患者低头困难，扩胸时背部症状会减轻，临床上与颈椎病容易混淆。

肩周炎出现的肩关节活动受限是肩部的主被动活动均受限制，自己抬不起来患肢，检查者也不能抬起患肢，肩关节各个方向的活动均受限制，而且患者的病程不会超过2年。此类易与肩袖损伤混淆，但是经过详细的查体可鉴别。临床上很多MRI报告的肩袖损伤患者，查体时见不到被动活动完全受限制，没有出现疼痛弧的征象，所以临床诊断一定要注意。

肩袖损伤或冈上肌腱炎引起的肩关节活动受限是患肢活动（外展）60°时出现疼痛，持续上举疼痛，到120°后疼痛减轻或缓解。与肩周炎的主被动活动均受限制有区别。

肱二头肌短头肌腱炎或者肩峰撞击症会在肩部的不同部位出现不同的压痛点，疼痛的部位均有区别。肘关节内外髁出现不同程度伸屈肌腱的压痛。桡骨茎突狭窄性腱鞘炎的疼痛在桡骨茎突处，腕部尺偏时疼痛会加重。手指的腱鞘炎会在手部的掌侧掌指关节附近出现临床症状。

总之，要诊断疾病，常规是需要拍摄影像学的片子或有其他的检查，需要排除一些器质性的疾病（如肿瘤、结核、感染、骨折等疾病），再做鉴别诊断的检查。包括做治疗时必须要排除一些器质性的疾病，而且做治疗时要注意在合适的体位下进行，避免暴力操作，避免引起不必要的纠纷。

以上通过颈椎病患者容易出现的主症进行了大概的介绍，临床上要诊断颈椎病一定要明白首先要想怎么排除颈椎病，以免引起漏诊误诊，切记。

第九章　颈椎病的锻炼保健操以及要求、禁忌

颈椎病，本身就是一种退行性病变，更要对颈部加以保护，尽量避免不必要的损伤。无论是睡眠、休息，还是学习工作，甚至日常一些动作，都要保持良好的习惯，时刻不忘对颈椎的保护，同时加强颈肌的锻炼。下面介绍几种颈椎病保健的方法。

一、颈椎保健操

凡长期从事办公室工作的人，如打字、写作等都会因姿势不当造成颈椎伤，此外，其发病还与风寒及潮湿等刺激因素有关。要防止颈椎病的发生，除了要纠正不良姿势，注意防潮、防冷外，还应积极加强锻炼，经常活动颈部。介绍八式颈椎保健操，以供大家在平时练习预防颈椎病。

（1）前俯后仰。做操前，先自然站立，双目平视，双脚略分开，与两肩平行，然后双手叉腰。动作时先抬头后仰，同时吸气，双眼望天，停留片刻；然后缓慢向前胸部位低头，同时呼气，双眼看地。做此动作时，要闭口，使下颌尽量紧贴前胸，停留片刻后，再上下反复做4次。动作要旨是：舒展、轻松、缓慢，以不感到难受为宜。

（2）举臂转身。做操前，先自然站立，双目平视，双脚略分开，与肩同宽，双手自然下垂。动作时先举右臂，手掌向下，抬头目视手心，身体慢慢转向左侧，停留片刻。在转身时，要注意脚跟转动45°，身体重心向前倾，然后身体再转向右后侧，旋转时要慢慢吸气，回转时慢慢呼气，整个动作要缓慢、协调。转动颈、腰部时，要尽量转到不能转为止，停留片刻，回到自然式后，再换左臂。而换左臂时，放下的手要沿耳根慢慢压下，换好手臂后同样再做，来回反复做2次。

（3）左右旋转。做操前，先自然站立，双目平视，双脚略分开，与肩平行，双手叉腰。动作时先将头部缓慢转向左侧，同时吸气于胸，让右侧颈部伸直后，停留片刻，再缓慢转向左侧，同时呼气，让左边颈部伸直后，停留

片刻。这样反复交替做 4 次。要注意的是，整套动作要轻松、舒展，以不感到头晕为宜。

（4）提肩缩颈。做操前，先自然站立，双目平视，双脚略分开，与肩平行，双手自然下垂。动作时双肩慢慢提起，颈部尽量往下缩，停留片刻后，双肩慢慢放松地放下，头颈自然伸出，还原自然，然后再将双肩用力往下沉，头颈部向上拔伸，停留片刻后，双肩放松，并自然呼气。注意在缩伸颈的同时要慢慢吸气，停留时要憋气，松肩时要尽量使肩、颈部放松。回到自然式后，再反复做 4 次。

（5）左右摆动。做操前，先自然站立，双目平视，双脚略分开，与肩平行，双手叉腰。动作时头部缓缓向左肩倾斜，使左耳贴于左肩，停留片刻后，头部返回中位；然后再向右肩倾斜，右耳贴于右肩，停留片刻后，头部返回中位；然后再向左肩倾斜，同样左耳要贴近左肩，停留片刻后，再回到中位。这样左右摆动反复做 4 次，在头部摆动时需吸气，回到中位时慢慢呼气，做操时双肩、颈部要尽量放松，动作以慢而稳为佳。

（6）波浪屈伸。做操前，先自然站立，双目平视，双腿略分开，与肩平行，双手自然下垂。动作时下颌往下前方波浪式屈伸，在做该动作时，下颌尽量贴近前胸，双肩扛起，下颌慢慢屈起，胸部前挺，双肩往后上下慢慢运动。下颌屈伸时要慢慢吸气，抬头还原时慢慢呼气，双肩放松，做 2 次停留片刻；然后再倒过来做下颌伸屈运动，由上往下时吸气，还原时呼气，做 2 次，正反各练 2 次。

锻炼时一定要循序渐进，不要操之过急。而且病人锻炼更需注意，锻炼是为了增加肌肉韧带的力量以达到目的，不应该有症状的加重，如果有症状加重现象，一定要到医院找专业医生，了解清楚自己哪一些动作不能做，哪些动作可以做，以免病情加重恶化。

二、颈椎病的康复操

对于患有颈椎病的患者，康复操可改善患者颈部的血液循环，松解粘连和痉挛的软组织。颈椎病康复操中不少动作对颈椎病有独特疗效，无颈椎病者可起到预防作用。

姿势：两脚分开与肩同宽，两臂自然下垂，全身放松，两眼平视，均匀呼吸，站坐均可。

（1）双掌擦颈。十指交叉贴于后颈部，左右来回摩擦 100 次。

（2）左顾右盼。头先向左后向右转动，幅度宜大，以自觉酸胀为好，30 次。

（3）前后点头。头先前再后，前俯时颈项尽量前伸拉长，30 次。

（4）旋肩舒颈。双手置两侧肩部，掌心向下，两臂先由后向前旋转20~30次，再由前向后旋转20~30次。

（5）颈项争力。两手紧贴大腿两侧，两腿不动，头转向左侧时，上身旋向右侧，头转向右侧时，上身旋向左侧，10次。

（6）摇头晃脑。头向左—前—右—后旋转5次，再反方向旋转5次。

（7）头手相抗。双手交叉紧贴后颈部，用力顶头颈，头颈则向后用力，互相抵抗5次。

（8）翘首望月。头用力左旋并尽量后仰，眼看左上方5s，复原后，再旋向右，看右上方5s。

（9）双手托天。双手上举过头，掌心向上，仰视手背5s。

（10）放眼观景。手收回胸前，右手在外，劳宫穴相叠，虚按膻中，眼看前方。

锻炼时一定要循序渐进，不要操之过急。而且病人锻炼更需注意，自己的姿势禁忌要切记。

三、颈椎病米字操

（1）预备式。可以盘坐在垫子上，或者坐在椅子上，腰背挺直，尽量让颈部伸展，下颌略收，双臂放松下垂，肩膀向后微微张开。感觉整个身体充分拉伸，保持5s，然后慢慢放松。注意不要闭眼，目视前方。

（2）前屈式。自预备式，缓慢向前屈颈低头，双肩打开，肩膀有向后牵引的趋势，直至颈肩肌肉感到绷紧为止，保持5s，然后缓慢放松回复原位。如果已经出现颈部不适的状况，那么不建议做"米"字操中的后仰动作，以免加重症状。

（3）左侧式。自预备式，头部缓慢偏向左侧，感觉让左耳向左肩贴近，使右侧颈肩肌肉感到绷紧为止，同时右臂尽力向下伸，脊柱保持挺直。之后缓慢放松回复到预备式。

（4）右侧式。自预备式，头部慢慢偏向右侧，让右耳与右肩靠近。与左侧式方向相反，动作一致。

（5）左转式。自预备式，头部向左侧扭转，目光尽量看向身体后方，但是身体不能转动，保持5s，最后回复原位。

（6）右转式。自预备式，头部向右侧扭转。与左转式方向相反，动作一致。

提醒：颈椎不适伴眩晕的病人，不要盲目模仿"米"字操，一定要了解自己哪些动作不能做，特别是旋转以及屈伸动作，否则可能会出现症状加重。

四、太极拳疗法

太极拳是我国宝贵的民族遗产，它姿势优美，动作柔和，男女老幼皆宜，并不受时间和季节的限制。既能锻炼身体，又能防治疾病，不仅我国人民喜欢练，而且受到世界各国人民的欢迎。太极拳在我国历代人民的长期实践中不断地改进和发展，使它无论在技术上还是理论上都形成了完整而系统的内容，成为具有宝贵医疗价值、轻松柔和的运动项目，也是我国古代人民在运动事业上的巨大贡献。

（1）太极拳的作用。太极拳对许多疾病有防治和康复作用，如颈椎病、冠状动脉粥样硬化性心脏病、心绞痛、心肌梗死后恢复期、高血压病、风湿性心脏病、肺源性心脏病、神经衰弱、各种类型的自主神经功能紊乱、胃肠神经症、老年性便秘、消化性溃疡、慢性支气管炎、慢性非活动性肺结核等许多疾病。中医认为太极拳具有补益肾精、强壮筋骨、抵御疾病的作用，所以经常坚持这项运动，能防止早衰，延缓衰老，使人延年益寿。

医学研究表明，太极拳和一般的健身运动不同，太极拳不但活动全身各个肌肉群、关节，还要配合均匀的深呼吸与横膈运动。而更重要的是需要精神的专注心静、用意，这样就对中枢神经系统起了良好的作用，从而为其他系统与器官的活动和改善打下了良好的基础。

（2）太极拳的运动特点。举动轻灵，运作和缓，呼吸自然，用意不用力。是静中之动，虽动犹静，静所以养脑力，动所以活气血，内外兼顾，心身交修。也就是使意识、呼吸、动作三者密切结合，从而达到调整人体阴阳，疏通经络，和畅气血的效果，使人的生命得以旺盛。故可使弱者强，病者康，起到增强体质、祛病延年、防治颈椎病的作用。锻炼时一定要循序渐进，不要操之过急。而且老年病人锻炼更需注意。

五、跳绳疗法

在各种预防颈椎病的运动中，一些健身运动专家近年来格外推崇跳绳运动。他们认为，低温季节尤其适宜这种运动。跳绳花样繁多，可简可繁，随时可做，一学就会，特别适宜在气温较低的季节作为健身运动，而且对女性尤为适宜。从运动量来说，持续跳绳10min，与慢跑30min或跳健身舞20min相差无几，可谓耗时少、耗能大的需氧运动，尤其是对颈椎病的防治有非常好的疗效。

（1）绳子的选择与跳法。绳子一般应比身高长60~70cm，最好是实心材料，太轻的反而不好。跳的时候，用双手拇指和食指轻握，其他手指只是顺势轻松地放在摇柄上，不要发力。另外，要挺胸抬头，目视前方5~6m处，能感觉到膝关节和踝关节的运动。

（2）跳绳的运动安排。鉴于跳绳对颈椎病的独特保健作用，医学专家建议，颈椎病患者跳绳健身要建立一种"跳绳渐进计划"。初学时，仅在原地跳 1min，3d 后即可连续跳 3min，3 个月后可连续跳上 10min，半年后每天可实现"系列跳"。如每次连跳 3min，共 5 次，直到一次连续跳 30min。一次跳 30min，就相当于慢跑 90min 的运动量，已是标准的需氧健身运动。

（3）跳绳的注意事项。跳绳者应穿质地软、重量轻的高帮鞋，避免脚踝受伤。绳子要软硬、粗细适中。初学者通常宜用硬绳，熟练后可改为软绳。要选择软硬适中的草坪、木质地板和泥土地的场地，切莫在硬性水泥地上跳绳，以免损伤关节，并易引起头昏。

跳绳时须放松肌肉和关节，脚尖和脚跟须用力协调，防止扭伤。胖人和中年妇女宜采用双脚同时起落的方式。同时，上跃也不要太高，以免关节因过于负重而受伤。跳绳前足部、腿部、腕部、踝部应先做些准备活动，跳绳后则可做些放松活动。由于颈椎病病症复杂，跳绳后如有身体不适，应立即停止该项运动。锻炼时一定要循序渐进，不要操之过急。而且病人锻炼更需注意。本锻炼方法不适合老年人。

六、哑铃体操

（1）屈肘扩胸。两腿分立与肩宽，两手哑铃自然下垂，两臂平肩屈肘，同时向后扩胸，反复 12~16 次。

（2）斜方出击。两腿分立与肩宽，两手持哑铃屈肘置于胸两侧，上体稍向左移，右手向左前斜方出击，左右交替，各反复 6~8 次。

（3）侧方出击。两腿分立与肩宽，两手持哑铃屈肘置于胸两侧，左手持哑铃向右侧方出击，左右交替，各反复 6~8 次。

（4）上方出击。两腿分开与肩宽，两手持哑铃屈肘置于胸两侧，右手持哑铃向上方出击，左右交替，各反复 6~8 次。

（5）伸臂外展。两腿分立与肩宽，双手持哑铃下垂，右上肢伸直由前向上举，左右交替重复 6~8 次。

（6）耸肩后旋。两腿分立与肩宽，两手持哑铃下垂，两臂伸直向下，两肩用力向上耸起，两肩向后旋并放下，反复进行 12~16 次。

（7）两肩后张扩胸后伸。两腿分立与肩宽，两手持哑铃下垂，两肩伸直外旋，两肩后张，同时扩胸，反复 12~16 次。

（8）直臂前后摆动。两腿前后分立，两手持哑铃下垂，左右上肢伸直同时前后交替摆动，重复 6~8 次，两腿互换站定位置，同时摆动 6~8 次。

（9）头侧屈转。两腿分立与肩宽，两手持哑铃下垂，头颈部向左屈曲，达最大范围，再向右侧旋转到最大范围，左右交替，反复 6~8 次。

（10）头前屈后仰。两腿分立与肩宽，两手持哑铃下垂，头颈部前屈，尽可能达最大范围；头颈部向后仰达最大范围，重复 6~8 次。

（11）头部旋转。两腿分立与肩宽，两手持哑铃下垂。头颈部沿顺时针方向旋转一周，再向逆时针方向旋转一周，重复6~8次。

以上动作要轻柔，旋转动作因人而异每天可做1~2次。

锻炼时一定要循序渐进，不要操之过急。而且病人锻炼更需注意，特别是颈部屈伸旋转时。

七、八段锦疗法

锦字从金，形容贵重。因为这种功法可以强身益寿，有如展示给人们一幅绚丽多彩的锦缎，故称为"锦"。八段锦就是古人创编的由八节不同动作组成的一套医疗、康复体操。八段锦在我国民间流传十分广泛，一般认为是南宋初年无名氏创编的。由于八段锦动作简单，易学易练，并在实践中不断修改、创新，又演变出许多种类，如岳飞八段锦、十二段锦、自摩八段锦、床功八段锦、坐势八段锦等，各有特长。

八段锦功能柔筋健骨、养气壮力，可以行气活血、协调五脏六腑功能，男女老幼皆可锻炼。现代研究也已证实，这套功法能改善神经体液调节机能和加强血液循环，对腹腔脏器有柔和的按摩作用，对神经系统、心血管系统、消化系统、呼吸系统及运动器官都有良好的调节作用，尤其是对颈椎病患者来说是一种较好的运动方法。练习方法如下：

（1）双手托天理三焦。预备姿势：立正，两臂自然下垂，眼看前方。动作：两臂慢慢自左右侧向上高举过头，十指交叉如翻掌，掌心向上，两足跟提起，离地一寸；两肘用力挺直，两掌用力上托，两足跟再尽量上提，维持这种姿势片刻。两手十指分开，两臂从左右两侧慢慢降下，两足跟仍提起；两足跟轻轻落地，还原到预备姿势。

（2）左右开弓似射雕。预备姿势：立正，两脚脚尖并拢。动作：左脚向左踏出一步，两腿弯曲成骑马势，上身挺直，两臂于胸前十字交叉，右臂在外，左臂在内，手指张开，头向左转，眼看右手；左手握拳，食指向上翘起，拇指伸直与食指成八字撑开，左手慢慢向左推出，左臂伸直，同时右手握拳，屈臂用力向右平拉，做拉弓状，肘尖向侧挺，两眼注视左手食指。左拳五指张开，从左侧收回到胸前，同时右拳五指张开，从右侧收回到胸前，两臂十字交叉，左臂在外，右臂在内，头向右转，眼看右手，恢复到立正姿势。

（3）调理脾胃举单手。站直，双臂屈于胸前，掌心向上，指尖相对。先举左手翻掌上托，而右手翻掌向下压，上托下压吸气而还原时则呼气。左右上下换做8次。

（4）五劳七伤往后瞧。自然站立，两臂自然下垂。慢慢向右转头，眼看后方，复原，成直立姿势；再慢慢向左转，眼看后方，复原。

(5) 摇头摆尾去心火。两腿开立，比肩略宽，屈膝成马步，双手扶膝上，虎口对着身体，上体正直；头及上体前俯、深屈，随即向左侧做弧形摆动，同时臂向右摆，再复原成预备姿势。头及上体前俯，深屈，随即向右侧做弧形摆动，同时臂向左摆，复原成预备姿势。

(6) 两手攀足固肾腰。两足平行站立与肩宽，双臂平屈于上腹部，掌心向上。然后向前弯腰，翻掌下按，掌心向下，手指翘起，逐渐以掌触及腰背，前俯呼气，还原吸气。

(7) 攒拳怒目增气力。两腿开立，屈膝成骑马势，两手握拳放在腰旁，拳心向上。右拳向前方缓缓用力击出，臂随之伸直，同时左拳用力紧握，左肘向后挺，两眼睁大，向前虎视。

(8) 背后七颠百病消。两腿并拢，立正站好。两足跟提起，前脚掌支撑身体，依然保持直立姿势，头用力上顶。足跟着地，复原为立正姿势。

八段锦除有强身益寿作用外，对于头痛、眩晕、肩周炎、腰腿痛、消化不良、神经衰弱诸症也有防治功效。另外练八段锦可根据自己的身体条件，选用坐位或站位。八节动作近似现代徒手体操，易学易练。做动作时也要结合意念活动，想着动作的要求而自然引出动作来，并注意配合呼吸。锻炼时一定要循序渐进，不要操之过急。而且病人锻炼更需注意。

八、颈椎病锻炼操之易筋经

"易"，指移动、活动；"筋"，泛指肌肉、筋骨；"经"，指常道、规范。顾名思义，"易筋经"就是活动肌肉、筋骨，使全身各部分得到锻炼，从而增进健康、祛病延年的一种传统养生康复方法。

易筋经有十二式，现略述如下：

预备姿势：两腿开立，全身放松，调匀呼吸。易筋经十二式，各式预备姿势完全相同，故以下从略，不再重复。

(1) 捣柞舂粮。屈肘、立掌至胸前，掌心相对（相距2~3cm）手型如拱。吸气时，用暗劲使掌根内挤，指向外翘（按：用暗劲是指形体姿势不变，而肌肉用力紧张起来）；呼气时放松。可酌情做8~10次，多至20次不等。

(2) 扁担挑粮。两臂侧平举，立掌，掌心向外。吸气时，臂后挺，胸部扩张；呼气时，掌向外撑，指尖内翘。可反复进行8~20次。

(3) 扬风净粮。两臂上举，掌心向上。全身伸展，臂挺直。吸气时，两手尽力上托，两脚用力下蹬；呼气时，全身放松，掌心向前下翻。可反复做8~20次不等。

(4) 换肩扛粮。右手上举，掌心向下，两目仰视右掌心；左臂自然置于背后。吸气时，头往上顶，肩后挺；呼气时，全身放松。连续做 5~10 次后，两手交换。

（5）推袋垛粮。两臂前平举，立掌，掌心向前，目平视。吸气时，两掌用力前推，手指后翘；呼气时，放松。可连续做 8~20 次。

（6）牵牛拉粮。右脚跨步屈膝，成右弓步。双手握拳，右手举至前上方，左手斜垂于身后。吸气时，两拳紧握内收；呼气时，放松复原。连续做 5~10 次后，左右易位，随呼吸再做 5~10 次。

（7）背牵运粮。两臂屈肘背于身后，左右手指相互拉住，足趾抓地，身体略前倾，状若背牵。吸气时，双手拉紧；呼气时放松。连续做 5~10 次后，左右手易位，再做 5~10 次。

（8）盘箩卸粮。左脚横跨一步，屈膝成马步。两手屈肘翻掌向上，小臂平举，如托重物。吸气时，手用力上托；呼气时，两手翻掌向下，放松。可连续做 5~10 次。

（9）围芡围粮。左手握拳，置于腰间，右臂伸向左前方，五指捏成钩手。呼气，腰自左至右转，右手随之向右划圆，至身体正前方时，上体前倾；继续向左转时，上体伸直，同时吸气。连续做 5~10 次后，左右手交换，再做 5~10 次。

（10）扑地护粮。右脚向前跨步，成右弓步。上体前倾，双手撑地，头微抬，眼看前下方。吸气时，两臂伸直，上体抬高；呼气时，屈肘，上体前倾。连续做 5~10 次后，换左弓步，再做 5~10 次。此动作似模仿寻捉害虫之状。

（11）屈体捡粮。两手用力合抱头后部，手指敲脑后若干次（即做"鸣天鼓"），先呼气，同时俯身弯腰，头探于膝间作打躬状；吸气时，身体挺直。此模仿捡粮动作。酌情做 8~20 次。

（12）弓身收粮。上体前屈，两臂下垂，手心向上，用力下推，头上抬。稍停片刻，上体直立，两臂侧举。呼气时屈体，吸气时直立。可连续做 8~20 次。注意：屈体时，足跟稍稍提起，直立时着地。

锻炼时一定要循序渐进，不要操之过急。而且病人锻炼更需注意。

九、颈椎病锻炼操之五禽戏

五禽戏是东汉末年名医华佗创造的，指模仿虎、熊、猿、鸟、鹿 5 种禽兽的游戏动作，用以防病治病、延年益寿的医疗体育运动。

动作要领：

（1）全身放松：练功时全身放松，情绪乐观。

（2）呼吸调匀：呼吸平静，均匀而和缓，采用腹式呼吸，舌抵上腭。

（3）意守一处：排除杂念，集中于意守部位。

（4）动作自然流畅：练功动作舒展自然，不要呆板。

1. 熊戏

（1）要领：身体自然站立，全身放松，两脚分开与肩宽，两臂下垂，双目平视前方。

（2）方法：呼气，右腿屈膝，身体微向左转，同时右肩向前下晃动，肘微屈，右臂亦随之下沉，左肩则向后外舒展，左臂微屈上提。吸气，动作与前面相同，方向相反。

2. 虎戏

（1）要领：身体直立，呈立正姿势，全身放松，双目平视，调匀呼吸，两臂自然下垂。

（2）方法：屈膝抱拳，右脚尖着地，成右虚步。吸气两拳上举至头前，呼气拳外翻变掌，向前按出。同时右脚向右前斜跨一步，左脚跟进半步，两脚间距1尺（1尺≈33.33cm）左右，向左动作同上，方向相反。

3. 鹿戏

（1）要领：身体自然站立、两臂自然下垂，双目平视，呼吸均匀，全身放松。

（2）方法：右腿屈膝，身体后倾，左腿前伸，左膝稍弯，成左虚步，双手前伸，左前右后，掌心相对。两臂在身前同时逆时针方向旋转，左手环绕比右手大些，同时旋转腰、胯尾间做逆时针方向旋转，同时带动手臂在体前旋转，方向同腰胯，左右交替，方向相反。

4. 猿戏

（1）要领：脚跟靠拢成立正姿势，双臂自然下垂，两目平视，呼吸均匀。

（2）方法：屈膝左脚向前迈出，足跟抬起，成左虚步。左手沿胸前上举至口前，由掌变成爪，成猿爪形，自然下垂，左手同时收至左肋下，随之右脚向前轻灵迈出，动作同前，左右交替，反复动作多次。

5. 鹤戏

（1）要领：两脚平行站立，两臂自然下垂，双目平视前方，全身放松，呼吸均匀，意守气海。

（2）方法：左脚向前迈一步，右脚尖虚点地，同时两臂慢慢从身前抬起，掌心向上，两臂左右举起，举臂时深吸气。右脚向前，两脚相并，两臂自侧方下落，同时屈膝下蹲，两臂在膝下相抱，掌心向上，随之深吸气，右式同左式，反复运作。

锻炼时一定要循序渐进，不要操之过急。而且病人锻炼更需注意。

十、老年颈椎病运动方法

颈椎病是老年人的常见病，尤以从事伏案工作或有颈部损伤史者为多。颈椎间盘的老化与退行性改变，是引起老年颈椎病的根本原因。

对老年颈椎病患者来说，选择适宜的运动项目进行锻炼既是一种治疗方法，又是一种极为重要的巩固疗效的手段。运动锻炼在某种程度上要比药物治疗好。因颈椎部是整个脊椎活动范围最大的部位，但在日常生活中却极少有机会活动到最大幅度。而老年颈椎病人，由于颈椎老化及退行性改变影响了它的生理功能，并引起一系列临床症状。通过运动锻炼，可使老年患者的颈部生理功能得以增强，症状得以改善或消除。

治疗老年颈椎病的运动很简单，每天早晚各 1 次，每次 10min 左右。具体方法如下：

（1）左顾右盼：取站位或坐位，两手叉腰，头颈轮流向左、右旋转。每当转到最大限度时，稍稍转回后再超过原来的幅度。两眼亦随之尽量朝后方或上方看。两侧各转动 10 次。

（2）仰望观天：取站位或坐位，两手叉腰，头颈后仰观天，并逐渐加大幅度。稍停数秒钟后还原。共做 8 次。

（3）颈臂抗力：取站位或坐位，双手交叉紧抵头后枕部。头颈用力后伸，双手则用力阻之，持续对抗数秒钟后还原。共做 6~8 次。另一种方法是：取站位或坐位，两手于头后枕部相握，前臂夹紧两侧颈部。头颈用力左转，同时左前臂用力阻之，持续相抗数秒钟后放松还原，然后反方向做。各做 6~8 次。

（4）回头望月：取站位，右前弓步，身体向左旋转，同时右掌尽量上托，左掌向下用力拔伸，并回头看左手。还原后改为左前弓步，方向相反，动作相同。左右交替进行，共做 8~10 次。

上述各节的动作要领是，速度缓慢，幅度逐渐加大；每做完一节后，自然呼吸，间歇片刻后再做下一节。引起症状的动作方向需逐步适应，顺势而动。

需要注意的是，颈椎病症状明显时，应限制颈部活动。在经过治疗，症状得到缓解后，才适宜开始颈部的运动锻炼。锻炼的目的主要是练习颈部的伸屈与旋转功能。轻症患者可加练侧弯动作。眩晕型患者如做颈部旋转动作有副作用，宜暂停练习左顾右盼及回头望月的动作。老人锻炼首先要看好周围的环境，安全是第一位的，切记锻炼时有禁忌，不能勉强。

十一、颈椎病自我按摩五步法

1. 理筋顺肌通络法

姿势：两下肢分开腿直立，两足与肩等宽。

动作：颈部前屈15°~20°，右手掌虎口朝下，拇指指腹按放在颈项部右侧，另外4指按放在颈项左侧，按摩大椎至风池5~10次。然后用右手中指指腹或指尖点、揉左肩井、肩髃、天宗、肩外俞，每穴10次，右手完毕后左手同右手依次操作1遍，再做左右手掌掌指面擦搓颈项背部30次左右。

功效：松弛颈项背部软组织，缓解肌肉痉挛，达到疏通经脉、行气活血的作用。

2. 引项伸颈沉肩法

姿势：同上。

动作：双肩部徐徐下沉，同时颈部慢慢向上伸拔，吸气时伸颈沉肩，呼气时关节肌肉放松，行动20次左右。

功效：颈椎伸拔后能增宽椎间隙，有拉紧韧带、伸展血管的作用。

3. 侧屈牵颈压肩法

姿势：同上。

动作：自然站立，头部取中立位，颈部放松，自然屈向一侧，屈到最大角度对侧肩部配合往下沉压，并有意识地牵拉右侧较为紧张的肌群，以提高疗效，行动20次左右，再由头部回到中立位，换成由左向右屈，3min左右。

功效：增大椎间孔，有利于错位的小关节得到纠正，筋出槽得以回复至原位，能改变神经根与压迫物之间的位置间距关系，缓解或消除对神经根的刺激或受压。

4. 伸颈勾颔牵拉法

姿势：站立位双手叉腰，余同上。

动作：颈部先是在向上拔伸的基础上，使颈椎段先向后移，然后在升颈的前提下，改为把颈椎向前推移，使下颌部向前伸，向下压至胸骨柄，即下颌部在向下的同时马上向内上回勾，形成伸头勾颔拉颈椎向上牵引的姿势。反复10次左右，动作进行要缓慢和稳。不可粗暴用力。

功效：纠正与恢复颈椎的生理弧度，使椎间隙增宽，有利于突出物的回纳，增加大脑血供量。

5. 疏经行气拍打法

姿势：同上。

动作：用右手拍打左侧颈项背部，按揉天宗、肩井、手三里、合谷，揉拨极泉、少海、缺盆、颈部痛点3min。然后搓拉手指各3遍，左手依次操作3遍，结束手法。

功效：疏通经脉，行气活血，松解筋肌，滑利关节，达到气血通畅，麻痛自解。

注意事项：

五步法颈椎操锻炼时应依患者自身体质的强弱与病变的轻重进行，如果体质强，病变轻，每日可做 2 次，反之，每日做 1 次即可，体质相对较弱者亦可取坐位进行。

家中如有牵引条件，可先行牵引，再做颈椎操锻炼。过饥、饱餐后均不适宜进行。

颈椎操锻炼一定要持之以恒，并且必须在放松关节、肌肉的基础上逐渐进行。

十二、颈椎操练习注意事项

（1）所有运动应根据物理治疗师的指示去做。如出现恶心、呕吐、头晕等不适，应立即停止该项运动并尽快通知物理治疗师。

（2）如有疑问应向物理治疗师咨询。

（3）练习开始避免过于剧烈的运动，强度不要太大，以免拉伤颈部肌肉。

（4）练习的节奏由慢到快，动作活动范围由小到大。

（5）要把不同动作类型和动作方向结合起来进行练习。

（6）注意颈椎操是为正常人锻炼设计的，不是适合所有病人的，患者具体的锻炼方法与禁忌，请咨询专业医生。

（7）正常人的锻炼是既要增加活动度又要增加肌肉韧带的力量；病人的锻炼是在不出现症状的前提下，增加肌肉韧带的力量。

第十章　颈椎病患者如何选择枕头

正常情况下，颈椎有一个前凸的弧度，被称为生理性前凸。在人们清醒的情况下，无论是工作还是学习，无论站立、走路还是坐位姿势，都以保持这种自然姿势为最舒服。长时间过度低头，颈后部会感到疲劳；而长时间仰头也会感到不适。

关于枕头现代人要比古人认识深刻并有更多的经验，但是人们记得最清楚的话是古人说的高枕无忧，但是现在这句话被批判得最多。高枕无忧这句话到底对吗？首先看历史，人是从动物进化出来的，而且是由爬行逐渐到直立行走，从赤身裸体，到树叶兽皮遮盖隐私，从随处而卧到鸟居垫草，再到软床厚被。从动物界看是没有枕枕头的，人类进化从没有枕头到有枕头或稍高一些枕头是合理的。古代人们枕头是枕在头后面的，所以叫枕头；而现代人们是枕在颈椎后面的，现代应该叫颈枕，但是出于习惯还是叫枕头。

随着社会的进步，科技的发展，人们发现了颈椎是有曲度的，叫颈曲，它是适应人类直立行走而进化出来的自然曲度，现在人叫生理弯曲，颈椎曲度主要是为了缓冲头部的震荡及保持头部的稳定性，本来是不需要所谓的枕头的，但是随着社会的进步，活动的减少，人体机能的退化，肌肉已不再强劲有力，所以颈部出现退变也在情理当中，枕头的产生顺乎自然。另外自从伦琴发现了 X 线之后，颈椎的所谓生理曲度也就自然地被发现。特别是现代工业及现代化信息化以后，人们更是长时间地坐于桌前，电视及电脑前，固定于某一固定的姿势，颈项部不适甚至颈椎病随之接踵而来。研究颈椎病的人员不断地增加，从病因病理及正常人颈部的生物力学方面研究给出了一个合理的枕头高度，用于现实叫颈椎枕。而且一致地批判原来古人的高枕无忧的观念。高枕无忧到底有它的合理性吗？其实它是有一定的合理性的。首先说颈椎生理曲度，它只是一个抽象的名词，一个解剖及 X 线片常说的名词，它指的是一个静态的概念，是正常人在正常解剖位时，颈椎侧位片上的现象，颈椎以近中点为中心向前的一个有限度自然弯曲，曲度不够叫变直，反向弯曲叫反曲，曲度增加叫曲度加大。现实生活中人（特别是颈椎）是在不断活动的，这个曲度随时会改变，是不会因为头颈部临时固定于某一姿势而出现症状，固定于解剖位而没有症状。对于一个正常的人来说，枕高或枕低是无所谓的，都不会出现症状。结论：对于正常人枕高或枕低都行，只要舒服就行。

俗话说"睡有睡相、坐有坐相"，人的一生有 1/3 的时间是在床上度过的，所以正确的睡眠姿势非常重要。人体在卧床时保持颈椎正常的生理性前凸，才符合颈椎的生理要求，这样可使颈部的肌肉、椎间盘、韧带等均处于自然放松的休息状态。

人类睡眠时间占整个一生的近 1/3，枕头也伴随我们近 1/3 的人生历程。因此，睡眠时选择良好的枕头十分重要，这对人的休息状态及颈肩背部的健康影响很大。应使用符合健康要求的枕头，不合格的枕头往往是许多颈肩背部病痛的祸根。许多人可能根本意识不到枕头会有什么问题，也不会在选择枕头上下很多功夫，不少人的枕头要么过硬，要么过软；要么很高，要么很矮；有的填着棉花，有的塞着衣服，有的是海绵，还有很多人在枕头里填着弹簧枕心。

人体的脊柱，正面看是一条直线，侧面看是具有 4 个生理弯曲的曲线；颈部 7 个椎体排列成轻弧形前凸状。因此，枕头的作用是睡觉时垫在头颈部下面，使颈椎在睡觉时也维持大致正常的生理曲度，并使颈项部皮肤、肌肉、韧带、椎间盘、椎间关节以及穿过颈部的气管、食管、神经等组织器官在睡觉时与整个人体一起放松与休息。

头颅枕部（后脑勺）是向后凸出的，而颈椎的形态是有一个明显的前凸，枕头应该能够很好地容纳头枕部这个后凸并承托起颈部的这个前凸，这样颈部各组织器官才会处在一个放松休息的状态。不合适的枕头，不正确的睡眠姿势，可能使上述组织即使在卧床休息时也难以处于自然放松的休息状态，会引起颈部韧带、肌肉张力过大而劳损，加速椎间盘病变及颈椎关节的功能紊乱。可能使人在睡眠时也感到颈部不适，辗转反侧难以入眠，次日清晨仍感到颈部酸胀、疼痛、无力、不适等。长期的睡眠姿势不良会诱发或者加重颈肩部疼痛。枕头过高或者过低者都是不适宜的。枕头的高度以在睡眠中使颈椎保持正常的生理性前凸最为恰当，这样早晨起来才不会颈项背部酸痛。正常人枕高枕，无论是仰卧还是侧卧，都会使颈椎曲度异常，使颈椎生理性前凸消失或反而后凸，使颈椎椎间隙处于高压力状态的前曲状态，使颈部某些局部肌肉过度紧张。久而久之，颈部肌肉就会发生劳损、痉挛，加速椎间盘的变性，并促使骨刺形成、颈椎不稳定等。天长日久，必然会引起或诱发颈部神经根、脊髓、交感神经或椎动脉受到刺激或压迫，导致颈椎病，并出现相应的临床症状。正常人长期枕低枕，同样也会使颈椎曲度异常。同时，因头部的静脉无瓣膜，睡低枕头时，重力可使脑内静脉回流变慢，动脉供血相对增加，从而出现头胀、烦躁、失眠等不适症状。

一、枕头的选择

目前，我国城市居民所用的枕头基本上以长方形的扁平枕为主，这种枕头虽然美观大方，但并不一定完全符合人体的生理需要，若长期使用不符合颈椎健康要求的枕头，会破坏人颈椎的生理曲度，使之变直或向相反方向弯曲，时间久了就会落枕或患颈椎病。

1. 枕头的高度及软硬度

对正常人而言，枕头的高度及软硬度与每个人的胖瘦、肩的宽窄、脖子的长短有关，以舒适为度，并无一定的统一标准。以选择符合人体颈椎生理曲度、软硬适宜、舒适美观的枕头最为合适。肩宽体胖者枕头可略高一些，而瘦小的人则可稍低一点。一般来说，单人枕头的长度以超过自己的双肩宽度15cm为宜。对于习惯仰卧的人来说，其枕头高度应以压缩后与自己的拳头高（握拳虎口向上的高度为拳高标准）相等为宜；而习惯侧睡的人，其枕头高度应以压缩后与自己的一侧肩宽高度一致为宜。同时选用的枕头应透气性良好，在枕头的表面，支撑脖子后面（颈曲）的部分应稍高一些，并具备一定的硬度，以便能衬托和支撑保持颈部的生理曲度。而支撑后脑勺的部分应较上述部分低3~5cm的距离，使之既能完全支撑头部，又能与颈部的生理曲度相适应。

人的颈椎由7个椎体构成，其中任何一个椎体或椎间隙病变，因个体差异，患者症状各有不同。所以，诊断颈椎病不能仅依赖影像学检查，还需结合临床症状，且二者之间要有因果关系。有一种观点认为，只要影像学检查异常，患者有仰头受限等症状，就建议使用颈椎枕，不用高枕头。但这种观点缺乏充分科学依据。实际上，颈椎病患者选择枕头高度，应以睡眠舒适、醒后无不适为宜。部分患者选枕头时，除凭舒适感判断，也知道要避免高枕。他们常采用放风筝、枕酒（盐）水瓶、做米字操并尽量仰头，再拍颈椎侧位片观察颈椎曲度是否变直等方式调整颈椎状态。但这些方法均存在局限性，不足以全面、有效解决颈椎病问题。那怎样判断枕头的高低呢？首先在医院要经过专业的医生检查查体，看颈椎有无问题，再拍颈椎的标准侧位片，过伸及过屈侧位片，判断哪一个椎间隙是引起症状的椎间隙，这个椎间隙在低头或仰头或正常状态下哪一个姿势好，哪一个姿势不好。不好的姿势会出现症状，所以就不能做那个姿势。比如说颈椎过伸位有问题，而过屈位正常，那么患者就不能仰头，不能枕颈椎枕，一般可以低头，枕高枕。所以说颈椎病患者枕头的高低是因人而异的，不能千篇一律。颈椎枕是对正常人及部分患者是有用的，但并不适合所有颈椎病患者。

那么高枕无忧是怎么流传的呢？首先，第一个说这话的人是枕高枕舒服。第二，这个人在现代来说是一个名人，说过后大家都知道。第三，广大人群中有相同感觉的人较多（正常人及一部分患者可用）。第四，他应该是一个适合枕高枕的颈椎病患者或右胸部呼吸系统有病的患者。

为什么现在大部分人批判这个观点呢？第一，部分专家从颈椎的生理曲度角度认为，此做法可以使颈椎曲度变直，不符合颈椎曲度学说。第二，正常人效仿，因为正常人无症状的人占多数，正常人加上部分不能枕高枕的颈椎病患者占人群的大多数都认可。第三，商家引导，现在卖枕头的商家由于利益的驱动，以颈椎枕作为卖点宣传，所以变相地否定了高枕无忧。

枕头到底应该枕多高才合适？在侧位睡觉时，正常人一般枕头的高低要看平时的习惯，仰卧位以头与颈部垫实，稍高一些或稍低一些都可以。颈椎病的患者一定要拍颈椎的3个侧位片（标准侧位过伸及过屈侧位片），根据片子的结果及症状判定病变间隙，进而确定枕高枕头还是枕低枕头（因人而异枕头高低，全国只有我们一家这样要求）。但是原则是枕时及枕后睡起时无症状、无不适感觉。如果枕时及枕后症状加重一定是枕头的高度不合适，需要调整。侧位枕头的高低也与身体侧的程度不同而异，由低到高，最高为肩一半的距离减头半的距离。

所以说高枕不一定无忧，低枕及颈椎枕也不一定都对，每个人不一定相同，只要舒服、症状消失就行。

2. 枕头的内充物

枕头的内充物（枕芯）也至关重要，应根据个人的实际情况合理选用。填料首先不能是大块的棉花或者海绵，最好用较细的颗粒状物填装。因为颗粒状的填料可以很好地塑形，睡觉时后脑勺可以压出一个凹坑来，相应的凸起部分正好可以把向前凸的颈部托起。填料的另一个要求是有一定的吸水性能，这样可以吸收汗水，保持颈部的干燥，如此使用后，应该经常把枕头晾晒一下。

可以用作枕头枕芯的填料有：

（1）瘪谷子。比荞麦皮的塑形和吸水性能更好，可能稍微重一些；其缺点和荞麦皮枕头类似。

（2）荞麦皮。这是最常见的填料，市场上有售。软硬适中、塑形和吸水性能都不错，也比较轻；缺点是弹性较差，而且翻身及头颈部活动时枕头有响声，对于失眠等睡眠较差的人来说，可能影响入睡。

（3）稻糠皮。有一定塑形的性能，比棉花或弹簧要好。但是其锋芒容易刺破布料，刺激皮肤。而且，它也有和荞麦皮枕头类似的容易有响声的缺点。

（4）蚕沙。由桑蚕的粪便晾晒而成，蚕食桑叶，并无异味。塑形性能和吸水性能非常好，是极其难得的枕头填料。夏天枕用则有清凉败火之功效，也有镇惊息风的作用；民间常给夜哭的婴儿使用，据称有安神作用；给肺火旺盛者使用，有清热凉血的作用。

（5）蒲绒。香蒲所结蒲经晒干后加工而成，性能类似羽绒；缺点是有时易板结成小块，如经常晾晒则可以避免。

（6）木棉枕芯。舒适柔软，又有一定的硬度，也不错。

（7）其他枕头填料。如残茶、菊花、桑叶、鸡冠花或其他中药枕，只要符合塑形要求都可以选用，倒不见得十分在意其药物治疗作用。

（8）羽绒枕。羽绒是指长在鹅、鸭胸部下面起防寒作用的柔软绒毛，在显微镜下看，每根绒丝均为三角形骨架结构，能随气温的变化而自然地收缩膨胀，从而产生调温、调湿功能，透气性高，可给人体提供干爽舒适的"小环境"。三角形结构还可使羽绒吸收大量空气，羽绒枕便因此有了其他枕头难以比拟的蓬松度。另外，羽绒纤维有强力的回复弹力，使用一段时间后用力拍打，便会恢复蓬松原状。但羽绒枕价格不菲，目前市场上出现了一些低含绒量（10%左右）的羽绒枕，价格较低，使普通工薪族也能领略羽绒枕特有的蓬松舒适感。

（9）人造纤维枕。人造纤维轻软、有弹性的特点使其成为枕芯制作的低成本材料，但化纤的出身使其在天然透气性上差。不过，科技的发展很快弥补了人造纤维的这一缺憾，在人造纤维的内部贯穿一条至数条孔道，从而使每根纤维内能够储藏更多的空气，以此制成的枕芯便具有了更好的弹性及透气性，这就是人造中空纤维枕。具有弹性好、价格低、易清洗、防霉防虫等优点。

（10）乳胶枕。乳胶枕是近年来市场上出现的新一代枕具，由于采用天然橡胶经"发泡"工艺一次成型而制成，这种枕芯由于是纯天然的材质，不同于其他人工合成的泡沫、海绵类材料，无毒无味，对人体无不良影响。而且，乳胶整体一块的构造免除了细小纤维对人体的干扰，特别适合对纤维过敏者及气喘病人使用。另外，经发泡处理的乳胶枕芯透气性好，枕上去无闷热滞重之感。还有，特殊的加工过程使乳胶枕芯易于造型，可以根据颈椎的特点制造不同形状的枕头。由于材质因素，乳胶枕的价格较其他品种的枕头略贵。选择乳胶枕时，要注意目前市场上关于乳胶枕的叫法有些混乱，一些人工合成的泡沫、海绵枕也被称为乳胶枕，购买时应询问清楚。

（11）聚乙烯软管枕头。聚乙烯软管枕头对人体没有危害。聚乙烯软管枕头的填充物其实就是聚乙烯材质的塑料软管，也就是公认的最安全的塑料袋的原料——聚乙烯。这种材质无毒、无味、耐磨、韧性极好。通俗来讲，这种塑料软管是食品级的。就气味这点来说，其实是好于乳胶枕头的。

（12）记忆棉。记忆棉材质为高密度、可透气的记忆棉，能充分感应人体的重量及温度，利用温度感应下陷可让使用者享受无压力的舒适，无论是仰睡还是侧睡都能保持最自然的头姿，更可避免落枕或颈肩肌肉疲劳酸痛的问题。

3. 不可无枕，也不能都高枕

不用枕头的习惯亦应克服，此种姿势必然使头颈部处于仰伸状态，在此种状态下，易使后方的黄韧带向椎管内陷入，以致压迫与刺激脊髓，尤其是椎管矢状径狭窄者，更易引起，应设法避免。根据上述原理，不仅颈椎病患者的枕头不宜过高或过低，即使健康人，亦应注意保持颈椎前凸的生理体位，以防引起或加速颈椎的退变。在对颈椎病患者的治疗过程中，应根据病情适当调整枕头的高度：对以运动障碍为主，怀疑椎管前方有髓核脱出或突出，或在X线平片或其他影像学图像上显示椎体后缘有骨性致压物（骨刺及髓核等），可能构成对脊髓前方直接压迫者，枕头可稍低，以缓解椎管前方骨刺对脊髓的压迫，但也不可使头颈部过度仰伸，以防因椎管容积减少而加重症状；对以四肢麻痛等感觉障碍症状为主，怀疑有椎管后方黄韧带肥厚、内陷并对脊髓后方形成压迫者，则枕头可稍高，此既可防止黄韧带的内陷，又可增加椎管有效容积而改善症状；发育性颈椎椎管狭窄伴有椎体后缘骨刺形成者，表明椎管内容积无论是在前方还是后方均达到饱和状态。因此，枕头不宜过高或过低，以生理位为佳。患者在有症状时一定要根据患者的动力位X线片为依据，以出现症状与否及舒适程度为标准采用各种不同的枕头高度，即辨证用枕，因人而异。

过去由于条件的限制，枕头的可选择性很少，近些年由于生活条件的改善，经济意识的增强，枕头品种琳琅满目，使人难以选择。

传统的枕头以硬枕为主：①木（竹）枕。常见的材质为椴木、梧桐木、杨木、松木、香柏木、花梨木、檀木、黄杨木的更好，另外现在很多地方还开发了圆形、半圆形或多边半圆形竹制枕头，而且圆形竹枕内部可以添加带温度的药或水。木枕一般的形状有长方形、长方半凹弧形、半圆柱弧形，一般方形枕是枕在头部，长方半凹弧形是头颈部都接触，半圆柱形以及圆柱形以枕到颈后为主。②陶（瓷）器枕头。20世纪八九十年代这种枕头较多，而且是中空透气的，可以进行药物加热熏蒸治疗，大都是稍高一些枕到颈后的。③石头或玉石枕头。这一般是过去传统的枕到头后的枕头，因为玉与石的自然属性，多在夏天使用。④属相缝制硬枕。它是古代根据个人的属相以及喜爱缝制各种动物的造型，作为一种装饰，并作为枕头夜间使用。⑤中空的竹条竹块枕。⑥中空的玉、石片枕。

半硬枕：枕头的内芯使用有弹性高分子聚乙烯或者其他无毒有弹性的新型材料制成，当头颈部枕到枕头后，重力的作用使枕头稍有变形，但是枕头材质对颈后部有向上的反作用力，随着头颈部姿势及体位的变换不断地刺激颈后部，使之适应。

软枕：就是前面讲的各种充填物的枕头。

二、药枕

目前市场上所销售的药枕、保健枕的种类很多，有些忽略了维护颈部的生理弯曲，保持颈部组织休息的关键因素，而且内部药物作用时间短，需经常更换，加之价格较高，所以一般收入的消费者难以接受。更重要的是市面上的颈椎枕，千篇一律的较多，大多数功能单一，最多只是分为大小号，没有一个是给患病的病人提供的特选枕头，按我们临床上的要求，颈椎病患者需要的枕头是个体化的，有的需要高，有的需要低，每个人的不一样，应该有多种高低的选择，至于每一个患者如何选择，需要找我们的专科医生根据患者的动力位 X 线片确定。另外需特别注意的是，有些药枕还有一定的不良反应，会产生头晕、胸闷、乏力等症状。另外，有些枕头的外套还可能导致少数人过敏，所以，选择枕头时一定要注意它是否会对人体健康产生影响。

药枕疗法是根据病情选择有治疗作用的药物粉碎成细末，混合成香料袋置于一定规格的枕套内（一般长 30cm，横径 10cm 的椭圆形枕套），睡眠时放于颈下的治疗方法，每一个人的枕头需根据个人的具体情况确定，不是千篇一律的，但是一定是睡着舒服，睡起来不难受，才是正确的枕头高度。

颈椎病是一种慢性病，需长期治疗，药枕制作简单，易被病人接受。药物颈枕疗法使颈椎病病人休息时也能得到适当的治疗，并且效果明显。

1. 颈椎康复枕

组成：

方1：生川乌、生草乌、桂枝、红花各 30g，芒硝、细辛各 20g，樟脑 15g，雷公藤 60g。

方2：川芎 150g，吴茱萸 30g，川乌、草乌、当归、没药、细辛各 20g，威灵仙、甘草各 10g，冰片、樟脑各 10g，薄荷 20g。

制法：取桑树木材制成 36cm×18cm×6cm 的拱形枕头，中间制成 8cm×

12cm×2.5cm 的小槽；用绸布适量。先将方一中的药物共研末，入白酒 6000mL，浸泡 10d 后，置木枕和绸布于药液中再浸泡 10d，然后取出晾干。将方二中前 9 味共研粉末，用醋在微火上炒至有焦味时加入冰片、樟脑及薄荷粉拌匀。然后用晾干的绸布包方 2 中药末放入木槽中。

用法：夜枕，白天用塑料袋封装。每个木枕配装的药物使用期为 3 个月。

2. 活络通经枕

组成：当归、羌活、藁本、制川乌、黑附片、川芎、赤芍、红花、广地龙、广血竭、灯芯草、石菖蒲、桂枝、细辛、紫丹参、莱菔子、威灵仙、防风各 300g，乳香、没药各 200g，冰片 20g。

制法：上药除冰片外，一起烘干，共研细末，加入冰片，和匀，装入枕芯，制成药枕。

用法：作为枕头枕于项下。

3. 舒筋活血枕

组成：郁金、生姜各 400g，丹参、石菖蒲、葛根、当归、补骨脂、附子、明矾、巴戟天各 500g，合欢皮、延胡索各 300g，威灵仙 200g，全蝎 100g，冰片 20g。

制法：上药除冰片外，分别烘干，共研细末，兑入冰片，和匀，装入枕芯，制成药枕。

用法：作为枕头枕于项下。

4. 活血化瘀枕

组成：川芎、羌活、独活、丹参、玫瑰花、延胡索、蚕沙各 200g。

制法：上药分别烘干，共研细末，兑入冰片，和匀，装入枕芯，制成药枕。

用法：作为枕头枕于项下。

5. 祛风散寒枕

组成：独活 600g，白芷 500g，川芎、羌活各 400g，细辛、晚蚕沙各 300g，石菖蒲 200g。

制法：上药分别烘干，共研细末，兑入冰片，和匀，装入枕芯，制成药枕。

用法：作为枕头枕于项下。

6. 镇静安神枕

（1）薰衣草花作为充填剂。

（2）组成：磁石 100g，龙骨 100g，酸枣仁 200g，柏子仁 200g，茯神 200g，夜交藤 200g，合欢花 50g，石菖蒲 200g。

制法：上药分别烘干，共研细末，兑入冰片，和匀，装入枕芯，制成药枕。

用法：作为枕头枕于项下。

注意事项：使用药枕，临床上没有绝对禁忌证，一般无不良反应，如发现药物过敏者，则应停止使用。另外根据各人的习惯以及舒适程度选用不同高度的枕头，具体患者的枕头高度以动力位 X 线片为依据。由于药枕疗法见效缓慢，一般需常年使用，所以治疗时应有耐心，坚持使用，方能获效。药枕应经常保持干燥，但不宜暴晒。